Formulaire des Médicaments Nouveaux

par

H. Bocquillon-Limousin

FORMULAIRE

DES

MÉDICAMENTS NOUVEAUX

FORMULAIRE

DES

MÉDICAMENTS NOUVEAUX

PAR

H. BOCQUILLON-LIMOUSIN

PHARMACIEN DE 1re CLASSE

LAURÉAT, MÉDAILLE D'OR DE L'ÉCOLE DE PHARMACIE

MEMBRE DES SOCIÉTÉS DE PHARMACIE

ET DE THÉRAPEUTIQUE

Avec une introduction

PAR

Henri HUCHARD

MÉDECIN DE L'HOPITAL NECKER

7e édition, revue, corrigée et augmentée.

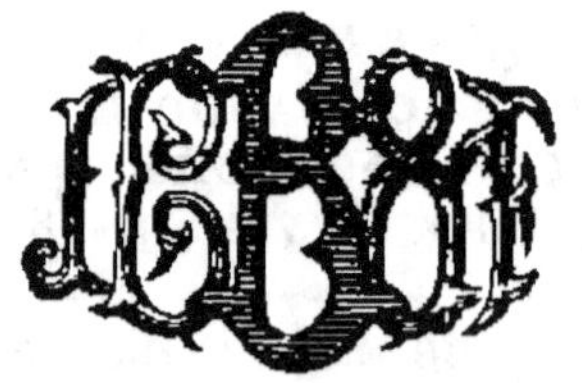

PARIS

LIBRAIRIE J.-B. BAILLIÈRE ET FILS

19, rue Hautefeuille, près du boulevard Saint-Germain

—

1896

Tous droits réservés.

AVANT-PROPOS

DE LA SEPTIÈME ÉDITION

En faisant réimprimer pour la septième fois le *Formulaire des médicaments nouveaux*, je ne me suis pas contenté d'une revision sommaire : j'ai fait de nombreuses et importantes additions, à mesure que les nouveautés se produisaient.

Je citerai en particulier : *Airol, Apolysine, Argonine, Benzacétine, Cannabindone, Caséinate de fer, Citrophène, Cotarnine, Cristallose, Cuprohémol, Dihydrorésorcine, Eudoxine, Ferripyrine, Gallicine, Hémogallol, Hémol, Hypnoacétine, Lysidine, Nosophène, Pain d'aleurone, Périodure de thalline, Phosphergot, Pixol, Résorbine, Salantol, Salithymol, Sublimophénol, Tannigène*, etc., et un grand nombre de plantes coloniales et exotiques, introduites récemment dans la thérapeutique.

Le Dr H. Gillet vient de faire paraître le *Formulaire des médications nouvelles*. C'est le complément nécessaire du *Formulaire des médicaments nouveaux :* on y trouvera des détails complets sur l'*Antisepsie générale* et *locale*, les *Badigeonnages antifébriles*, les *Bains froids*, le *Drap mouillé*, les *Enveloppements froids*, les *Injections d'extraits organiques* (Sequardine, Suc thyroïdien, Suc capsulaire, etc.), les *Injections sous-cutanées de sels mercuriels*, la *Sérothérapie* (Sérum anti-diphtérique, Sérum antistreptococcique, Sérum anticancéreux, Sérum antituberculeux, Sérum antisyphilitique, etc., le *Stypage*, la *Vaccination antirabique*, etc.

Je suis reconnaissant à tous ceux qui ont bien voulu me signaler des erreurs ou des omissions ; j'ai essayé d'y remédier ; je serai heureux si les Médecins et les Pharmaciens veulent bien me continuer leurs bienveillants encouragements ; mon livre n'en sera que meilleur et par suite plus utile.

H. B.-L.

1er novembre 1895.

INTRODUCTION

« Comment juger impartialement un FORMU-
« LAIRE DES MÉDICAMENTS NOUVEAUX, quand j'es-
« saie, — après avoir eu naguère quelque chose
« à me reprocher à ce sujet, — de réagir contre
« la fièvre des nouveautés pharmaceutiques ? En
« ce moment, la meilleure manière de faire du
« nouveau, c'est de parler encore des médica-
« ments anciens, dont nous connaissons à peine
« l'action physiologique et les applications thé-
« rapeutiques. Croyez-moi, adressez-vous à un
« médecin moins prévenu et certainement plus
« autorisé pour porter un jugement impartial
« sur votre œuvre. »

C'est en ces termes que je répondis à M. Henri
Bocquillon, l'un de nos collègues à la Société de
Thérapeutique, venant me demander, — honneur bien immérité ! — de présenter son livre
au public médical.

« N'importe, — me répondit-il, — j'ai con-
« fiance dans votre esprit de justice. Lisez, et
« jugez. »

J'ai lu, j'ai vu... et j'ai été vaincu. Il me semble,
après l'avoir lu attentivement, que ce *Formulaire*,
écrit sans prétention, avec concision et clarté,

vient combler heureusement une lacune : il réunit et étudie, avec toutes les indications pratiques qu'elles comportent, les acquisitions modernes de la thérapeutique. Sur le sol mouvant de cette science, nous avons moins besoin de presser que d'assurer nos pas ; et, faire connaître tous les médicaments nouveaux — — beaucoup d'appelés et peu d'élus ! — c'est encore mettre le médecin en garde contre cette sorte d'hystérie thérapeutique qui tend à nous envahir et qu'on ne saurait trop combattre.

A propos de tous ces médicaments (et ils sont au nombre de 455), l'auteur a exposé, aussi complètement que possible, tout ce que l'on doit savoir : la synonymie, la description, la composition, l'action physiologique, les propriétés thérapeutiques, le mode d'emploi, les doses.

M. Henri Bocquillon a droit à toutes nos félicitations et à nos remerciements.

A ce petit livre qui résume en moins de 300 pages la matière médicale de ces dernières années, on peut prédire un grand et légitime succès ; il est non seulement utile, mais indispensable, à la fois aux chercheurs, aux praticiens et aux élèves.

Henri HUCHARD.

FORMULAIRE

DES

MÉDICAMENTS NOUVEAUX

Absinthine. — Desc. — Principe amer de l'absinthe, découvert par M. Duquesnel, se présente sous forme de cristaux prismatiques, incolores, d'une saveur extrêmement amère. Très soluble dans l'alcool et le chloroforme, moins soluble dans l'éther, à peu près insoluble dans l'eau.

Prop. thér. —. Essayée, sans succès confirmé, comme remède antifébrile. Elle augmente l'appétit ou le rétablit lorsqu'il a disparu ; elle combat la constipation d'une façon marquée. Employée contre la chloro-anémie, dans la convalescence des maladies graves ayant altéré les fonctions digestives; contre l'état d'anorexie sans lésions organiques du tube digestif. Elle est surtout indiquée lorsque, avec l'anorexie, il existe une constipation plus ou moins opiniâtre.

Stimulante et antidiarrhéique.

1.

MODE D'EMPLOI. — En globules contenant chacun
5 centigrammes de principe actif.

DOSE. — 10 centigrammes, dix minutes avant le
repas, deux fois par jour.

Acanthea virilis Pohl. — SYN. — Moyrapuama.

DESC. — Plante de la famille des Acanthacées, qui
croît au Brésil.

PROP. THÉR. — M. C. Rebourgeon a fait l'étude
pharmacologique du Moyrapuama, qui est appelé à
rendre service, par son pouvoir excito-réparateur,
tonique et aphrodisiaque. Les travaux du prof. Goll,
de Zurich, avaient déjà démontré l'action stimulante
encéphalo-médullaire du Moyrapuama ; les expériences physiologiques et thérapeutiques faites par
Rebourgeon, avec les principes actifs, qu'il a isolés
de cette plante, sont venues confirmer l'efficacité de
ce produit dans le traitement des maladies du système nerveux.

Administré sous forme d'un extrait contenant une
quantité dosée du glucoside qui en est le principe
spécifique, ce médicament donne des résultats certains dans les asthénies gastro-intestinales et circu-
latoires, dans l'atonie de l'ovulation et dans l'impuissance des forces génitales. Le Dr Monin a obtenu
deux succès rapides dans des cas d'anaphrodisie
neurasthénique et post-grippale.

Dans l'ataxie locomotrice, les névralgies anciennes,
le rhumatisme chronique et les paralysies partielles,
le Moyrapuama donne des résultats durables.

MODE D'EMPLOI. DOSES. — Extrait fluide préparé à
la méthode américaine à la dose de 10 à 20 gouttes
avant chaque repas.

Acétoamidoantipyrine. — PRÉP. — On transforme
l'antipyrine en nitroantipyrine par l'acide azotique ;

le produit obtenu est changé en amidoantipyrine par l'action du zinc et de l'acide acétique. En chauffant ce dernier composé avec un mélange d'acétate de soude et d'acide acétique anhydre, on obtient l'acétoamidoantipyrine.

Desc. — Se présente sous forme de cristaux jaunes, fusibles à 109° et solubles dans l'eau et l'alcool.

Prop. Thér. — Ce composé est recommandé comme antipyrétique et est un succédané de l'antipyrine et de la phénacétine.

Mode d'emploi. Doses. — Solution aqueuse. Cachets médicamenteux à la dose de 0^{gr},50.

Adonidine. — Glucoside extrait de l'*Adonis vernalis* L. par Vincenzo Cervello.

Desc. — Poudre amorphe, d'un jaune clair. Toutes les parties de la plante en contiennent.

Prop. phys. — Suivant le mode de préparation, elle paraît avoir donné des résultats variables. Les uns ont trouvé son action incertaine et inconstante; les autres ont obtenu des effets satisfaisants.

Prop. thér. — A été expérimentée d'abord par Bubnow et ensuite par le Dr Huchard. Administrée à la dose de 2 ou 3 centigrammes, elle élève la tension artérielle, régularise et ralentit les battements du cœur, augmente la diurèse et fait disparaître les hydropisies et les œdèmes. Elle s'élimine rapidement, elle ne s'accumule donc pas dans l'économie, comme la digitale. Elle est indiquée dans les affections diverses du cœur; mais elle a le grand inconvénient de produire souvent des symptômes d'intolérance gastrique (nausées, vomissements, etc.).

Mode d'emploi. Doses. — De 1 à 2 centigr. par jour, en granules.

Adonis vernalis L. — DESC. — Plante de la famille des Renonculacées.

PROP. THÉR. — Appliquée, en 1879, par Bubnow au traitement des affections cardiaques. En France, Lesage, Mordagne, Huchard ont reproduit les expériences de Bubnow. Les diverses préparations agissent sur le cœur, comme la digitale, en régularisant l'action du cœur et en augmentant la pression artérielle. Elle est diurétique et fait tripler la quantité d'urine émise. Elle offre sur la digitale l'avantage de ne pas s'accumuler dans l'économie.

MODE D'EMPLOI. DOSES. — Infusion, 20 grammes de tiges et feuilles pour 1,000 grammes d'eau, à la dose de 200 grammes par jour.—Extrait aqueux, 1 gramme par jour. — Teinture, de 4 à 8 grammes.

Agathine. —SYN. — Salicylalphaméthylphénylhydrazine. M. Roos, chimiste de Francfort, a désigné sous le nom d'*Agathine* un produit qu'il a découvert en condensant l'aldéhyde salicylique avec le méthylphénylhydrazolone.

DESC. — L'agathine se présente sous forme de paillettes blanches donnant sur le vert pâle, inodores et insipides, insolubles dans l'eau, facilement solubles dans l'alcool et l'éther et fondant à 74° C.

PROP. PHYS. — Le Dr Rosembaum s'est assuré, par des expériences sur des animaux, que cette substance est non toxique à des doses qui rendraient dangereux les corps dont elle dérive.

PROP. THÉR. — Le Dr Rosembaum l'a essayée d'abord dans le traitement des névralgies. Les doses de 0^{gr},12 et de 0^{gr},25 ayant donné des résultats négatifs, il eut recours à l'agathine à la dose de 0^{gr},5 répétée trois fois par jour, et réussit à guérir en quatre jours une sciatique déjà soumise à d'autres traitements.

Un cas de sciatique très opiniâtre, rebelle à tout traitement, céda à l'agathine; pas de récidive trois mois après la suspension du médicament.

Un autre cas de sciatique, traité dès le début par l'agathine, fut guéri après l'administration de 20 cachets à 0ᵍʳ,50.

Dans les affections rhumatismales (rhumatisme articulaire aigu), la guérison est survenue après 3-4 jours de traitement et après administration de 4-6 grammes d'agathine.

Le Dʳ Laqueur a obtenu la guérison d'une névralgie sus-orbitaire très intense après l'administration de 12 cachets d'agathine à 0ᵍʳ,5, dont 3 par jour. Même succès dans un cas de névralgie de la branche supérieure droite du trijumeau, suite de l'influenza.

Le Dʳ Lœwenthal s'est trouvé bien de l'emploi de l'agathine dans plusieurs cas de névralgie et de rhumatisme rebelles au salicylate de soude.

Alangine. — DESC. — Alcaloïde extrait de *Alangium Lamarckii* Thwaite (Cornacées). On le trouve dans la racine et aussi dans l'écorce de la tige.

PROP. PHYS. — L'*alangine* est très amère et n'a pas encore été obtenue à l'état cristallisé. D'après Schuchardt, elle est soluble dans l'alcool, l'éther, le chloroforme et l'éther acétique, et insoluble dans l'eau.

Elle donne des sels cristallisés avec les acides minéraux, les acides acétique, tartrique et oxalique. L'évaporation spontanée de la solution alcoolique donne un résidu jaunâtre, sorte de vernis, dans lequel on ne distingue aucune structure cristalline. Les alcalis la précipitent en flocons blancs de ses solutions acides, et on obtient les réactions caractéristiques avec les réactifs des alcaloïdes.

L'acide sulfurique, seul ou additionné de chromate de potasse, ne donne aucune réaction colorée. Le

réactif de Frœhde donne, à froid, une coloration
indigo ; par l'action d'une légère chaleur et après
refroidissement, il se forme une coloration bleu bril-
lant. L'acide azotique donne une solution rouge
brun ; l'action de la chaleur modérée produit des
vapeurs nitreuses et une solution peu colorée. Un
sel de platine de cet alcaloïde, desséché à 100 degrés,
renfermait 20.703 pour 100 de platine.

PROP. THÉR. — L'écorce est employée, d'après Mohi-
deen Scheriff, comme vomitif, à la dose de 3 grammes
et remplace l'ipécacuanha contre la dysenterie.
A petites doses, elle agit comme fébrifuge. Les indigènes le considèrent comme un remède contre la
rage.

Airol. $C^6H^6Bi\,Io\,O^6$. — SYN. — Oxyiodogallate de
bismuth.

PRÉP. — M. Ludy a préparé ce produit avec le
gallate basique de bismuth en substituant de l'iode
au groupe OH.

DESC. — C'est une poudre vert grisâtre, légère,
inodore, insipide, inaltérable à la lumière ; sous
l'action de l'air humide, elle se transforme peu à peu
en une poudre rouge moins riche en iode ; c'est une
combinaison plus basique d'oxyiodogallate de bismuth.

L'airol est insoluble dans les dissolvants ordinaires ; sous l'action de l'eau bouillante, il se décompose rapidement en donnant le produit rouge signalé
plus haut. Avec l'eau et la glycérine, il forme une
émulsion qui conserve sa couleur pendant un certain
temps. Mélangé à de la vaseline et à de la lanoline
anhydre, il donne des pommades assez stables.

PROP. THÉR. — C'est un antiseptique employé
comme succédané de l'iodoforme. Il a été essayé
avec succès par le Dr Howald à l'hôpital cantonal de

Berthoud en Suisse, dans des cas d'ulcères de la jambe.

MODE D'EMPLOI. — On l'emploie en badigeonnages en le mélangeant à la glycérine ou en poudre servant à saupoudrer les plaies.

Aletris farinosa L. — SYN. — Stargrass.

DESC. — Plante de la famille des Liliacées, vivace, herbacée, à rhizome non bulbeux, originaire de l'Amérique du Nord.

PART. EMPL. — Le rhizome.

DESC. — Il renferme un principe amer, insoluble dans l'eau, mais soluble dans l'alcool, et de l'amidon en grande quantité.

PROP. THÉR. — Employé avec succès en Amérique dans l'hydropisie et les rhumatismes chroniques. Tonique, amer à petites doses, éméto-cathartique à doses élevées. Tonique de l'appareil utérin.

MODE D'EMPLOI. — Teinture. — Poudre. — Alcaloïde. — Extrait fluide.

DOSES. — Teinture, 8 grammes. — Poudre, 0^{gr},60 comme tonique amer. — L'alcaloïde, l'*alétrine*, à la dose de 3 centigrammes. — Extrait fluide, de 3 à 10 gouttes. — Décoction (30 grammes pour 1,000 grammes d'eau), à la dose de 30 grammes.

Allamanda cathartica L. — DFSC. — Plante de la famille des Apocynacées, qui croît à la Guyane et au Brésil.

COMP. — Renferme un suc laiteux.

PART. EMPL. — L'écorce de la tige et le suc.

PROP. THÉR. — Suc cathartique à petites doses et vénéneux. Desportes conseille l'extrait d'écorce comme hydragogue. Le suc était employé par Allamand pour combattre la constipation due à l'intoxication saturnine. L'infusion des feuilles est un très bon cathartique.

Mode d'emploi. Doses. — Extrait aqueux, à la dose de 6 à 12 centigrammes. — Suc, à la dose de 8 à 10 gouttes. — Infusion de feuilles (10 grammes pour 1,000 grammes d'eau).

Aloe pictum L. — Desc. — Plante de la famille des Liliacées, qui croît en Europe.

Part. empl. — On se sert du suc exprimé des feuilles.

Prop. phys. — Ce suc présente une teinte légèrement verdâtre, il est d'un amer sucré; insoluble dans l'eau, il ne donne avec elle que des suspensions, il laisse après soi sur la langue une sensation de cuisson faible.

Prop. thér. — Est très employé en Allemagne pour le traitement des affections pulmonaires en général et de la phtisie en particulier, et en Russie.

Ayant observé plusieurs cas d'amélioration notable de la tuberculose pulmonaire consécutive à l'emploi du suc d'aloès, le Dr Rodinoff considère cette drogue comme digne d'attirer l'attention des thérapeutes et des pharmacologues.

L'amélioration est très appréciable et est surtout accusée dans le cas de tuberculose pulmonaire au début : la digestion s'amende, les forces augmentent, le poids du corps s'accroît; comme conséquence, on note l'amendement du processus pulmonaire : disparition de l'hémoptysie, de la fièvre hectique et des sueurs nocturnes; diminution de la toux.

Mode d'emploi. Doses. — On prend, à l'état frais, à la dose de V-VIII gouttes dans l'eau, 3-4 fois par jour avant les repas.

Alphol. — Syn. — Éther salicylique du naphtol α.

Prép. — On l'obtient en chauffant entre 120° et 130° un mélange de salicylie de soude, d'α-naphtolate de soude et d'oxychlorure de phosphore. Il se forme de l'alphol, du phosphate de soude et du chlorure de sodium.

On enlève le chlorure de sodium et le phosphate de soude en traitant par l'eau, et on purifie le produit par cristallisations dans l'alcool.

Prop. thér. — Au point de vue thérapeutique, l'alphol se rapproche du salol. Sous l'action du suc pancréatique et du suc intestinal, il est déboublé en acide salicylique et en naphtol-α. Il aurait donné de bons résultats dans les cystites gonorrhéiques et le rhumatisme articulaire aigu ; on l'emploie également comme antiseptique et antinévralgique, comme la plupart des sels de naphtol.

Mode d'emploi. dose. — La dose peut être portée de 0gr,50 à 1 gramme et même 2 grammes, administrée eu cachets ou paquets.

Alumnol. — Syn. — Sulfonaphtolate d'aluminium. Aluminate de disulfonate de β-naphtol.

Prép. — On l'obtient en saturant une solution d'acide naphtolsulfoné B avec de l'hydrate d'alumine ou encore en mélangeant une solution de sulfate d'alumine avec une solution de B naphtolate sulfoné de baryum. On filtre à chaud et par évaporation on obtient l'alumnol.

Desc. — Se présente sous forme d'une poudre blanc grisâtre, de saveur d'abord sucrée, puis styptique, comme celle de l'alun ordinaire. Sa réaction est acide. Il est très soluble dans l'eau, moins soluble dans l'alcool et l'éther, présente une particularité intéressante par la manière dont il se comporte envers l'albumine. Il précipite d'abord cette substance, puis se dissout de nouveau par l'addition d'un excès d'albumine. Cette propriété facilite la pénétration de l'alumnol dans les tissus.

RÉACTION. — Les solutions aqueuses d'alumnol sont fluorescentes ; cette fluorescence s'accroît par l'addition d'un alcali, principalement de l'ammoniaque. Ces solutions ne précipitent ni par l'ammoniaque, ni par les acides ; elles précipitent avec les carbonates alcalins ; elles ne précipitent pas avec le tannin, la résorcine, le sulfate de zinc, le sublimé et l'acide borique.

L'alumnol donne, avec le perchlorure de fer, une coloration bleu violet, analogue, comme sensibilité, à celle de l'acide salicylique, avec cette différence que celle-ci est franchement violette, tandis que celle de l'alumnol est franchement bleue.

PROP. THÉR. — D'après M. le docteur Wolffberg (de Breslau), les instillations dans l'œil d'une solution d'alumnol à 4 p. 100, arrêteraient pour quelques minutes le larmoiement même le plus fort, ce qui faciliterait beaucoup l'examen ophtalmologique. Ce même confrère se sert aussi de la même solution, avec avantage, dans l'ophtalmie blennorrhagique.

On a employé un vernis contenant de 10 à 50 p. 100 d'alumnol contre certaines dermatoses chroniques avec infiltration et épaississement de la peau.

Des injections de solutions d'alumnol à 1 ou 2 p. 100 ont donné de bons résultats à M. le docteur Chotzen dans le traitement de la blennorrhagie chez l'homme. Mais M. le docteur J. Eraud, chef de clinique de syphiligraphie à la Faculté de Lyon, qui a aussi employé des solutions d'alumnol à 1 ou 2,5 p. 100 en injections dans l'urèthre, a trouvé que les effets de ce médicament ne sont ni supérieurs ni inférieurs à ceux de toute autre substance déjà préconisée contre la blennorrhagie.

En *chirurgie*, il s'est montré efficace dans le traitement des cavités purulentes (irrigations avec une solution à 0,5-2 p. 100) et contre les fistules et les abcès (cautérisation avec une solution à 10-20 p. 100). Les ulcères chroniques et torpides, surtout ceux de jambes, commencent à se couvrir de granulations, traités qu'ils sont par une solution d'alumnol à 3-6 p. 100.

Mode d'emploi. — On a employé en lavage les solutions faibles d'alumnol (de 0,5 à 2 p. 100) et les solutions plus concentrées (10 à 20 p. 100) ;

Des pommades qui contiennent de 3 à 6 p. 100 d'alumnol ;

Des injections vaginales avec une solution d'alumnol à 1/2 ou 1 p. 100;

Des crayons intra-utérins avec 2 à 20 p. 100 d'alumnol.

Alvelos. — Syn. — Lait d'Alvelos.

Desc. — Suc laiteux et résineux de l'*Euphorbia heterodoxa* Muller, de la famille des Euphorbiacées, qui croît, au Brésil, dans la province de Fernambuc.

Prép. — On l'extrait par expression et on obtient un suc laiteux, qui est d'un blanc jaunâtre, de consistance sirupeuse, insoluble dans l'eau et l'alcool, soluble dans l'éther et le chloroforme, miscible aux huiles fixes. En Europe, l'échantillon de bonne qualité ressemble à du beurre peu coloré et a la consistance de la vaseline.

Prop. thér. — D'après le Dr Vellosa, c'est un spécifique dans les ulcères cancéreux, les chancres, les tumeurs, les sarcomes et toutes les ulcérations. Il a guéri plusieurs cas graves de lupus.

Le Dr J. Batnsfarher et le Dr Duplouy ont obtenu de bons résultats dans le cancer et les tumeurs malignes.

M. Landowsky l'a expérimenté sur des cancroïdes, des épithéliomas, des végétations syphilitiques, et lui a reconnu une action escharotique puissante, jointe à une action dissolvante des tissus organiques. Il réunirait l'action d'un caustique à celle de la papaïne.

D'après S. Bairnfel, il communique à l'urine une coloration prononcée et une odeur désagréable.

Mode d'emploi. — Badigeonner le cancer avec l'alvelos, laisser sécher et deux heures après appliquer de la charpie ; le jour suivant, laver avec une solution d'acide carbonique et appliquer de nouveau l'alvelos ; répéter l'opération jusqu'à la guérison. M. Landowsky l'applique avec un pinceau et panse avec de la vaseline boriquée. — On prépare aussi des emplâtres d'alvelos, qui possèdent des propriétés vésicantes très actives.

Amygdalate d'antipyrine. $C^{19}H^{20}Az^2O^4$. — Syn. — Phénylglycolate d'antipyrine. Tussol. Cyanhydrate d'antipyrine.

Desc. — Poudre blanche, facilement soluble dans l'eau.

Prop. thér. — Le Dr Rehn l'a employé et préconisé contre la coqueluche.

Mode d'emploi. Doses. — On ne peut l'administrer ni dans le lait ni dans les alcalins.

Il se donne à la dose de $0^{gr},05$ à $0^{gr},10$, trois fois par jour, pour les enfants au-dessous d'un an ; de $0^{gr},10$, trois fois par jour, de 1 à 2 ans ; de $0^{gr},25$ à $0^{gr},40$, trois à quatre fois par jour, de 2 à 4 ans, et ensuite $0^{gr},50$, quatre ou plusieurs fois par jour.

La formule suivante donne de bons résultats :

Amygdalate d'antipyrine.................	2,50
Eau distillée...........................	80,00
Sirop d'écorces d'oranges...............	20,00

Une à deux cuillerées par jour.

Anda Assu. — Syn. — *Anda acu. Anda Gomesii*

A. Jus., *Johanesia princeps* Velloz., Coco purgatif.

Desc. — Arbre de la famille des Euphorbiacées, tribu des Jatrophées, très commun au Brésil, dans la province de Rio.

Comp. — Les graines renferment 14 p. 100 d'une huile jaune pâle, siccative, transparente, ayant la consistance de l'huile d'olive, inodore, de saveur nauséeuse et âcre, soluble dans l'éther et la benzine; se solidifiant à 8°; densité = 0,917.

Elles renferment 0,4 p. 100 d'une substance cristallisée, la *johanésine*, isolée par Oliveira, peu soluble dans l'eau, soluble dans l'alcool, insoluble dans l'éther et le chloroforme.

Prop. thér. — L'huile est purgative, comme celle de ricin, mais à dose trois ou quatre fois moindre, plus fluide, plus facile à prendre et sans odeur.

La johanésine n'est pas toxique.

Le sulfate et le chlorhydrate de johanésine sont usités comme diurétiques à la dose de 1 gramme. On peut employer les graines elles-mêmes comme purgatif efficace dans l'affection du foie, la jaunisse, l'hydropisie, les désordres menstruels et les affections scrofuleuses.

Mode d'emploi. — Après avoir rejeté les embryons et les épispermes, on fait avec les graines une émulsion, que l'on aromatise pour diminuer la tendance aux vomissements.

Doses. — Huile, 10 grammes. — Graines pour un adulte, 2, rarement 3. L'effet est produit en deux ou trois heures, sans irritation de l'estomac ni de l'intestin.

Andira inermis H. B. — Syn. — *Geoffræa inermis* Sw. Angelin.

Desc. — Arbre de la famille des Légumineuses, tribu des Dalbergiées, qui croît aux Antilles, à la Guyane et au Sénégal.

Prop. thér. — Cette écorce jouit de propriétés anthelminthiques bien avérées, elle est aussi légèrement narcotique. A dose élevée, elle provoque des évacuations violentes, de la fièvre et du délire, que l'on combat par l'huile de ricin ou le jus de citron. Elle est aussi efficace contre l'obésité.

Mode d'emploi. Doses. — Décoction (30 grammes pour 1 litre d'eau), 4 cuillerées à soupe, 2 cuillerées pour les enfants. On augmente la dose jusqu'à production de nausée. — Poudre d'écorce, de 1^{gr},20 à 1^{gr},80 comme vermifuge et de 1^{gr},80 à 2^{gr},40 comme purgatif. — Teinture à 1/5 varie comme dose et comme effet à produire de 1 gramme à 3^{gr},50. — Extrait fluide, de 1 à 2 grammes.

Andrographis paniculata Wall. — Syn. — *Justicia paniculata* Burm. Kariyat.

Desc. — Plante herbacée annuelle, de la famille des Acanthacées. Elle croît dans l'Inde, à Ceylan, en Cochinchine et dans l'Archipel Indien.

Comp. — Elle contient un principe amer.

Part. empl. — La tige et les racines adhérentes.

Prop. thér. — Tonique, amer et stomachique, analogue au quassia ; elle est préconisée dans la débilité générale, la convalescence qui suit les fièvres, et dans la période avancée de la dysenterie ; employée comme stimulant, dans la dyspepsie.

Mode d'emploi. Doses. — Infusion composée :

Kariyat concassé	15 grammes.	
Écorces d'oranges et coriandre	ãã 4	—
Eau bouillante	300	—

De 45 à 60 grammes, 2 à 3 fois par jour.

Teinture composée :

Racine de kariyat	180 grammes.
Myrrhe	30 —
Alcool à 80°	1 litre.

De 4 à 16 grammes.

Anemone Pulsatilla L. — Syn. — Coquelourde.
Passe-Fleur. Fleur de Pâques.

Desc. — Plante vivace, de la famille des Renonculacées, répandue dans toute l'Europe.

Comp. — Quand on distille la plante divisée dans un courant de vapeur, on obtient un liquide qui abandonne au chloroforme une substance solide qui est le camphre d'anémone (Dr Hanriot). Cette substance se dédouble très facilement en *anémonine* et en *acide anémonique.*

L'*anémonine* ($C^{15}H^{12}O^6$) cristallise en aiguilles, de saveur âcre, peu solubles dans l'eau et l'éther, solubles dans l'alcool et le chloroforme. Elle fond à 156°. Par l'action des alcalis, elle se convertit en acide anémonique ($C^{15}H^{14}O^7$), qui est amorphe, qui forme des sels amorphes, et qui est insoluble dans l'eau, l'alcool et l'éther.

Prop. thér. — A l'état frais, c'est un des poisons irritants les plus dangereux. On doit la manier avec précaution. En applications externes, les feuilles fraîches peuvent être utiles comme rubéfiantes ou même vésicantes.

A l'état sec, l'anémone est indiquée comme anticatarrhale et exerçant une action spéciale sur le système nerveux et sur le cœur. A l'extérieur, on l'administre en applications contre les dartres rebelles.

La teinture de racines est prescrite contre la fièvre catarrhale, l'hypersécrétion nasale et le coryza. On l'emploie encore contre la paralysie, la coqueluche. Elle atténue rapidement la douleur dans l'orchite blennorrhagique.

L'anémonine agit avec efficacité dans le catarrhe aigu et chronique des bronches, surtout comme calmant de la toux spasmodique et irritative de la coqueluche; elle est préconisée dans certaines maladies des yeux, taies, albugo de la cornée, amblyopies, amauroses, surtout quand elles sont greffées sur la diathèse arthritique et rhumatismale ou compliquée de troubles fonctionnels des organes abdominaux. Elle est en outre douée de puissantes propriétés emménagogues.

L'action irritante de la plante est due au camphre d'anémone; cette action disparaît par la dessiccation, parce que le camphre s'est dédoublé en anémonine et en acide anémonique.

Mode d'emploi. Doses. — Poudre de feuilles. — Teinture, de 20 à 30 gouttes, dans une potion. — Alcoolature de racines, de 2 à 4 grammes par jour dans 150 grammes de julep, 3 cuillerées par jour. — Alcoolature de feuilles, de 5 à 10 grammes. — Sirop d'alcoolature, 5 grammes pour 95, chaque cuillerée à bouche contient 30 gouttes d'alcoolature. — Alcaloïde : anémonine, de 2 à 4 centigrammes. M. P. Vigier dit que l'on peut en prendre 10 centigrammes sans inconvénient.

Anona muricata L. — Syn. — Corossolier. Cachiman épineux. Sappadille.

Desc. — Arbre ou arbrisseau de la famille des Anonacées, qui croît aux Antilles, Réunion, Sénégal.

Prop. thér. — Les fruits, quand ils sont mûrs, sont antiscorbutiques; quand ils sont verts, séchés et réduits en poudre, ils sont employés pour combattre la dysenterie. Les fleurs sont pectorales; les feuilles antispasmodiques; les graines émétiques. La racine en décoction est un antidote dans les empoisonnements par les stupéfiants. Enfin le fruit entier détruit la vermine, chasse les mouches et les moustiques.

Antiaris toxicaria Lesch. — Syn. — *Upas Antiar*.

Desc. — Arbre de la famille des Artocarpées, qui atteint 30 mètres de hauteur et 3 et 4 mètres de circonférence ; il croît à Java et en Cochinchine, où il sert aux naturels pour empoisonner leurs flèches de guerre ou de chasse.

Comp. — Il contient des résines et un glucoside, l'*antiarine*, qui cristallise en lamelles et se dédouble sous l'influence des acides en résine et en glucose.

Prop. thér. — En injections hypodermiques, l'antiarine, qui est très toxique, agit sur le cœur, comme la digitaline et l'aconitine. Prise à l'intérieur, elle est seulement évacuante. Mise en contact avec la peau, elle l'impressionne douloureusement.

Les graines, qui sont très amères et ne contiennent pas d'antiarine, ont été conseillées dans la dysenterie et la diarrhée.

Cette plante contient des principes trop toxiques pour entrer dans la thérapeutique courante.

Antinosine. Voy. *Nosophène*.

Antipyonine. — Desc. — L'antipyonine est un polyborate de soude.

Prop. phys. — Elle est blanche, onctueuse au toucher, insipide, ni toxique, ni caustique, d'une innocuité absolue et d'une solubilité extrême.

Prop. thér. — Cette substance a été employée d'une façon exclusive dans le traitement des kératites et des conjonctivites. Aucun médicament n'est capable de procurer des guérisons aussi nombreuses, aussi faciles et aussi rapides. L'antipyonine, bien que son usage n'expose l'œil à aucun danger, ne doit être employée que par les médecins. On l'insuffle dans les culs-de-sac conjonctivaux, à trois doses différentes. Une quantité faible convient aux kératites phlycténulaires, aux kératites en bandelettes, au pannus tenuis, aux kératites vésiculeuses, à l'hypérémie de la conjonctive, à la conjonctivite phlycténulaire, à la conjonctivite pustuleuse. Il en faut un peu plus dans le traitement des abcès, des ulcères de la cornée, du pannus crassus, des divers résidus des kératites, des conjonctivites catarrhales, des conjonctivites folliculaires, des conjonctivites granuleuses. Une forte quantité est indiquée dans la conjonctivite purulente des nouveau-nés et des adultes, dans la panophtalmie, dans l'énucléation, dans les grands traumatismes.

En résumé, l'antipyonine, sans compromettre l'intégrité de l'œil, empêche le développement des éléments générateurs du pus à la surface de l'œil ou dans sa cavité.

Apocynum cannabinum L. — Syn. — Chanvre du Canada.

Desc. — Plante de la famille des Apocynacées, qui croît dans l'Amérique du Nord, depuis la Caroline jusqu'à la baie d'Hudson.

Part. empl. — La racine.

Comp. — MM. Schmiedeberyet et Lavater en ont retiré deux substances rentrant dans la catégorie des médicaments cardiaques, et qu'ils désignent sous le nom d'*apocynine* et d'*apocynéine*.

Prop. physiol. — Des expériences faites sur des animaux avec l'extrait alcoolique et le résidu obtenu après évaporation de l'alcool (ce résidu fut dilué dans l'eau), il résulte que la racine d'*apocynum cannabinum* est un poison cardiaque énergique qui, administré à petites doses, ralentit les battements cardiaques tout en les rendant plus énergiques.

La racine d'apocynum cannabinum a été recommandée comme cardiaque par G. Murray.

L'apocynine, à petite dose, produit l'arrêt du cœur en systole, chez les grenouilles.

L'apocynéine est comparable à la digitaline, tant au point de vue de ses propriétés chimiques qu'au point de vue de son action physiologique.

Prop. thér. — La racine est employée, aux États-Unis, sous forme de décoction, comme diurétique et diaphorétique, contre l'hydropisie. A haute dose, elle agit comme éméto-cathartique. Elle est vermifuge. Employée contre la dyspepsie, la scrofule, le rhumatisme. La plante fraîche contient un suc laiteux qui enflamme les muqueuses. La plante entière sert à empoisonner des cours d'eau.

Prop. thér. — Dans des observations faites sur lui-même par Glinsky et des sujets malades, G. Murray s'est assuré que la racine d'apocynum est un bon tonique du cœur : les battements se ralentissent, le pouls devient plus plein, la matité cardiaque diminue d'étendue, la diurèse est augmentée. Pas de phénomènes secondaires fâcheux, à part le battement des vaisseaux sanguins de la tête.

Mode d'emploi. Doses.—M. Murray préconise les préparations suivantes : 1° l'infusion (4 gr. : 240 gr. eau), à la dose de 3-4 cuillerées à bouche par jour ; 2° l'infusion alcoolique (1 : 10), à la dose de 0 gr. 60 : 300 gr., trois à quatre fois par jour ; 3° l'extrait, à la dose de 10 gouttes, 1/2 cuillerée à thé, trois fois par jour.

Mode d'emploi. Doses. — Extrait fluide, de 5 à 40 gouttes. — Poudre, 3 à 6 centigrammes. — Teinture, à 1/5, 4 grammes. — Décoction, 10 grammes pour 250 grammes d'eau.

Apolysine. $C^{30}H^{35}O^7 + 3H^2O$. — Syn. — α. Citrophène. Monophénéthydine.

Prép. — On désigne aiusi une combinaison d'acide citrique et de phénétidine qui a beaucoup d'analogie avec le citrophène ; elle est tout à fait comparable à la phénacétine ; la seule différence entre ces deux corps, c'est que dans la phénacétine, un groupe acétyle est substitué à un hydrogène du groupe amide de la paraphénétidine; dans l'apolysine cet hydrogène est remplacé par un radical acide citrique.

Desc. — Poudre blanche jaunâtre, cristalline, peu odorante, à saveur acide, soluble dans l'eau froide dans la proportion de 1 : 50, plus soluble dans l'eau chaude, l'alcool et la glycérine ; elle entre en fusion vers 72°.

Sous l'action de la chaleur, l'acide nitrique la dissout en prenant une coloration orange clair ; calcinée sur une lame de platine, elle ne laisse pas de résidu.

Essai. — Sa solution aqueuse ne doit se troubler ni par le nitrate d'argent, ni par l'hydrogène sulfuré ou le sulfhydrate d'ammoniaque.

Prop. thér. — Elle jouit de propriétés antithermiques et analgésiques.

Les Drs Nencki et Javorski l'ont employée avec succès dans plusieurs cas de pneumonie, de scarlatine, de fièvre typhoïde, d'influenza, de fièvre puerpérale, de pyhémie, d'érysipèle, de migraine, de sciatiques, d'angines folliculaires.

Araroba. — Syn. — Poudre de Goa.

Limousin en a fait le premier l'historique.

Desc. — Ce produit provient de Bahia (Brésil). On le trouve dans les fentes d'un arbre nommé *Angelim amargosa* ou *Andira araroba*, de la famille des Légumineuses.

Comp. — Limousin en a isolé la *chrysarobine*, produit identique à l'acide chrysophanique.

Prop. thér. — Employée avec succès contre l'herpès circiné, le psoriasis et autres affections cutanées.

Mode d'emploi. Doses. — Pommade, de 4 à 8 grammes de poudre pour 30 grammes d'axonge et de glycérine.

Argemone mexicana L. — Syn. — Pavot épineux. Chardon bénit des Antilles. Chicalote.

Desc. — Plante de la famille des Papavéracées, qui croît aux Antilles et au Sénégal.

Part. empl. — Les graines, la plante entière, et l'huile fixe.

Comp. — La tige et les feuilles contiennent de la morphine en proportion telle qu'on pourrait songer à en extraire la morphine industriellement (Charbonnier, Ortega, Dragendorf). Les graines contiennent une huile fixe de densité 0,924.

Prop. thér. — L'huile est usitée dans beaucoup de pays comme purgatif, à la place de l'huile de ricin, à la dose de 10 à 20 gouttes. On emploie comme vomitif, au lieu de l'ipéca, et ne provoquant pas comme ce dernier de collapsus et des syncopes, soit l'huile à la dose de 20 à 35 gouttes, soit les graines à la dose de 8 à 10 grammes.

L'huile est encore employée à l'extérieur contre les insolations.

La tige et la racine, ainsi que leurs extraits, sont employés comme sédatifs et hypnotiques, comme l'opium et son extrait.

Mode d'emploi. Doses. — Huile, 10 à 20 gouttes, purgatif; 20 à 35 gouttes, vomitif. Extrait de plante, 0,01 à 0,10. Baume d'argémone, préparé avec des feuilles fraîches comme le baume tranquille.

Argentamine. — Prép. — Substance liquide, qu'on

obtient en faisant dissoudre 10 parties d'un sel d'argent, phosphate ou nitrate, dans 100 parties d'eau tenant en dissolution 10 parties d'éthylène-diamine.

PROP. THÉR. — En se combinant avec l'éthylène-diamine, le sel d'argent perd la propriété de coaguler les substances protéiques et de former un précipité de chlorure d'argent en présence du chlorure de sodium, tout en conservant son action antiseptique et astringente, qui se trouve ainsi considérablement augmentée.

On peut donc étendre ce liquide d'eau à volonté.

Schäffer s'en est servi avec succès pour remplacer le nitrate d'argent dans le traitement des blennorrhagies.

Argonine. — SYN. — Caséinate d'argent.

PRÉP. — L'albumine peut former avec l'argent et les alcalis des composés solubles ; la question était de savoir si l'on peut obtenir des combinaisons d'albumine avec l'argent et les alcalis, mais ne contenant pas d'alcalis libres.

Il était à prévoir qu'une pareille combinaison ne serait pas caustique, mais qu'elle posséderait cependant des propriétés bactéricides.

La caséine est la manière albuminoïde la plus apte à former cette combinaison ; elle a le caractère d'un acide pouvant former des sels avec les différentes bases.

On obtient un sel soluble en traitant le caséinate de soude par le nitrate d'argent et en précipitant le mélange par l'alcool.

Le précipité obtenu se présente, après dessiccation, comme une poudre blanche, fine et qui est l'argonine.

DESC. — Cette substance est facilement soluble dans l'eau chaude, difficilement dans l'eau froide. Il

faut opérer la solution avec précaution ; on mélange
d'abord dans un verre l'argonine avec une petite
quantité d'eau froide, pour bien imprégner d'eau
toutes les particules de poudre, puis on place le
verre au bain-marie à 90° et l'on obtient un liquide
opalescent à peine coloré. L'agitation accélère la
dissolution, qui se fait en quelques minutes ; ensuite
on fait passer le liquide sur du verre pilé ; de cette
façon on obtient des solutions à 10 p. 100 ou même
à un titre plus élevé.

Comme tous les composés argentiques, l'argonine
doit être conservée à l'abri de la lumière dans des
flacons noirs.

Elle a une réaction neutre, ce qui indique qu'elle
ne contient pas d'alcalis à l'état de liberté ; les
acides la décomposent.

L'argonine est soluble dans l'albumine ; on obtient
une solution à 10 p. 100 en mélangeant la poudre
avec du sérum et en chauffant légèrement le mélange.

Prop. thér. — Les recherches expérimentales ont
montré que l'argonine possède des propriétés désinfectantes marquées, moins cependant que l'argentamine et le nitrate d'argent ; ces propriétés disparaissent dans les liquides contenant de l'albumine,
cependant l'argonine les perd moins que les deux
autres composés argentiques. L'argonine ne doit pas
son action à un composé albuminoïde insoluble,
mais elle agit uniquement par le métal qu'elle
contient.

En somme, l'argonine est une combinaison d'argent
qui possède les mêmes propriétés bactéricides que le
nitrate d'argent, mais s'en distingue en ce qu'elle
n'est pas caustique.

Aristolochia cymbifera Mart. — Syn. — Icipo.
Milhombre.

Desc. — Plante de la famille des Aristolochiées, qui croît à la Guyane, Antilles et Brésil.

Part. empl. — Racines, feuilles.

Comp. — Elle contient oléo-résine, tannin, gomme, amidon, principe amer analogue au gentisin.

Prop. phys. — Les docteurs Butte et Quinquaud ont étudié l'action physiologique; cette plante possède une action remarquable sur les nerfs, qui perdent leur pouvoir sensitif, la sensibilité disparaît; le pouvoir excito-moteur n'est pas influencé, le système nerveux du grand sympathique est impressionné (vomissements, diarrhée).

Prop. thér. — Préconisé par les docteurs Butte et Quinquaud contre les douleurs parfois intolérables des maladies cutanées. Ils emploient des lotions tièdes dans le prurit et l'eczéma sec; le lendemain les douleurs sont calmées.

De plus, la racine est antihystérique, emménagogue, excitante, employée contre l'hydropisie, la dyspepsie, la paralysie, les maux d'estomac, les ulcères, les affections paralytiques des extrémités.

On l'emploie encore contre l'impuissance génésique et les fièvres muqueuses.

Mode d'emploi. Doses. — Poudre de racine de $0^{gr},75$ à 1 gramme, quatre à cinq fois par jour. Décoction à 30 grammes pour 1,000 d'eau, à la dose de 250 à 500 grammes par dose.

Asaprol. $(C^{10}H^6OHSO^3)^2CaO + 3H^2O$. — Syn. — Abrastol.

Desc. — Corps blanc neutre, soluble dans l'eau et l'alcool.

Prép. — On combine la chaux avec le dérivé monosulfoné α du naphtol β.

Prop. phys. — Non toxique, s'élimine rapidement par les urines, dont le volume est augmenté.

PROP. BACT. — Il retarde les cultures du bacille de la fièvre typhoïde, du choléra et du champignon de l'herpès tonsurant, à la dose de 10 centigrammes pour 5 centimètres cubes de bouillon. Il retarde les cultures de bactérie du charbon et du streptococcus aureus à la dose de 65 centigrammes ; il retarde les cultures du bacillus pyocyanus à la dose de 30 centigrammes.

PROP. THÉR. — Le Dr Bang l'emploie comme antithermique dans la fièvre typhoïde et surtout dans le rhumatisme articulaire aigu.

DOSE. — A l'intérieur, à la dose de 1 à 4 grammes.

Asteracantha longifolia Nees. — SYN. — *Hygrophila spinosa* And.

DESC. — Plante de la famille des Acanthacées. Elle croît dans l'Inde.

PROP. THÉR. — La racine est un diurétique puissant, employé avec succès dans l'hydropisie, la gravelle et l'anasarque.

Les graines sont diurétiques, aphrodisiaques et contiennent beaucoup de mucilage.

MODE D'EMPLOI. DOSES. — Infusion concentrée (1 pour 7), à la dose de 1gr,80 à 5gr,40. — Décoction, 60 grammes pour 600 grammes d'eau, à la dose d'une 1/2 tasse à thé.

Azadirachta indica Juss., **Melia Azadirachta** L. — SYN. — Lilas des Indes. Patenôtre. Faux Sycomore.

DESC. — Plante de la famille des Méliacées, qui croît dans l'Inde, la Cochinchine, à la Réunion.

PROP. THÉR. — Graines émétiques ; écorce antiputride, amère, anthelminthique, stimulante ; huile de graines antirhumatismale. On en fait usage dans les fièvres pernicieuses, les fièvres intermittentes, la débilité et les longues convalescences.

Mode d'emploi. Doses. — Teinture, comme tonique, de 2 à 8 grammes par jour; comme antipériodique, 4 grammes, toutes les deux heures avant les
accès. — Décoction, comme antipériodique, de 15 à
30 grammes, toutes les deux heures avant la menace
d'accès; comme tonique, 50 centigrammes, trois fois
par jour.

Baptisia tinctoria R. Br. — Syn. — *Sophora tinctoria*
L. Indigo sauvage.

Desc. — Plante de la famille des Légumineuses, qui
croît aux États-Unis.

Comp. — Contient trois principes : la *baptisine*,
glucoside amer; la *baptine*, glucoside purgatif; la
baptitoxine, alcaloïde très toxique, agissant à la façon
du curare.

Prop. thér. — A doses élevées, elle est éméto-cathartique; à doses modérées, elle est laxative. On
l'emploie dans la scarlatine, la fièvre typhoïde, la
gangrène et l'angine putride. Le Dr Stevens l'a employée avec succès contre la dysenterie.

La baptisine est un remède américain, obtenu en
précipitant par l'eau la teinture de *Baptisia tinctoria*.
Elle est usitée comme antiseptique, altérant, tonique,
laxatif, émétique, suivant la dose, dans les affections
du foie, l'érysipèle; elle peut déterminer l'avortement.

Mode d'emploi. Doses. — Décoction, 30 gr. pour
600 gr. d'eau. — Baptisine, 2 centigrammes comme
tonique; 10 centigrammes comme laxatif; 20 centigrammes comme émétique. — Extrait fluide, de
1^gr,50 à 3^gr,50. — Teinture à 1/5, de 3^gr,60 à 14^gr,50.

Bela. — Syn. — Coing du Bengale.

Desc. — Fruit demi-mûr et desséché de l'*Ægle*
Marmelos, de la famille des Aurantiacées. Ce fruit est
une baie de la dimension d'une grosse orange, à peu

près sphérique, mais aplatie aux extrémités; il est couvert d'une écorce ferme, et est formé de 10 à 15 cellules, contenant, outre les graines, un mucilage tenace, qui, desséché, est dur et transparent.

PROP. THÉR. — Les feuilles sont anti-asthmatiques.

Le fruit est très astringent au goût, et la pulpe devient mucilagineuse au contact de l'eau; ses propriétés astringentes le rendent utile dans la diarrhée, la dysenterie, l'atonie de la muqueuse intestinale; il guérit sans occasionner la constipation.

MODE D'EMPLOI. DOSES. — A la dose de 30 à 60 grammes, toutes les deux ou trois heures. — Extrait fluide (*British Pharmacopœia*), à la dose de 4 à 8 grammes.

Dans les Indes anglaises, on emploie une décoction:

Fruit de bela desséché............	64 grammes.
Eau	600 —

On fait bouillir jusqu'à réduction de 125 grammes.

Benzacétine. — SYN. — Acide acétamidométhyl-salicylique.

DESC. — Composé blanc cristallin, fusible à 205°, peu soluble dans l'eau, soluble dans l'alcool ; il forme des sels fixes avec les bases.

PROP. THÉR. — La benzacétine agit efficacement dans les névralgies et son action a lieu une demi-heure après l'ingestion.

Le Dr Krux y a eu recours avec succès dans les cas de névralgie de l'ovaire les plus invétérés.

Le Dr Buff l'a employée, sous forme de tablettes renfermant le produit pur, pour combattre l'insomnie chez les femmes nerveuses, au lieu des narcotiques.

Une dose de 50 centigrammes à 1 gramme a suffi pour calmer les douleurs dues à la périovarite ou à la pelvipéritonite commençante.

Le Dr Schneider a vu des accès douloureux de névralgie du trijumeau cesser chez un homme de cinquante ans, à la suite de l'administration quotidienne de 3 grammes.

Le Dr Hempsel a traité avec succès une névralgie sous-orbitaire, et le Dr Schultze, une névralgie du trijumeau et plusieurs cas de céphalalgie.

Le Dr Finklenburg a conjuré des accès de migraines rebelles au moyen de la benzacétine lithinée, à la dose de 1 gramme dans l'intervalle de deux heures. Son utilité a été également reconnue à la dose de 1 gramme dans l'insomnie et l'excitation neurasthénique. Le Dr Schultze l'a employée chez quatre malades atteints de tabes dorsal ; dans la moitié des cas, les douleurs se sont améliorées.

Mode d'emploi. Doses. — Cachets de 0^{gr},50 à la dose de 1 à 2 par jour.

Benzanilide. Formule C^6H^5CO,AzH,C^6H^5.

Desc. — Poudre blanche, cristalline, insoluble dans l'eau, soluble dans l'alcool (58 parties d'alcool à 20° et 7 parties d'alcool bouillant), difficilement soluble dans l'éther.

Prép. — Résulte de l'action du chlorure de benzoïle sur l'aniline, ou de celle de l'acide benzoïque sur l'aniline, en proportions équivalentes et à ébullition.

Prop. thér. — Le Dr Kahn en a obtenu de bons résultats, comme antipyrétique, dans la thérapeutique infantile (pneumonie, méningite, phtisie, bronchites). D'après les expériences faites dans la série des anilides, la benzanilide, l'acétanilide, la salicylanilide sont seules actives et la benzanilide s'est montrée supérieure par l'absence d'effets consécutifs désavantageux.

Doses. — On l'administre aux enfants à la dose de 10 à 60 centigrammes.

Benzeugénol. $C^{18}H^6, C^{14}HO^4, C^2O^4O^2$.

SYN. — Éther benzoïque de l'eugénol.

DESC. — Cristaux incolores, inodores, amers, peu solubles dans l'eau, très solubles dans l'alcool chaud, le chloroforme, l'éther et l'acétone ; se colore en rouge pourpre avec l'acide sulfurique. Fond à 70°,5.

PRÉP. — On met en contact pendant 2 heures de l'eugénol et du chlorure de benzoïle à molécules égales, on chauffe légèrement, on reprend la masse par de l'alcool bouillant, on filtre et le benzeugénol pur se dépose par refroidissement.

PROP. THÉR. — L'eugénol, qui constitue la presque totalité de l'essence de girofles, jouit de propriétés antiseptiques analogues à celles des phénols et du gaïacol et on a proposé de le substituer à ce dernier dans le traitement de la tuberculose en injectant une solution de 10 p. 100 d'eugénol dans de l'huile d'olive stérilisée.

Quand on veut prescrire de l'eugénol par voie buccale, on a été obligé, à cause de son goût désagréable, de faire le composé benzeugénol que l'on donne aux mêmes doses que l'eugénol et le gaïacol.

Benzoïl-tropéine. — SYN. — Tropsine. Tropacocaïne.

PRÉP. — M. le Dr Giesel a retiré de la coca à petites feuilles de Java une nouvelle base, et Liebermann a montré que c'est le *benzoïl-φ-tropéine*, qui n'a aucune relation avec le groupe de la cocaïne, mais se rapproche, au point de vue clinique, de l'atropine.

DESC. — Pour les expériences, on a employé le chlorhydrate, l'alcaloïde étant insoluble dans l'eau ; on lui donne par abréviation le nom de *tropsine*.

PROP. PHYS. — Les expériences sur les grenouilles ont fait voir les différences suivantes entre la tropsine et la cocaïne : Son pouvoir toxique est moitié moindre que celui de la cocaïne. Elle produit une anesthésie locale beaucoup plus rapide. La susceptibilité individuelle varie dans d'étroites limites. L'animal revient plus promptement à lui qu'avec la cocaïne. Il n'y a pas de symptômes d'irritation.

Les expériences sur les lapins ont donné les résultats suivants : Susceptibilité individuelle légère à l'action toxique. Les centres nerveux sont souvent affectés différemment. Toxicité moitié moindre. L'action cardiaque déprimante est moins marquée, et le cœur peut reprendre ses battements sous l'influence de l'électricité.

Le professeur Schweigger, de Berlin, dans la chirurgie oculaire, a obtenu les résultats suivants :

Une solution à 3 p. 100 produit une anesthésie complète de la cornée plus rapidement que la cocaïne. On peut pratiquer sans douleur l'iridectomie deux minutes après l'instillation de deux gouttes de solution dans l'œil.

Cette anesthésie se prolonge pendant trois à six minutes après chaque instillation, mais une nouvelle instillation ne la prolonge pas davantage. Pas de mydriase, ou légère. Jamais d'ischémie, mais parfois une légère hypérémie passagère, et une légère cuisson, quand on emploie la solution saline normale comme dissolvant. Aucun symptôme inquiétant.

Pour enlever de l'œil les corps étrangers, la tropsine, en raison de son action plus rapide, paraît préférable à la cocaïne.

Le docteur Silex a obtenu des résultats analogues et a pu faire, sans douleur, la ténotomie une demi-minute après l'instillation d'une solution de benzoïltropéine à 3 p. 100.

Bismuth (Sulfite de). $Bi^2(SO^3)^3$. — Prép. — Il y a deux procédés de préparation du sulfite de bismuth :

On fait agir l'anhydride sulfureux sur le carbonate de bismuth fraîchement précipité, ou on décompose l'azotate de bismuth neutre par le sulfite de soude.

La première méthode est moins bonne ; la décomposition du carbonate de bismuth ne s'opère que très lentement, et l'élimination de l'excès d'acide sulfureux ne se fait pas sans difficultés. On donne donc la préférence à la seconde méthode.

PROP. PHYS. — D'après les essais de M. Pollacci, sur un chien de moyenne taille, 12 grammes peuvent être administrés en neuf jours sans suites fâcheuses. Le sulfite de bismuth peut aussi être employé comme anthelmintique.

PROP. THÉR. — L'emploi thérapeutique du sulfite de bismuth est basé sur la production d'hydrogène sulfuré résultant de la mise en liberté de l'acide sulfureux. Il agit comme antiseptique, antifermentescible et antiputride. Il est donc indiqué contre les fermentations anormales dans les affections de l'intestin.

MODE D'EMPLOI. DOSES. — Cachets de 0,50 ou potion contenant 0,50 par cuillerée à bouche.

Bisulfite de chaux. — PRÉP. — On obtient ce corps en faisant bouillir un lait de chaux avec du soufre. On peut encore l'obtenir en faisant passer un courant d'acide sulfureux dans un lait de chaux, il est facile à préparer et à manier, d'un prix modique.

DESC. — Sel incolore, déliquescent, stable.

PROP. THÉR. — D'après le Dr Berg, le bisulfite de chaux constitue le meilleur antiseptique, non toxique pour l'homme et cependant très toxique pour les microbes pathogènes ; par son odeur, il est facile à reconnaître. Étendu de 4 à 8 fois son volume, il sert comme gargarisme dans les affections catarrhales des muqueuses ; des solutions, au titre ci-dessus, ont agi avantageusement dans le traitement de la vaginite, de l'endométrite, de l'eczéma, des brûlures et des abcès. La solution étendue de bisulfite de chaux a montré une grande efficacité en pulvérisations dans l'arrière-bouche dans les cas de diphtérie. Cette préparation, concentrée ou étendue, ne doit pas être mise en contact avec les métaux.

Bleu de méthyléne. —Prop. thér. — Préconisé par Erlich et Lippmann, comme analgésique ; administré par MM. Combemale et François avec succès dans les névralgies simples ; avec des succès moindres dans les névrites et les douleurs de l'ataxie. Il a souvent donné de bons résultats dans les rhumatismes articulaires aigus et dans un cas de douleurs ostéocopes et d'hydarthrose traumatique. Deux heures après l'injection de ce composé, la douleur disparaissait et ne survenait que six à huit heures après. Aucun phénomène gênant ne fut signalé.

C'est un analgésique qui se fixe sur le cylindre-axe, en modifiant l'exagération morbide des fonctions sensitives du nerf.

Le bleu de méthylène étant une matière excellente pour colorer les plasmodies pathogènes de l'impaludisme (hématozoaires de Laveran), aussi bien sur les préparations desséchées que dans le sang frais, MM. Guttmann et Ehrlich ont eu l'idée d'employer cette substance comme médicament contre l'impaludisme même. Ils ont donc donné le bleu de méthylène à quelques malades atteints de fièvre intermittente à la dose de 50 centigrammes, par fraction de 10 centigrammes, toutes les trois heures, répétée pendant huit ou dix jours. Or, dès les premiers jours du traitement, la rate diminuait de volume et la guérison, après cinq ou six jours, pouvait déjà être considérée comme complète. Le seul désagrément de ce remède est de colorer les urines en bleu.

Le Dr Netchaïew l'emploie contre la néphrite aiguë et le mal de Bright. Il fait prendre au malade trois cachets par jour, renfermant chacun 3 centigrammes de bleu de méthylène. Sous l'influence de cette médication, on constate dès le jour suivant la coloration bleue de l'urine et une augmentation de la quantité des urines. Pendant les jours suivants, la quantité d'urine, qui était de 850 à 900 centimètres cubes, arriva jusqu'à 3600 centimètres cubes. Il vit en même temps s'amender d'abord, puis disparaître l'albuminurie, les cylindres hyalins, l'ascite, l'œdème, les phénomènes du côté du cœur et des poumons. La guérison complète fut obtenue dans ces trois cas au bout de neuf, douze et dix-sept jours de traitement.

Les Drs Boinet et Layet ont employé avec succès le bleu de méthylène à la dose de 0^{gr},50 pendant 8 jours dans la blennorrhagie, l'écoulement cesse dès le huitième jour.

Si l'innocuité de cet agent nervin est absolue lorsqu'il est pur, on ne saurait en dire autant de beaucoup d'échantillons de bleu de méthylène que l'on trouve dans le commerce. Il arrive en effet trop souvent que ce produit contient des substances étrangères, entre autres du zinc ou des produits organiques dérivés de la houille, encore mal connus, qui, non seulement, en altèrent les propriétés thérapeutiques, mais peuvent même le rendre dangereux. M. Doumer a découvert un procédé de purification qui permet d'éliminer toutes ces substances étrangères et de préparer un bleu de méthylène chimiquement pur.

MODE D'EMPLOI. DOSES. — La dose qu'il convient d'employer pour obtenir les effets de sédation et de guérison de la douleur est de 20 à 40 centigrammes, de 4 à 6 pilules préparées par M. Doumer, par jour, en une ou plusieurs prises, avant les repas ou dans leur intervalle.

Boerhavia diffusa L. — Syn. — Ipéca.

Desc. — Plante de la famille des Nyctaginacées, qui croît à la Guyane et aux Antilles.

Prop. thér. — Laxative et stomachique, employée dans la jaunisse, l'ascite, la rétention d'urine, les inflammations internes, la goutte et les rhumatismes, l'anasarque et l'insuffisance rénale. Administrée comme expectorante dans l'asthme. Elle est aussi émétique.

Mode d'emploi. — Infusion, à la dose d'une cuillerée à café.

Bonduc. — Syn. — *Cæsalpinia Bonduccella* Flem. *Guilandina Bonduccella* L.

Desc. — Plante de la famille des Légumineuses-Cæsalpiniées, qui croît aux Antilles, Réunion, Sénégal, Inde.

Part. empl. — Les semences.

Comp. — Contient une résine, que l'on appelle *bonducine* et qui est le principe actif.

Prop. thér. — Ce médicament, mélangé à l'huile de ricin, est employé en applications contre l'hydrocèle. Il serait tonique et antipériodique; il agirait souvent aussi vite que la quinine.

Mode d'emploi. Doses. — On administre les semences, à la dose de 50 à 75 centigrammes, 2 fois par jour. — Teinture 1/5, 30 gouttes. — Poudre composée de bonduc et poivre noir, de 1 à 2 grammes, 3 fois par jour. — Bonducine, de 10 à 20 centigrammes.

Boro-borax. — Prép. — On prépare la solution en chauffant parties égales de borax et acide borique.

Borax............................ 10 grammes.
Acide borique.................... 10 —
Eau distillée.................... 100 —

Desc. — En évaporant le liquide on obtient des cristaux de réaction neutre; soluble dans l'eau froide à 16 p. 100, à la température du corps à 30 p. 100 et à l'ébullition 70 p. 100.

Prop. thér. — Au point de vue chirurgical, cette préparation présente beaucoup d'avantages à cause de sa solubilité. Les solutions saturées à froid peuvent être employées avantageusement dans les maladies d'oreilles.

Boussingaultia baselloides. H. B. K. — Desc. — Plante de la famille des Chénopodées-Baselliacées, qui croît aux Antilles.

Part. empl. — Les racines.

Prop. thér. — Styptique énergique, dans les cas d'hémorrhagie utérine après l'accouchement.

Mode d'emploi. Doses. — Décoction, 90 grammes de racines pour 500 grammes d'eau; une petite tasse, trois fois par jour, dans les cas graves; une fois seulement, le soir, dans les cas ordinaires.

Bromamide. $C^6H^4AzBr^4$. — Desc. — Petites aiguilles incolores, inodores et insapides, insolubles dans l'eau, solubles dans l'alcool bouillant, l'éther, le chloroforme et les huiles. Il fond à 117° et se volatilise à 155° sans altération.

Le bromanide contient 75 p. 100 de son poids de brome.

Prép. — On l'obtient en faisant agir l'ammoniaque sur le bromure d'éthylène bromé.

Prop. thér. — Ce produit, préparé pour la première fois par MM. Fischedike et Kœchling, de New-York, a été proposé comme antithermique et analgésique.

M. Auguste Cailli a pu l'administrer à des lapins à la dose de 2 grammes, sans provoquer d'accidents ; ce médicament semble agir d'une façon toute particulière comme analgésique, dans les douleurs névralgiques, ainsi que dans les coliques menstruelles ; enfin chez les fébricitants, il abaisse la température, sans accompagnement de sueurs, comme on en observe après l'absorption de la plupart des antithermiques.

Doses. — 75 centigrammes à $1^{gr},25$ chez les adultes, 6 à 20 centigrammes chez les enfants.

Brométhylformine. $C^8H^{17}Az^2Br$. — Syn. — Bromaline. Hexaéthylènetétramine-brométhylate.

Prép. — M. Trillat a obtenu ce corps en faisant réagir le bromure d'éthyle sur une solution alcoolique étendue de formine. La formine a été obtenue par M. Trillat en traitant le formol par l'ammoniaque.

Desc. — Paillettes cristallines incolores, très solubles dans l'eau. La solution traitée par le carbonate de soude régénère le formol et donne du bromure de sodium. Elle n'a aucun goût désagréable.

Prop. thér. — Le Dr Bardet a essayé ce produit, il l'a administré à la dose de 2 à 4 grammes à des enfants ou à des femmes comme sédatif nerveux ; il a été très bien supporté, il a amené l'effet des bromures métalliques, sans provoquer aucun effet secondaire, et a été accepté sans difficulté par les malades qui éprouvent une certaine répugnance pour les bromures métalliques.

M. le Dr Féré, médecin à Bicêtre, a expérimenté ce produit pendant plus de trois mois, chez les épileptiques de son service.

Des observations de M. Féré, il résulte que, chez les épileptiques avérés, influencés par le bromure de potassium, on a pu remplacer le sel métallique par le sel organique, sans que les accès devinssent aussi

fréquents que lorsqu'on cesse l'action du bromure ;
il a une action sédative beaucoup plus faible, il
est vrai, mais il faut tenir compte de la faiblesse de
la dose. Les malades qui prenaient des doses de
8 et 10 grammes de bromure ont reçu des doses
identiques de brométhylformine, or la dose aurait
dû être de 12 et 15 grammes pour être équivalente ;
c'est donc comme si l'on avait ramené les doses de
bromure potassique à 5 et 6 grammes.

D'après le Dr Bardet, chez des épileptiques, sujets
particulièrement sensibles à cette médication, la
brométhylformine a agi comme un succédané du
bromure, mais avec une activité moindre ; malgré les
doses assez élevées, il n'y a pas eu d'éruption bro-
mique, et l'éruption a disparu là où elle existait.

MODE D'EMPLOI. DOSES. — Solution aqueuse. Cachets à la dose de 8 à 10 grammes.

Bromoforme. C^2HBr^3.

DESC. — Liquide, incolore. Il se dissout difficilement dans l'eau froide, facilement dans l'eau chaude,
l'alcool et l'éther.

PRÉP. — On l'obtient en traitant l'alcool par le
bromure de chaux, en faisant agir le brome sur les
citrates ou malates alcalins.

PROP. PHYS. — Il produit la narcose, mais à un
degré moindre que le chloroforme, sans provoquer
de vomissements. La période d'excitation est moins
accusée et l'anesthésie est plus durable.

Le bromoforme est un agent anesthésique et hypnotique. En prolongeant l'inhalation, on peut maintenir, aussi longtemps qu'on le veut, les animaux
endormis, sans crainte de voir survenir des troubles de la respiration ou de la circulation (Dr Hénoc-
que).

Trois opérations furent faites sur des malades

anesthésiés par le bromoforme : il ne survint aucun accident fâcheux, ni pendant, ni après la narcose.

Les enfants bromoformés mangent en se réveillant, et s'endorment peu après, sans éprouver de malaise.

PROP. BACT. — Il est très antiseptique. Une solution à 1 p. 100 tue les bactéries.

PROP. THÉR. — Ce médicament exerce une action irritante sur les muqueuses conjonctives et laryngopharyngiennes. M. Stepp l'a employé dans soixante-dix cas de coqueluche, et au point de vue prophylactique, aurait obtenu de bons résultats.

MODE D'EMPLOI. DOSES. — De 10 à 30 centigrammes, chez les enfants ; de 1 gramme à $1^{gr},50$, chez les adultes.

M. Stepp recommande la dose quotidienne, suivant l'âge, de 5 à 20 gouttes, sous la forme suivante :

Bromoforme	10 gouttes.
Alcool	3 à 5 grammes.
Eau	100 —
Sirop	10 —

Une à deux cuillerées par heure.

La solution bromoformée est prise avec plaisir par les enfants, malgré sa forte odeur de brome.

Pour arriver à des résultats durables, il faut l'administrer régulièrement à des doses en rapport avec l'âge du malade et la gravité du cas.

Bromol. — SYN. — Tribromophénol.

DESC. — Poudre de couleur jaune citron, de saveur astringente, d'odeur spéciale et non désagréable.

Insoluble dans l'eau. Soluble dans l'alcool, l'éther, le chloroforme, la glycérine, les huiles fixes et essentielles.

Prép. — On l'obtient en saturant de brome l'acide phénique.

Prop. phys. — Peu toxique ; donné sans inconvénient à la dose de 0,80 à un chien ; antiseptique assez énergique.

Prop. thér. —Préconisé par le Dr Rademaker, de Louisville, à cause de ses propriétés antiseptiques, dans le traitement de la diphtérie et le pansement des plaies et ulcères.

Administré en usage interne dans le choléra infantile, la fièvre typhoïde et les abcès du poumon, à la dose de 5 à 15 milligrammes.

Mode d'emploi. Doses. — Pommade :

Bromol	4 grammes.
Vaseline.........................	30 —

Mixture :

Bromol	5 grammes.
Huile d'olive....................	150 —

Cachets médicamenteux de 0^{gr},01 à la dose de 1 à 2 fois par jour.

Bromure d'éthyle. — Desc. — Liquide très volatil, incolore, à odeur particulière qui entête. Densité 1,419.

Prép. — On l'obtient en mélangeant de l'alcool, du phosphore rouge et du brome et en distillant le mélange.

Prop. thér. —Produit l'anesthésie en deux ou trois minutes, ne donne pas d'irritation aux voies respiratoires, employé surtout en gynécologie et pour les petites opérations. On le prescrit en anesthésie locale contre les névralgies, les sciatiques.

Modes d'emploi. Doses. — Pris en inhalations

comme le chloroforme ou pulvérisé sur les parties à anesthésier.

Bromure d'éthylène. $C^4H^4Br^2$.

Desc. — Liquide incolore, d'odeur agréable, de saveur sucrée, bout à 21°, se congèle à 0°.

Prép. — On l'obtient en faisant passer un courant de gaz éthylène pur dans du brome et en ayant soin de refroidir le flacon dans lequel s'opère la réaction.

Prop. thér. — M. le Dr Donath recommande cette préparation bromurée dans l'épilepsie pour éviter les inconvénients inhérents au bromure de potassium et qui se manifestent surtout quand on l'administre à dose très élevée. Les résultats obtenus sont satisfaisants, et ce médicament est appelé à rendre des services signalés toutes les fois que le bromure de potassium sera contre-indiqué.

Mode d'emploi. Doses. — Par suite de l'insolubilité du bromure d'éthylène dans l'eau, M. Donath l'a donné en émulsion huileuse à 5 p. 100 :

Bromure d'éthylène..	5 grammes.
Huile d'olive........	q. s. p. f. une émulsion à 5 0/0.

A donner (aux adultes), 2-3 fois par jour, 30 gouttes environ dans 1/3 de verre d'eau sucrée ; chaque troisième jour on élève la dose jusqu'à atteindre 40, 50, 70 gouttes par dose. Les enfants de dix, douze ans commencent par des doses de 10, 20 gouttes répétées 2 fois en 24 heures. Ces doses correspondent à 0^{gr},1 0^{gr},3 de bromure d'éthylène (2-3 fois par jour). La dilution avec l'eau sucrée ou avec du lait est indispensable, le bromure d'éthylène en émulsion huileuse à 5 p. 100 irritant fortement la muqueuse stomacale. On peut se servir aussi de la préparation suivante :

Bromure d'éthylène............. } ãā 5 grammes.
Alcool .... }

A prendre, 2-3 fois par jour 5, 10, 15 gouttes dans 1/3 d'eau sucrée. Agitez énergiquement la solution avant d'en faire usage.

Aux sujets très irritables on peut prescrire des capsules gélatinées dont chacune contient :

Bromure d'éthylène................. III gouttes.
Huile d'amandes douces .... VI —

A prendre, 2 ou 3 fois pour jour, 2 à 4 capsules.

Bryonia dioica Jacq. — SYN.—Couleuvrée. Navet du diable. Vigne blanche. Vigne du diable.

DESC. — Plante de la famille des Cucurbitacées.

COMP. — Contient un alcaloïde, la *bryonine*, et un glucoside, la *bréine*, isolé par M. le Dr Petresco, de Roumanie.

PROP. THÉR. — Les propriétés purgatives et diurétiques de la bryone sont connues depuis longtemps.

M. Huchard recommande son emploi dans le traitement de la coqueluche, des affections fébriles et des phlegmasies de l'appareil circulatoire ; il donne la bryone en poudre, en décoction, en teinture, en vin.

M. le Dr Petresco préconise la bryone et surtout la bréine comme hémostatique dans le traitement des hémoptysies, des hématomes, des hémorrhagies post partum. Il l'administre sous forme d'extrait fluide ou de glucoside.

M. le Dr Cazenave de la Roche l'a employée avec succès dans les phlegmasies des séreuses articulaires et splanchniques ainsi que dans les rhumatismes.

MODE D'EMPLOI. DOSES. — Poudre à la dose de 50 centigrammes à 5 grammes par jour, décoction (8 grammes par 1000). — Teinture à 1/5 de 2 à 3 gr.

— Vin (50 grammes pour 1 litre de vin de Grenache) à la dose de 30 à 60 grammes. — Extrait fluide à la dose de 2 à 3 grammes, bréine de 1 à 2 centigrammes.

Butyl-Chloral. — Syn. — Croton-Chloral. — Formule C^4HCl^3O. Corps découvert par Kramer et Pinner.

Prép. — On l'obtient en faisant passer un courant de chlore dans l'aldéhyde, maintenu au début dans un mélange réfrigérant. L'action, d'abord très vive, devient ensuite moins intense et, vers la fin de l'opération, il faut élever la température à 100°. Il se dégage incessamment d'abondantes vapeurs d'acide chlorhydrique. L'opération terminée, le liquide est soumis à la distillation fractionnée; on recueille le produit qui distille entre 163° et 165°, qui n'est autre que le butyl-chloral.

La condition indispensable pour arriver à un bon résultat, c'est de faire agir le chlore en excès, jusqu'à ce que son action soit épuisée.

Prop. phys. — Administré à l'intérieur, le butyl-chloral produit rapidement le sommeil, comme son congénère, mais il a ce grand avantage, d'après M. O. Liebreich, de ne jamais produire le ralentissement du pouls et de la respiration.

Le même auteur lui accorde encore une innocuité parfaite pour l'estomac et les autres organes.

Prop. thér. — M. O. Liebreich le considère comme un des médicaments les plus efficaces pour combattre les névralgies faciales, la douleur cessant bien souvent avant l'invasion du sommeil. Les douleurs névralgiques dépendant de la cinquième paire sont supprimées par ce médicament.

En France, il a été étudié et expérimenté par MM. Worms, Weill et Bouchut. Les deux premiers ont constaté l'exactitude des faits avancés par

M. O. Liebreich en ce qui concerne son action et le
Dr Bouchut conclut ainsi : « Pour les personnes qui
ne voudront que dormir, le butyl-chloral pourra être
administré ; mais si l'on veut anesthésier, il devra
être mis de côté. »

D'après Hare, il est supérieur au chloral dans les
insomnies suivies de névralgies des nerfs crâniens ;
il soulage les névralgies dues à des causes dentaires :
il réussit assez bien dans la migraine simple et
ophtalmique.

A doses égales, le butyl-chloral est inférieur au
chloral et moins actif que lui.

Mode d'emploi. Doses. — Potions. — Pilules. — Lavements. — En injections sous-cutanées, il produit
des eschares. — Solution :

Butyl-chloral hydraté	10	grammes.
Alcool	10	—
Glycérine	20	—
Eau distillée	120	—

Une cuillerée de cette solution contient environ un
gramme de butyl-chloral. On en administre une ou
deux cuillerées parjour, contre les névralgies faciales.

Cactus grandiflorus L. — Syn. — *Cereus grandiflorus* D. C.

Desc. — Plante de la famille des Cactacées, qui
croît aux Antilles et au Mexique.

Comp. — W. Sultan a isolé le principe actif, la
cactine.

Employé par les Drs Huchard et O' Méara dans les
affections organiques du cœur, le cactus paraît rendre des services, quand la digitale, le strophanthus et
les autres médicaments cardiaques n'ont pas réussi.
Cette plante est surtout utile dans les palpitations
du cœur hypertrophié par suite d'un exercice musculaire prolongé et excessif, ou quand l'hypertrophie

n'est plus compensatrice, surtout dans la régurgitation aortique. Dans les régurgitations aortiques non
compliquées, on n'emploie pas généralement la digitale, parce qu'elle prolonge la période diastolique
ou tend à augmenter la dilatation du ventricule gauche, et par suite gêne le cœur, en augmentant la
tension artérielle. Le cactus, en renforçant la systole,
tend à diminuer la diastole et vient ainsi en aide au
cœur par deux voies, sans avoir d'action, comme
la digitale, sur les centres vaso-moteurs.

Le cactus n'est pas aussi utile dans la régurgitation
mitrale et dans la dilatation des parois du cœur ; ici
la digitale l'emporte de beaucoup, mais si parfois la
digitale ne réussit pas, on peut tirer quelque bénéfice
de l'emploi du cactus. Le grand avantage du cactus,
c'est qu'on n'a jamais observé d'effets d'accumulation ni d'action nuisible à l'estomac.

D'après Pitzer, le cactus réussit fort bien contre
l'épuisement sexuel, en relevant l'action du plexus
cardiaque des sympathiques et en améliorant la nutrition cardiaque.

Le Dr Williams dit que le cactus agit surtout sur
les nerfs accélérateurs du cœur, sur les ganglions
sympathiques en abrégeant la diastole et en stimulant
les centres nerveux spino-moteurs. Il est indiqué
dans l'abus du thé, du tabac, de l'alcool et de la
morphine.

Les Drs Harvey et Bird le recommandent dans le rhumatisme chronique et subaigu, surtout lorsque les
articulations sont prises, dans le but de prévenir les
complications cardiaques ou d'améliorer l'état du
cœur.

Pour le Dr Engestd, c'est presque un spécifique de
l'angine de poitrine ou tout au moins de certains cas
qui sont dus à une défaillance partielle du cœur, car il
diminue les douleurs en donnant au cœur les moyens

de maintenir la tension artérielle, sans se fatiguer, et en tonifiant les centres vaso-moteurs.

La cactine a été employée contre les palpitations de cœur par O'Méara, Huchard.

D'après M. Myers, la cactine augmenterait l'énergie des contractions musculaires du cœur, ainsi que la tension artérielle ; elle agirait aussi sur le système nerveux et particulièrement sur la substance grise de la moelle, dont elle exagérerait l'excitabilité réflexe. Sous ce rapport, son action se rapprocherait de celle de la strychnine.

D'après ces données physiologiques, la cactine conviendrait pour combattre l'atonie cardiaque d'origine nerveuse, non compliquée de lésions valvulaires. Elle rendrait également de grands services dans les accidents cardiaques liés à l'intoxication nicotinique.

A l'inverse de la digitale, la cactine pourrait être administrée d'une manière continue, sans danger d'accumulation et sans qu'il se produise de troubles gastriques.

Mode d'emploi. Doses. — Teinture 1/5 de cactus, de 10 à 40 gouttes, 3 fois par jour. — Extrait fluide, de 5 à 20 gouttes. — Dose maxima de cactine : 5 milligrammes.

Cadmium (Salicylate de). $(C^6H^4OHCOO)^2Cd$. — Prép. — Ce sel se prépare, soit en faisant agir l'acide salicylique sur l'oxyde de cadmium hydraté ou sur le carbonate, soit en précipitant le salicylate de baryte par le sulfate de cadmium. Cette dernière méthode est moins recommandable, au point de vue de la simplicité de préparation et de la pureté du produit obtenu.

Desc. — Le salicylate de cadmium chimiquement pur est un sel blanc, en splendides cristaux tabulaires, à faces planes, avec arêtes et sommets arrondis ; il a une saveur douceâtre, puis styptique. Il fond au-dessus de 300 degrés ; il se dissout dans 24 parties d'eau à 100 degrés, dans 68 parties à 23 degrés et dans 90 parties à 0 degré ; il est soluble dans l'alcool et l'éther, plus à chaud qu'à froid ; très soluble dans la glycérine chaude, sans précipité après refroidissement ; insoluble dans le chloroforme et la benzine.

Essai. — Il rougit légèrement le tournesol ; il se dissout dans l'acide sulfurique sans donner aucune réaction. Avec l'acide nitrique, il se dissout à froid sans modification et à chaud avec développement de vapeurs rutilantes. L'acide chlorhydrique donne un précipité blanc, abondant, de chlorure de cadmium hydraté. Le perchlorure de fer le colore en violet. Ce sel renferme 29 p. 100 de cadmium métallique.

Prop. thér. — Le Dr Cesaris dit que le salicylate de cadmium, d'après sa composition, possède une action antiseptique plus énergique que celle des autres sels de cadmium. Il donne de bons résultats dans le traitement des ophtalmies purulentes, des engorgements vasculaires de la conjonctive, dans l'épaississement de la cornée, comme astringent dans les écoulements muqueux, contre les syphilides.

Caféine-chloral. — Composé chimique contenant parties égales de caféine et d'hydrate de chloral.

Prép. — Le chloral possède à un haut degré la propriété caractéristique de tous les aldéhydes de se combiner avec quelques substances chimiques jouissant de propriétés faiblement basiques, comme la formamide, l'urée, le cyanogène.

Desc. — Cette combinaison se présente sous forme de paillettes incolores, brillantes, facilement solubles dans l'eau.

Prop. thér. — La caféine-chloral a été employée

par Ewald, de Berlin, comme purgatif, surtout comme drastique chez les goutteux et les rhumatisants. Ce mélange s'emploie par la méthode souscutanée. Mais c'est surtout dans le rhumatisme articulaire aigu que ce médicament s'est montré salutaire en calmant la douleur et en réduisant la durée de la maladie. Il faut, dans ce cas, faire de 2 à 3 injections (seringue de Pravaz) par 24 heures.

MODE D'EMPLOI. DOSES. — Voici la formule de Ewald :

Caféine-chloral......................	1 gramme.
Eau distillée........................	5 grammes.

Pour injections hypodermiques.

Une injection d'un gramme donne lieu, d'après l'auteur, à une action purgative très suffisante.

Caju. — SYN. — *Anacardium occidentale* L. Cajuero. Écorce antidiabétique. Acajou à pomme.

DESC. — Plante de la famille des Térébinthacées, qui croît au Brésil, aux Antilles, Sénégal, Guyane, la Réunion, Inde.

COMP. — Le péricarpe des noix contient une huile; c'est le *cardol*, $C^{21}H^{34}O^2$.

PROP. THÉR. — On emploie l'écorce dans le diabète insipide, en macération; autant que possible, le malade s'abstiendra de boire.

On emploie la noix en application contre les dermatoses rebelles (eczéma, psoriasis).

Le Dr Cazenave de la Roche la préconise à l'intérieur contre l'impuissance et surtout contre la débilité consécutive aux grandes maladies. Il a remonté beaucoup de malades atteints de l'influenza, en employant la teinture.

Le *cardol*, ou huile de péricarpe, est caustique et vésicant. On le recommande en application externe contre la lèpre et les ulcères graves. On doit le ma-

nier avec prudence ; mais il n'a pas d'action vési-
cante sur le tube digestif.

Mode d'emploi. Doses. — On fait macérer pendant vingt-quatre heures 30 grammes d'écorce dans
250 grammes d'eau. Doses : un petit verre à vin, 3 à
4 fois par jour. Si au bout de trois à quatre jours, il
n'y a pas d'amélioration, on ajoute 10 grammes
d'écorce à la macération. — Teinture de noix 1/5, à
la dose de 2 grammes dans une potion. — Teinture
de cardol à 1/10, de 2 à 10 gouttes, comme vermifuge.

**Calotropis gigantea R. Br. — Syn. — Mudar. Mer-
cure végétal.**

Desc. — Plante de la famille des Asclépiadées, qui
croît dans l'Inde, Antilles, Cochinchine, Tahiti.

Prop. thér. — Tonique, altérant diaphorétique,
émétique à haute dose.

On l'emploie contre la syphilis, la paralysie, l'épilepsie, les vers, l'herpès, le rhumatisme, la fièvre
intermittente, la fièvre hectique, les morsures de
serpent, la lèpre, la dysenterie. Le suc laiteux, qui
est âcre, sert comme dépilatoire dans la teigne ton-
surante ; il est employé aussi pour calmer les douleurs des dents cariées.

Mode d'emploi. Doses. — Poudre de la racine,
comme tonique altérant à la dose de 25 à 30 centigrammes, 2 fois par jour en cachets médicamenteux.
— Poudre d'écorce, comme émétique, à la dose
de 2 à 4 grammes.

Camphorique (Acide). — Formule $C^{20}H^{16}O^8$.

Prép. — On chauffe du camphre dans 10 fois son
poids d'acide azotique de densité 1,27, dans un
réfrigérant à reflux jusqu'à ce qu'il n'y ait plus de
vapeurs rutilantes.

On distille l'acide azotique, on sature de carbonate de soude et on précipite par l'acide chlorhydrique.

PROP. THÉR. — C'est un médicament propre à combattre les sueurs des phtisiques ou les sueurs ordinaires. Les sueurs normales trop abondantes sont supprimées par l'emploi d'une solution alcoolique. Le Dr Leu a obtenu des résultats satisfaisants en faisant prendre aux phtisiques de 2 à 5 grammes d'acide camphorique. L'effet ne se produit souvent que le lendemain, mais son action persiste.

D'après le Dr Combemale, l'acide camphorique réussit contre les sueurs pathologiques, rhumatisme, fièvre typhoïde à forme sudorale, cavernes syphilitiques, dyspepsie. De plus il possède des propriétés antiseptiques ou plutôt destructives des produits solubles microbiens (ptomaïnes, leucomaïnes). L'acide camphorique agirait aussi sur les diarrhées ordinaires et les diarrhées diphtéritiques en calmant les douleurs de l'entérite tuberculeuse.

M. Bohland, s'appuyant sur le fait que l'acide camphorique s'éliminait rapidement par les urines, l'a employé dans le traitement des maladies des voies urinaires, et surtout dans la cystite. Il arrête la fermentation ammoniacale, et modifie heureusement les phénomènes inflammatoires. Il agit surtout dans la cystite chronique consécutive aux lésions de la moelle. Dans ce cas, M. Bohland prescrit des cachets de 1 gramme, au nombre de trois ou quatre par jour, à intervalles réguliers, mais l'acide camphorique n'a aucune efficacité sur les cystites aiguës.

D'après Hartleib, des gargarismes avec une solution à 1 p. 100 d'acide camphorique ont rendu des services dans l'angine et la pharyngite catarrhale.

MODE D'EMPLOI. DOSES. — On emploie la solution alcoolique ou les cachets à la dose d'abord de

2 grammes, puis de 4 à 5 grammes en deux fois.

Cannabindone. $C^8H^{12}O$. — PRÉP. — Le prof. Kobert, de Dorpat, donne le nom de *cannabindone* à une substance possédant quelques rapports avec le cannabinone, et obtenue, comme lui, du *Cannabis indica*.

DESC. — C'est un corps sirupeux, rouge cerise, complètement soluble dans l'alcool, l'éther, le chloroforme, le benzène, le xylol, le toluol, le nitrobenzène, l'acétone, l'aldéhyde, l'alcool amylique, l'essence de térébenthine, les huiles grasses.

Les solutions alcooliques et éthérées sont neutres.

Il brûle avec une flamme fuligineuse.

PROP. THÉR. — Son action thérapeutique a été essayée sur les animaux et sur l'homme. Des doses de 2 centigrammes ont un effet toxique sur les individus sensibles. Chez ceux qui sont réfractaires, la dose doit être portée à 8 centigrammes pour produire le même effet.

Il ne procure pas le sommeil, mais produit un état d'intoxication avec des hallucinations qui sont souvent désagréables.

A doses répétées, c'est un moyen de se procurer des sensations agréables, comme le tabac.

Cannabis indica Lam. — DESC. — Plante de la famille des Ulmacées, qui croît dans l'Inde et en Perse.

PROP. THÉR. — On l'emploie, dans l'Inde, contre le tétanos, le delirium tremens, les convulsions des enfants, les maladies nerveuses, l'asthme et la coqueluche. D'après Arronson, l'alcoolé donne de bons résultats comme anesthésique local, surtout pour l'extraction des dents.

On l'a préconisé pour hâter le travail de la parturition; dans le cas d'atonie de l'utérus.

Mode d'emploi. Doses. — Tannate de cannabine, de 7 à 25 centigrammes. — Extrait, de 5 à 10 centigrammes. — Teinture, de 5 à 30 gouttes.

Cantharidate de cocaïne. — Prép. — Mélange imaginé par A. Hennig de cantharidate de soude avec 1 p. 100 de chlorhydrate de cocaïne.

Desc. — Poudre blanche, amorphe, inodore, de saveur âcre et piquante, peu soluble dans l'eau froide, facilement soluble dans l'eau chaude et insoluble dans l'alcool, l'éther et la benzine.

Prop. thér. — Cette préparation est employée en injections hypodermiques contre la tuberculose laryngée et les affections catarrhales chroniques des voies respiratoires supérieures. Elle présente, sur les injections aux cantharidates ordinaires, l'avantage d'être absolument indolore. Hennig emploie deux solutions à $0^{gr},075$ et $0^{gr},15$ pour 50 grammes d'eau chloroformée. On opère deux injections avec la première solution et une avec la seconde (soit $0^{gr},0001$ cantharidine). On peut atteindre la dose de $0^{gr},0004$, parce que des doses plus fortes (jusqu'à $0^{gr},001$) ont été supportées par les reins et l'intestin.

Capsella bursa pastoris Moench. — Syn. — Bourse à pasteur.

Desc. — Plante de la famille des Crucifères, qui croît, en Europe, au bord des chemins et des rivières.

Part. empl. — La plante entière.

Comp. — Contient une huile essentielle sulfurée.

Prop. thér. — M. E. Merck présente ce produit sous forme d'extrait fluide comme un bon hémostatique.

Le Dr Oefele emploie l'extrait fluide de plante fraîche dans les hémorrhagies ; cette préparation ne produit aucun malaise, elle agit aussi favorablement que l'hydrastis canadensis, dont elle n'a pas le goût désagréable.

Mode d'emploi. Doses. — Extrait fluide américain, à la dose de 10 grammes dans un julep gommeux. Dose maxima en vingt-quatre heures, 30 grammes.

Carapa guianensis Aubl. — Syn. — Noix de Crab. *Carapa touloucouna.*

Desc. — Plante de la famille de Méliacées, qui croît à la Guyane et au Sénégal.

Comp. — On retire des graines une huile concrète, de consistance de beurre, onctueuse au toucher, jaune, de saveur amère.

Prop. thér. — L'huile est très employée par les naturels contre les affections cutanées, les piqûres de moustiques et de mouches. Les fruits sont émétiques. L'écorce est amère, tonique et fébrifuge.

Carica Papaya L. — Syn. — Papajo. Arbre à melon.
Desc. — Plante de la famille des Bixacées, qui croît aux Antilles. On retire par incision un suc liquide, laiteux et neutre. On le mélange de glycérine, d'eau sucrée et d'essence de menthe, pour la conservation dans le voyage.

Comp. — Elle contient :

1° De la *papaïne*, étudiée par Wurtz;

2° La *carpaïne*, nouvel alcaloïde découvert dans les feuilles de papayer, par M. Greshoff, à Java.

Prop. thér. — La papaïne est un ferment digestif, qui attaque, ramollit et enfin dissout à + 40° la viande, la fibrine, le blanc d'œuf et le gluten.

On l'emploie pour dissoudre les plaques diphtériques, les cors, les verrues et en général les duretés de la peau et pour faire disparaître les taches furfuracées du visage.

La papaïne est anodine, quand elle est administrée

à l'intérieur, même à fortes doses, dans le cas de maux d'estomac; elle diminue l'acidité de la salive.

La carpaïne est un poison du cœur, qu'il ralentit. La dose mortelle pour un poulet de 500 grammes a été trouvée égale à 20 centigrammes. Une dose de 5 centigrammes injectée à un poulet de 350 grammes n'a pas produit de symptômes toxiques; avec 10 centigrammes des symptômes d'empoisonnement se montrèrent après 10 minutes pour disparaître après 25.

Les graines sont vermifuges et tænicides; les racines à l'état frais sont rubéfiantes.

Mode d'emploi. Doses. — Solution à 4 p. 100 dans la diphtérie. — Pilules de 6 centigrammes, à prendre 2 ou 3, dans la fièvre et les coliques néphrétiques. — Mixture : papaïne 72 centigrammes, borax 30, eau 7,20 pour badigeonner les verrues, les condylomes.

Carniferrine. — Prép. — Composé de l'acide carniphosphorique contenant 30 pour 100 environ de fer.

Prop. phys. — Elle est plus ou moins insipide, elle se dissout dans les acides dilués aussi bien que dans les alcalis dilués et est résorbée dans le tractus gastro-intestinal.

Prop. thér. — C'est un bon hématopoïétique dont on pourrait se servir même dans les cas où la digestion se fait mal et où, par conséquent, il est impossible d'administrer des quantités notables de fer résorbable, à savoir, dans la chlorose, l'anémie, la neurasthénie.

La carniferrine ne se dissolvant que dans l'estomac, elle n'attaque pas les dents.

Doses. — La dose quotidienne pour les adultes est de 50 centigrammes, et celle pour les enfants de 20 à 30 centigrammes.

Cascara amarga. — Syn. — *Picramnia antidesma.* Écorce de Honduras.

Desc. — Plante de la famille dés Rutacées.

Comp. — La plante renferme un alcaloïde, la *picramnine*, soluble dans le chloroforme et peu soluble dans l'éther et la benzine, insoluble dans les acides et les alcalis. Les sels sont amorphes et seulement solubles dans l'eau.

Prop. thér. — Le Dr Frohling, de Mexico, emploie le cascara amarga comme altérant contre la tuberculose syphilitique.

L'extrait liquide est donné dans la syphilis secondaire chez l'adulte. Les symptômes disparaissent assez vite, et l'action tonique du médicament est remarquable.

Frohling aurait vu, dans un cas d'iritis spécifique, une amélioration manifeste survenir au bout de trois jours. L'atropine avait été cessée.

Mode d'emploi. Doses. — Extrait fluide, de 40 à 50 gouttes.

Cascara sagrada. — Syn. — *Rhamnus Purshianus* D.C. Écorce sacrée.

Desc. — Plante de la famille des Rhamnacées, qui croît en Californie.

Comp. — M. A. Prescott, de l'Université de Michigan, a trouvé du tannin, de l'acide oxalique, de l'acide malique, de l'amidon, de l'huile fixe et une petite proportion d'huile volatile et, enfin, quatre corps résineux plus ou moins solubles dans l'alcool, l'éther, le chloroforme, le sulfure de carbone, etc.

M. Limousin croit que ces derniers corps sont tous plus ou moins dérivés de l'acide chrysophanique, dont M. Prescott ne signale pas l'existence, mais que M. Limousin a trouvé en proportion notable.

Prop. thér. — D'après M. Limousin, cette écorce

semble appelée à occuper une place importante parmi les médicaments purgatifs.

On l'emploie contre la dyspepsie opiniâtre ou la constipation bilieuse, particulièrement quand les cathartiques ne sont pas supportés; comme tonique et laxatif, dans les fièvres intermittentes ou rémittentes.

Mode d'emploi. Doses. — Le Dr Landowsky a constaté les effets laxatifs de cette substance à la dose de $0^{gr},25$ de poudre administrée en cachets, et même son action purgative, quand on répète cette dose 3 à 4 fois, à plusieurs heures d'intervalle.

Extrait fluide, de 10 à 60 gouttes. Les médecins américains l'emploient souvent sous cette forme; mais le médicament ainsi administré est mal toléré par les malades, à cause de son goût nauséeux. — Sirop, préparé avec 5 grammes d'extrait fluide pour 30 grammes.

Caséinate de fer. — Syn. — Nucléo-albuminate de fer.

Prép. — M. Darwdow a préconisé la préparation suivante : le lait écrémé et étendu d'eau est précipité par l'acide acétique en évitant un excès de ce dernier ; la caséine précipitée est lavée à plusieurs reprises à l'eau chaude, puis à l'alcool et finalement privée de corps gras par l'éther. On broie une partie de cette caséine ainsi purifiée avec une partie de carbonate de chaux et 100 parties d'eau chaude. Cette dernière est traitée par un léger excès d'une solution de lactate de fer à 1 p. 100 récemment préparé.

Desc. — Le précipité obtenu est blanc au début, mais il prend une couleur chair après dessiccation. Ce produit est inodore et insipide, insoluble dans l'eau, soluble dans les alcalins ; il renferme 3, 2 p. 100 de fer.

PROP. THÉR. — M. Dawydow a employé cette préparation comme succédané de l'albuminate de fer.

Le caséinate de fer est digéré par la pancréatine et la pepsine avec l'acide chlorhydrique.

DOSES. — De $0^{gr},30$ à $0^{gr},50$ de caséinate de fer desséché par jour en deux doses.

Cassia occidentis L. — SYN. — *Fedegosa*. Café nègre.

DESC. — Légumineuse, qui croît en Cochinchine, dans l'Inde, aux Antilles, au Sénégal.

PART. EMPL. — La graine, vulgarisée par M. Natton, et étudiée par MM. Heckel, Schlagdenhaufen et Clouet.

COMP. — On n'a pas trouvé d'autre principe que le tannin et une matière colorante, l'*achrosine* de Clouet. Formule $C^{11}H^{18}O^8$.

PROP. THÉR. — Les graines jouissent au plus haut degré de propriétés fébrifuges et antipériodiques telles, qu'on s'en sert pour remplacer la quinine quand celle-ci a échoué. Elles sont en outre toniques, antianémiques. — La racine est tonique et diurétique. — Les feuilles sont fébrifuges et antipériodiques. — M. Martineau a préconisé cette plante comme reconstituante et antidysménorrhéique; elle est très utile contre la fièvre et les sueurs des phtisiques.

MODE D'EMPLOI. DOSES. — Infusion de graines, macération, 15 grammes pour 250 grammes d'eau, à prendre en 2 ou 3 fois. — Infusion de café nègre torréfié, comme une infusion de café. — M. Natton a préconisé un vin, un élixir, à la dose de 4 cuillerées à café par jour.

Cathartinique (Acide). — DESC. — Obtenu du séné par Gentz, se présente sous la forme d'une poudre jaune brunâtre peu soluble dans l'eau.

PROP. PHYS. — Ce purgatif agit à la dose de 5 à

15 centigrammes ; les effets se manifestent 8 à 10 heures après l'injection. Chez les sujets sains ayant pris le remède seulement pour étudier son action physiologique, il provoque parfois des selles fréquentes (jusqu'à cinq en une demi-journée) et des coliques légères ; chez les personnes atteintes de constipation chronique, au contraire, les coliques ne s'observent pas dans la généralité des cas. Plus tardive était l'action du médicament, et moins accusées étaient les sensations désagréables éprouvées par les malades.

PROP. THÉR. — Grâce à cette circonstance, et prenant en considération l'absence de toute saveur désagréable, de même que la certitude et l'énergie de son action, on peut prédire à l'acide cathartinique une place honorable parmi les purgatifs.

Chez les enfants âgés de deux à quatre ans, l'acide cathartinique sera prescrit à la dose de 0 gr. 05 (mélangé avec du sucre) et à la dose de 0 gr. 15 chez les adultes. Le Dr Dehio l'a essayé sur six sujets bien portants et quinze malades, dont un médecin qui, souffrant de constipation chronique habituelle, l'a pris à quatre reprises et toujours avec succès.

MODE D'EMPLOI. DOSES. — Le docteur Dehio le formule comme suit :

Acide cathartinique	de 5 à 15 centigr.
Sucre blanc	de 30 à 50 —

Pour un cachet. — En faire six semblables.

A prendre tous les jours ou un jour sur deux un cachet.

Cayapona globulosa L. — DESC. — Plante de la famille des Cucurbitacées, qui croît au Brésil.

PROP. THÉR. — Purgatif énergique, employé comm' dépuratif dans les affections cutanées chronique aussi comme emménagogue puissant.

Les fruits sont drastiques, comme la coloquinte; l'alcaloïde, la *cayaponine*, purge fortement, à la dose de 6 milligrammes.

L'injection sous-cutanée est irritante, sans action purgative (Delpech).

Cerbera Thevetia L. — Syn. — Noix de serpent. Bagage à collier. Ahoui des Antilles.

Desc. — Plante de la famille des Apocynacées, qui croît dans l'Inde et aux Antilles.

Part. empl. — La graine.

Comp. — Huile fixe. Glucoside, la *thévétine* $C^{54}H^{84}O^{24}$ (Dr de Vrij).

Prop. thér. — Les graines et l'écorce sont éméto-cathartiques; la thévétine est un poison cardiaque, agissant sur les nerfs pour amener la paralysie. On emploie l'écorce comme antipériodique dans les fièvres intermittentes, sous forme d'extrait aqueux à la dose de 1 centigramme. A forte dose, c'est un toxique stupéfiant énergique.

Mode d'emploi. Doses. — On peut employer la poudre, la décoction et l'extrait aqueux, en ayant soin de ne pas dépasser pour l'emploi thérapeutique la dose correspondant à 25 centigrammes d'extrait.

Cérium (Oxalate de). — Desc. — Poudre d'un blanc gris, insoluble dans l'alcool et dans l'éther.

Prop. thér. — M. Campardon l'a employé contre les vomissements nerveux, et en particulier contre ceux de l'hystérie.

Le Dr Blondeau l'emploie dans les vomissements de la grossesse.

Il est recommandé contre la toux, particulièrement dans le premier stade de la phtisie. On l'administre plusieurs fois par jour sous forme de poudre à la dose de 30 à 60 centigrammes. La toux est calmée et le sommeil amélioré.

Doses. — De 0^{gr},05 à 0^{gr},10 par jour.

Cétrarin. — Syn. — Acide cétrarique. $C^{18}H^{16}O^8$.

Desc. — Cristallise en aiguilles fines, blanches, qui ne se dissolvent que dans l'alcool concentré bouillant.

Prép. — Acide extrait du lichen d'Islande en faisant bouillir la poudre de lichen une demi-heure avec de l'alcool mélangé de 15 grammes de carbonate de potasse par kilog. de liquide. Le liquide filtré est traité par l'acide chlorhydrique dilué qui précipite l'acide cétrarique qu'on purifie par des épuisements à l'alcool faible et l'éther.

Prop. phys. — Le professeur Kobert a combattu l'opinion qui attribue au cétrarin la propriété d'augmenter la pression sanguine. De ses expériences sur les animaux, il conclut qu'il a pour effet d'exciter les mouvements de l'estomac et de l'intestin, mais qu'à dose exagérée il est antipéristaltique.

Un autre effet du cétrarin est d'accroître le nombre des globules rouges et blancs du sang, surtout quand leur diminution résulte d'une cause pathologique.

A petites doses, c'est un stimulant modéré du système nerveux central.

Prop. thér. — Il a observé aussi son influence favorable sur les malades atteints de constipation chronique.

Son emploi paraît indiqué chez les chlorotiques qui souffrent de pertes d'appétit, de constipation et de langueur.

Doses. — La dose recommandée par Kobert est de 1 décigramme.

Chaulmugra ou Chaulmoogra. — Syn. — *Gynocardia odorata* Roxb.

Desc. — Arbre de la famille des Bixacées, qui croît dans l'Inde et à la Réunion.

Prép. — L'huile de chaulmoogra est extraite des semences.

Prop. thér. — Les indigènes l'emploient contre les maladies de peau, les scrofules et la syphilis.

Dans les pays chauds, à Maurice et à la Réunion, les médecins en font un usage journalier contre la lèpre, surtout dans les formes tuberculeuse et anesthésique. Dans les phases phagédéniques, ce médicament donne une guérison rapide.

Le Dr Marsh l'a employée dans un cas d'eczéma pustuleux, datant de cinq ans, en badigeonnages abondants deux fois par jour, avec un traitement tonique interne; au bout de cinq semaines, l'éruption avait disparu, laissant la peau douce et flexible.

Le Dr Vidal s'en sert pour favoriser la disparition des tubercules.

Le Dr A. Hardy la prescrit avec succès dans les cas de psoriasis invétéré, et le Dr Hilles dans la lèpre véritable. Le Dr Egan a guéri six cas de sciatique chronique avec un liniment d'huile de chaulmoogra en application externe.

Le Dr Murrel en préconise l'emploi contre la phtisie, quand les malades ne peuvent plus supporter l'huile de foie de morue.

Mode d'emploi. Doses. — A l'intérieur, les indigènes prennent l'huile à la dose de 30 à 40 gouttes pour les adultes et 3 gouttes mêlées à du lait pour les enfants. — Capsules, contenant chacune 0gr,15 d'huile : dose de 2 à 4 par jour.

A l'extérieur, badigeonnages avec l'huile pure. — On fait des liniments composés d'huile et d'alcool ou de chloroforme ou de menthol :

Alcool 30
Huile de chaulmoogra........................... 4

Le Dr Vidal prépare la pommade suivante :

Huile de chaulmoogra................	2 parties.
Vaseline.............................	5 —
Paraffine...........................	1 —

L'*acide gynocardique*, retiré de l'huile de *Gynocardia odorata*, s'administre en pilules ainsi composées :

Acide gynocardique.............	25 milligrammes.
Extrait de gentiane............	75 —
— de houblon............	75 —

2 pilules par jour; on peut augmenter la dose jusqu'à 12 par jour.

Chionanthus virginica L. — Desc. — Bel arbuste de la famille des Oléacées, originaire de l'Amérique septentrionale, que l'on cultive dans nos jardins et auquel la belle couleur blanche de ses fleurs a fait donner le nom d'*Arbre de neige*.

Part. empl. — L'écorce de la racine.

Comp. — Le Dr Justice y a trouvé de la saponine.

Prop. thér. — Apéritif, cholagogue, diurétique et altérant. Certains auteurs l'ont préconisé contre la jaunisse. Le Dr J.-A. Henning le regarde, en effet, comme un des meilleurs remèdes à employer dans cette maladie et le prescrit dans tous les cas où la peau revêt une teinte jaunâtre. Bien que ce soit un faible stimulant du foie, il le préconise comme devant être prescrit quand il y a congestion du système de la veine porte. Il paraît en même temps stimuler le système lymphatique et posséder une action diurétique et diaphorétique. Quand le foie est indolent, il faut employer en même temps les autres stimulants, tels que la podophylline et la leptandrine.

Mode d'emploi. Doses :

Extrait fluide de chionanthus	30 grammes.
Podophylline	4 —
Acétate de potasse	2 —
Eau	120 —

4 grammes toutes les trois ou quatre heures.

Extrait fluide, généralement employé à la dose de 2 à 4 grammes, deux ou trois fois par jour.

Chloralose. — Syn. — Anhydroglycchloral.

Prép. — M. Hanriot a obtenu le chloralose en faisant agir le chloral anhydre sur le glucose.

Desc. — Cristaux blancs solubles dans l'eau bouillante, insolubles dans l'eau froide, à saveur amère et nauséeuse.

Prop. phys. — M. Ch. Richet a étudié l'action physiologique du chloralose : A la dose de $0^{gr},3$ à $0^{gr},5$ par kilo d'animal, le sommeil se produit au bout d'une demi-heure, et profond au bout d'une heure et demie; l'animal non seulement a conservé l'action de ses réflexes, mais ceux-ci sont exagérés. L'anesthésie est complète, tandis que le moindre choc extérieur détermine un soubresaut général, une sorte de convulsion tétanique. Au delà de $0^{gr},50$ par kilo d'animal la mort survient par arrêt de la respiration.

Prop. thér. — MM. Ch. Richet, Moutard-Martin, Landouzy, P. Maire et Ch. Segard ont employé le chloralose comme somnifère à la dose de $0^{gr},30$ à $0^{gr},60$. Ce remède a bien réussi dans tous les cas où l'administration du chloral comme hypnotique est indiquée, et comme anesthésique à des doses plus fortes, le maximum étant $1^{gr},50$.

D'après les Drs Héricourt et Ch. Féré le chloralose est surtout indiqué comme hypnotique dans les affections cardiaques; il a encore le grand avantage d'être très bien toléré par l'estomac.

Mais on ne doit l'administrer qu'avec beaucoup de prudence aux hystériques, car chez ces malades, il provoque parfois l'apparition de troubles variés en apparence très inquiétants : tremblements généralisés, sommeil léthargique, paralysies diverses, dont la durée n'excède d'ailleurs pas vingt-quatre heures, et qui disparaissent sans laisser de traces.

Comme la tare hystérie est souvent méconnue, il est indiqué de ne jamais commencer par des doses supérieures à un décigramme. En tout cas, la dose de 0^{gr},40 par jour doit être considérée comme une forte dose qu'il ne faut dépasser que dans des circonstances spéciales ; ce n'est guère que chez les grands épileptiques et chez les aliénés qu'on a pu sans inconvénient (Ch. Féré) arriver aux doses de 1^{gr},50.

MODE D'EMPLOI. DOSES. — Se donne sous forme de cachets de 0^{gr},10 à la dose de 1 à 3 par jour.

Chlorate de soude. — PRÉP. — On précipite une solution de chlorate de baryte par une solution de sulfate de soude. On filtre, on évapore, et on fait cristalliser.

DESC. — Gros cristaux incolores, très solubles dans l'eau.

PROP. THÉR. — M. le Dr Brissaud a signalé les heureux résultats obtenus par lui de l'emploi du chlorate de soude dans le traitement du cancer de l'estomac.

Ce qui lui a donné l'idée d'essayer ce médicament, c'est qu'on a, à plusieurs reprises, traité avec quelques succès certains épithéliomas par le chlorate de potasse. D'autre part, il a substitué au chlorate de potasse le chlorate de soude, parce que ce dernier est moins toxique.

Dans certains cas, l'amélioration a été telle qu'on aurait été tenté de croire à une erreur de diagnostic.

Le chlorate de soude ne réussit pas dans le traitement de toutes les tumeurs de l'estomac ; il est surtout efficace dans les formes épithéliomateuses non généralisées ; les formes interstitielles et les formes sarcomateuses résistent à ce mode de traitement.

Le Dr Huchard a confirmé ensuite les bons effets obtenus par ce médicament. La dose de 8 à 10 grammes suffit pour calmer les vomissements et les douleurs et vaincre l'anorexie.

Quelques auteurs prétendent même avoir obtenu une diminution et une disparition de la tumeur stomacale.

CONTRE-INDICATION. — L'albuminurie.

MODE D'EMPLOI. DOSES. — Les Drs Brissaud et Huchard préconisent la formule :

Eau distillée......................	300 grammes.
Chlorate de soude..............	8 à 12 —

à prendre dans la journée à doses espacées. Dose maximum 16 grammes.

Les doses de chlorate de soude que le Dr Brissaud a administrées à ses malades ont été de 8 à 12, 14 et même 16 grammes par jour.

Choléradine. — DESC. — Spécialité dont la composition, il y a quelques années, était la suivante :

Sulfate de morphine.....................	2,60
Extrait de réglisse......................	62,12
Acide chlorhydrique dilué (10 p. 100)......	31,06
Éther pur..............................	15,80
Chloroforme...........................	62,12
Essence de menthe poivrée...............	1,56
Teinture de capsicum....................	7,80
Teinture de cardamome..................	62,12
Alcool.................................	328,43
Glycérine	496,96

Toutefois la préparation que l'on trouve actuellement dans le commerce serait composée comme il suit :

Chlorhydrate de morphine	0,51
Extrait de réglisse	70,00
Acide chlorhydrique dilué	5,60
Éther	28,34
Chloroforme	113,36
Alcool	113,36
Mélasse	113,36
Sirop simple	418,70

PROP. THÉR. — Préconisée dans les cas de choléra et employée généralement en Angleterre, aux Indes et en Amérique pour combattre la diarrhée.

Cimicifuga racemosa Ell. — DESC. — Plante de la famille des Renonculacées, tribu des Actées.

PART. EMPL. — Le rhizome.

COMP. — Il contient de la résine et un alcaloïde, la *cimicifugine*. En Amérique on appelle *cimicifugin* le précipité de la teinture par l'eau.

PROP. THÉR. — Altérant, diaphorétique et nervin dans le rhumatisme, les spasmes, les maux de tête et l'hypochondrie. On l'emploie comme succédané de la digitale. Il est alexitère. D'après le Dr Knox, il diminue d'au moins moitié la durée de la première et de la seconde période de l'accouchement. Il a un effet sédatif sur la femme en travail, calme l'irritabilité réflexe, la nausée, le prurit et l'insomnie, troubles si fréquents durant les six dernières semaines de la grossesse, et même les fait disparaître tout à fait. Il exerce une action antispasmodique sur la femme en couches. Il diminue ou fait cesser complètement les crampes névralgiques et les douleurs irrégulières de la première période. Il relâche la fibre musculaire de l'utérus et les parties molles du canal par où doit passer le fœtus. Il facilite ainsi le travail et diminue les chances de lacération. Il augmente l'énergie et le rythme des douleurs à la seconde période du travail, et de même que l'ergot, il assure la contraction utérine, après la délivrance.

MODE D'EMPLOI. DOSES. — Teinture à 1/4, de 15 à 60 gouttes. — Extrait fluide, de 10 à 30 gouttes. — Sirop, 0,75 centigr. d'extrait fluide dans du sirop de salsepareille, pendant 4 semaines avant l'accouchement. — Cimicifugin, de 5 à 20 centigrammes, en pilules.

Cinnamyleugénol. — $C^{18}H^6,C^{18}H^8O^4,C^2H^4O^2$.

SYN. — Éther cinnamique de l'eugénol.

DOSES. — Aiguilles brillantes, très peu solubles dans l'eau, solubles dans l'alcool chaud, le chloroforme, l'éther, l'acétone, donnant une coloration rouge pourpre avec l'acide sulfurique, fusibles à 90°.

PRÉP. — On met en contact pendant deux heures de l'eugénol et du chlorure de cinnamyle à molécules égales, on chauffe légèrement, on reprend la masse par de l'alcool bouillant, on filtre. Le cinnamyleugénol pur dépose par refroidissement.

PROP. THÉR. — M. Nannoti a obtenu de bons résultats en traitant certaines affections tuberculeuses et en particulier les abcès froids par l'essence de girofles. Le traitement consistait à injecter une solution à 10 p. 100 de cette essence dans l'huile d'olive après ponction de l'abcès.

L'essence de girofles est composée en majeure partie d'eugénol. Or l'eugénol, par sa constitution, se rapproche du gaïacol, et ce dernier composé est aujourd'hui considéré comme un excellent médicament antituberculeux ; on pouvait donc supposer que l'essence de girofles devait ses propriétés à l'eugénol qu'elle renferme.

Mais, en raison de certains inconvénients inhérents à l'emploi du gaïacol, on avait cherché à remplacer ce médicament par des dérivés qui, tout en possédant les mêmes propriétés médicamenteuses, ne présentaient pas les mêmes inconvénients. C'est ainsi qu'on a essayé et préconisé le cinnamyleugénol.

Cissus alata L. — Syn. — *Vitis nili, Mae boa.* Achit ailé.

Desc. — Plante de la famille des Ampélidacés, qui croît au Brésil et aux Antilles.

Part. emp. — Toute la plante.

Comp. — Contient une résine acide et une essence, pas d'alcaloïde ni de glucoside (Dr Borges da Costa).

Prop. phys. — Son action spéciale sur les extrémités nerveuses est calmante et tonique.

Les personnes qui manipulent les décoctions de cette plante éprouvent une sensation spéciale de rétraction des tissus, de légers picotements, une espèce de perturbation de la sensibilité dans les mains et dans les bras; elle n'est cependant pas irritante, elle ne produit aucune douleur ni aucune rougeur de la peau.

Prop. thér. — Les gens du pays l'emploient empiriquement dans des bains, pour certains rhumatismes, et après l'avoir triturée et mélangée avec de l'huile, ils l'emploient pour guérir les ulcères atoniques.

Le Dr Jorge da Cunha, le Dr Antonio Jacintho, l'ont employée dans le traitement du beri-beri, tout d'abord dans des bains généraux, faits avec des coctions de la plante entière, et plus tard, avec l'application interne de la teinture et externe de la pommade, celle-ci faite avec l'extrait.

Mode d'emploi. Doses. — M. Silva Aranjo, pharmacien, a préconisé plusieurs préparations. Usage externe : Bains (décoction de 2 kilos de plante). Alcoolature à P. E. — Pommade.

<pre>
Vaseline.......................... 5 grammes.
Lanoline.......................... 5   —
Extrait résineux de cissus alata...... 8   —
</pre>

Baume opodeldoch contenant 40 p. 100 d'extrait résineux de cissus.

Usage interne : — Teinture ou alcoolature de 6 à 18 grammes par jour, en potion ou dans du sucre.

Extrait fluide : de 1 à 4 grammes. Extrait pilulaire : de 5 à 10 centigrammes trois fois par jour, en pilules.

Elixir, qui contient 3 gouttes de teinture par cuillère à thé, et dont la dose est 2 à 6 de ces cuillerées par jour (Jorge da Cunha).

Citrophène $C^{12}H^{14}O^{3}$. — Substance découverte par M. J. Roos, de Francfort.

PRÉP. — C'est une combinaison de l'acide citrique avec la phénétidine (1 molécule d'acide citrique pour 2 molécules de phénétidine.)

DESC. — Poudre blanche, ressemblant par la forme de ses cristaux et son goût à l'acide citrique. Son point de fusion est à 181°. Elle se dissout en 40 parties d'eau froide et 50 parties d'eau bouillante.

On peut donc la prescrire en solution à l'intérieur ou en injections sous-cutanées, ce qui présente un grand avantage sur la phénacétine qui ne se dissout que dans 1.400 parties d'eau, et la lactophénine qui n'est soluble que dans 340 parties d'eau. Les acides et les alcalis décomposent la citrophène en ses parties constituantes.

PROP. THÉR. — D'après M. Benario, son action est antithermique et analgésique; en même temps, elle est très rafraîchissante par l'acide citrique qu'elle contient.

Il administra le citrophène à doses de 50 centigrammes à 1 gramme à 7 typhiques. L'abaissement de la température de 2 ou 3 degrés s'observait après deux heures, et à une période de l'affection où la température a une tendance à s'élever, aucun phénomène secondaire n'a été observé. La citrophène administrée le soir, les malades dormaient d'un sommeil tranquille, de sorte que cette substance a aussi une action sédative, dont on a pu se convaincre dans d'autres cas aussi, du reste.

La fièvre des tuberculeux est aussi très bien influencée par la citrophène, de même que les gastrites où elle calme la douleur et abaisse la température. Elle rend aussi de bons services dans la migraine et les névralgies, même à doses de 50 centigrammes et plus petites. On peut administrer jusqu'à 6 grammes par jour de citrophène, sans inconvénient aucun.

Mode d'emploi. Doses. — Cachets de 50 centigrammes à la dose de 1 à 2 par jour. Solution 2 p. 100, a la dose de 2 à 4 cuillerées à soupe par jour.

Cocaïne (Phénate de). — Prép. — On dissout dans l'alcool de la cocaïne pure et on ajoute une solution alcoolique d'acide phénique jusqu'à saturation. L'évaporation de l'alcool donne le sel.

Prop. thér. — M. Viau a fait l'application sous-cutanée du phénate de cocaïne dans les avulsions dentaires. M. le D^r d'Œfele a entrepris l'étude de cette préparation dans la thérapeutique générale.

Une poudre à priser, contenant 6-7 gr. de phénate de cocaïne et 94-93 d'antifébrine, appliquée à la dose de 0^{gr},03-0^{gr},05, coupe court aux rhumes de cerveau et à la surdité provenant d'un catarrhe de la trompe d'Eustache ou tube auditif. La combinaison d'antifébrine et de phénate de cocaïne, administrée à la dose de 0^{gr},1 par jour, possède une action extrêmement favorable contre la gastralgie. Dans des cas de gastralgie chronique on administre ladite dose tous les deux jours. Pour l'usage interne il faut enfermer ce médicament dans des capsules gélatineuses, pour éviter ainsi son contact immédiat avec la muqueuse de la bouche.

On peut couper court aux catarrhes de la conjonctive en appliquant 1-2 mgr. de phénate de cocaïne en substance, sur les paupières. On arrive au même résultat en instillant dans l'œil 1 goutte d'une solution alcoolique de 10 p. 100 de phénate de cocaïne.

En badigeonnant avec cette solution la gorge, on atténue la douleur des laryngites.

Combretum Raimbaultii. — Syn. — Plante de la famille des Combrétacées, qui croît au Rio Nunez et à Sierra Leone.

Part. empl. — La feuille.

Comp. — Tannin, phlobaphène (produit d'oxydation du tannin) (Heckel et Schagdenhaufen).

Prop. thér. — D'après M. Raimbault cette plante est tonique, diurétique, émétique, cholagogue. Elle a donné des résultats remarquables dans la fièvre bilieuse hématurique contre laquelle tous les médicaments avaient échoué.

Mode d'emploi. Doses. — Décoction de feuilles (16 grammes de plante pour 1000 d'eau) à la dose de verrées de 250 grammes toutes les 10 minutes.

Condurango. — Syn. — *Gonolobus Condurango* Triana, *Condur Angu* (liane du Condor).

Desc. — Plante de la famille des Asclépiadées, originaire de l'Équateur.

Comp. — Contient du tannin, une résine et trois glucosides, *condurangines* (Vulpius, Kobert, Tanret, Bocquillon).

Part. empl. — L'écorce, qui est seule active.

Prop. thér. — Amer, aromatique, tonique, employé

avec succès dans le traitement des maladies de l'estomac.

Préconisé comme spécifique du cancer et n'ayant pas donné tous les résultats qu'on en attendait, il était tombé en désuétude.

M. le Dr Buisson, à Paris, et le Dr Hoffmann, de Bâle, ont repris l'étude thérapeutique de ce corps. Le Dr Buisson préconise ses propriétés toniques, antiseptiques et hémostatiques dans les ulcères de mauvaise nature. S'il n'amène pas la guérison du cancer, il procure au moins au malade un grand soulagement, en réveillant l'appétit et en faisant cesser les hémorrhagies. Il fait disparaître en deux ou trois jours les hématémèses de l'ulcère rond de l'estomac et donne de bons résultats dans l'anorexie des phtisiques.

MODE D'EMPLOI. DOSES. — Décoction, 15 grammes dans 180 grammes d'eau. — Extrait fluide. — Poudre d'écorce, en topique sur les ulcères. — A l'intérieur, de 1 à 4 grammes. — Vin, 3 cuillerées à bouche par jour. — Teinture 1/5, 2 cuillerées à bouche par jour.

Contrayerva. — SYN. — *Dorstenia brasiliensis* Lamk.

DESC. — Plante de la famille des Morées, qui croît au Brésil et aux Antilles.

PART. EMPL. — Les racines.

PROP. THÉR. — Ce médicament stimule les organes digestifs dans l'atonie; de plus il est diaphorétique et excitant. Alexitère.

MODE D'EMPLOI. DOSES. — Infusion, 4 grammes de racine pour 500 grammes d'eau. — Poudre de racine, 2 grammes par jour; de 4 à 8 grammes, comme diaphorétique.

Convallaria majalis L. — SYN. — Muguet.

DESC. — Plante de la famille des Liliacées-Asparaginées, qui croît en Europe.

PART. EMPL. — Feuilles et racines.

COMP. — Contient 2 glucosides isolés par M. N. Gallois, la *convallarine*, soluble dans l'alcool, insoluble dans l'eau, et la *convallamarine*, soluble dans l'eau et l'alcool, insoluble dans l'éther. Ce glucoside se dédouble par les acides en convallamarétine et glucose.

PROP. THÉR. — Médicament cardiaque, n'ayant ni la tonicité ni l'action calmante de la digitale. Il est, d'après M. C. Paul, le seul tonique du cœur. Employé contre la dyspnée, les palpitations, les affections du cœur, l'hypertrophie, la péricardite, l'anémie. Il est diurétique.

MODE D'EMPLOI. — Extrait aqueux. — Alcoolature. — Potion. — Sirop. — Teinture.

DOSES. — Extrait de fleurs, à la dose de 1 à 2 gr. — Alcoolature, de 1 à 10 gr. — Teinture, à la dose de 5 à 20 gouttes. — Sirop (10 gr. d'extrait pour 500 gr. de sirop de sucre), à la dose de 2 à 3 cuillerées par jour. — Convallamarine, en cachets ou pilules, à la dose de 5 à 10 centigrammes par jour.

Coptis anemonæfolia. — DESC. — Plante de la famille des Renonculacées, qui croît au Japon.

COMP. — Contient de la berbérine, dans la proportion de 8 à 10 p. 100.

PROP. THÉR. — Tonique amer, dont on se sert dans la débilité, la convalescence, la dyspepsie atonique, les maladies des muqueuses et les fièvres intermittentes légères. Préconisé en infusion contre les aphtes et la stomatite des enfants.

MODE D'EMPLOI. DOSES. — Infusion (20 gr. pour 500 gr. d'eau), à la dose de 60 grammes, trois fois par jour. — Poudre de racines, de 0^{gr},50 à 1^{gr},50. — Teinture 1/5, de 2 à 8 grammes.

Coronilla scorpioïdes. — Syn. — Coronille.

Desc. — Famille des Papilionacées-Hédysarées, sous-genre des Coronillées. Plante très répandue dans le midi de la France, et même dans le nord.

MM. Reeb et Schlagdenhaufen ont isolé un glucoside, la *coronilline*.

Prop. thér. — Préconisée dans les affections du cœur par les Drs Cardot, Spillmann et Haushalter, la coronille augmente la force du cœur et l'amplitude du pouls, produit la diurèse, diminue les œdèmes et amende la dyspnée (Huchard).

Mode d'emploi. Doses. — Extrait de coronille à la dose de 40 centigr. à 1 gr. et même 1 gr. 50 par jour. Coronilline, à la dose de 20 à 30 centigr. par jour.

Cotarnine (Chlorhydrate de) $C^{12}H^{13}AzO^3,HO$; HCl. Syn. — Stypticine.

Prép. — Chlorhydrate de la cotarnine, base obtenue par le dédoublement de la narcotine.

Desc. — Cristaux jaunes très facilement solubles dans l'eau. Ce sel serait par sa grande solubilité et sa stabilité le plus propre, parmi les composés de cotarnine, aux expériences physiologiques.

Prop. thér. — Ce produit est préconisé contre les métrorrhagies. Gottschalk injecte $0^{gr},20$ de la solution à 10 p. 100 dans la région glutéale. Dans les très fortes hémorragies menstruelles, il fait prendre, 4 à 5 jours avant l'apparition, $0^{gr},025$, cinq fois par jour, puis $0^{gr},05$, quatre à cinq fois par jour, sous forme de capsules.

Coto. — Syn. — *Coto verum, Palicourea densiflora.*

Desc. — Plante de la famille des Rubiacées, qui croît en Bolivie.

Morceaux plats, de 2 à 3 décimètres de longueur et de 8 à 14 millimètres de largeur, d'un brun rouge et d'odeur aromatique et camphrée, de saveur amère.

Comp. — Renferme de la *cotoïne*, de la *paracotoïne* et un alcaloïde volatil.

Prop. thér. — L'écorce est employée contre le rhumatisme, la goutte, les sueurs nocturnes des phtisiques, et surtout les diarrhées rebelles.

La *paracotoïne* jouit des mêmes propriétés, mais est moins énergique (Dr Huchard).

Mode d'emploi. Doses. — Poudre de racine, 25 centigrammes. — Teinture 1/10, de 10 à 60 gouttes. — Cotoïne, de 30 à 40 centigrammes, dans 120 grammes de véhicule additionné de 1 gramme de bicarbonate de soude et de 20 grammes de glycérine. — Paracotoïne, de 10 à 30 centigrammes.

Créosotal. — Syn. — Créosote carbonatée. Carbonate de créosote.

Prép. — Dans une solution de créosote sodée on fait passer un courant d'acide carbonique tant que la solution est alcaline. La créosote carbonatée se sépare de la solution, on la lave avec une solution alcaline, puis on chauffe modérément pour chasser l'humidité (M. J. Brissonet).

Desc. — Liquide visqueux à froid, fluide à chaud, neutre, de couleur ambrée, sans odeur, de saveur douce et huileuse. Densité à $+ 15° = 1,165$. Insoluble dans l'eau, la glycérine et l'alcool faible; soluble dans l'éther, le chloroforme, la benzine et l'alcool à 95°. Cent parties de créosotal contiennent 90 parties de créosote.

Prop. phys. — Le créosotal ne trouble pas les fonctions digestives; on peut en absorber de hautes doses sans malaise, 10, 15 et 20 grammes par jour.

Il se dédouble dans l'intestin en ses composants, créosote et acide carbonique. Il en résulte une action lente et continue de ce médicament.

La créosote se retrouve dans l'urine une demi-heure après l'ingestion de son carbonate.

Prop. thér. — La créosote, considérée comme le médicament le plus actif contre la tuberculose, ne peut être ingérée qu'à petites doses, tellement elle est caustique. Dans le créosotal, la créosote est dissimulée dans une combinaison neutre, ce qui permet d'en donner des doses qu'on ne saurait atteindre avec la créosote. Il en résultera donc un progrès dans le traitement de la tuberculose.

Crésyl. — Antiseptique découvert et préparé par M. Jeyes.

Comp. — Composé complexe, formé de créosote, d'huiles lourdes, d'huiles d'anthracène, il contient 51 p. 100 d'acide crésylique et 20 p. 100 de naphtaline.

Le *Crésyl-Jeyes* n° 2 soluble, préparé spécialement pour la pratique médicale (pansements antiseptiques injections, lavages) la stérilisation des instruments et l'usage des pulvérisateurs, est plus efficace à doses égales que tous les autres produits antiseptiques dérivés du goudron de houille. Entièrement soluble dans l'eau, il ne laisse aucun dépôt. Les solutions à l'eau distillée sont transparentes et parfaitement stables. Le Crésyl-Jeyes n° 2, en solutions de 1/2 à 3 p. 100, remplacent avec avantage le bichlorure de mercure, dont il ne présente ni les inconvénients ni les dangers.

Prop. thér. — Ce produit jouit de propriétés désinfectantes très appréciables. Il n'est pas toxique ; il se mêle à l'eau en toute proportion, c'est un excellent cicatrisant.

Usité contre la gangrène, le choléra, la fièvre typhoïde, pour le pansement des plaies et ulcères. Employé avec succès dans la médecine vétérinaire, comme antiseptique et désinfectant.

Mode d'emploi. Doses — Lotions à la dose de 5, 10 et 15 p. 100. Pommade et savon à 10 p. 100.

Cristalline. — Prép. — La cristalline est un succédané du collodion. Le fulmi-coton est dissous dans l'alcool méthylique. L'évaporation est plus lente et la pellicule obtenue absolument transparente; mais son odeur est pénétrante.

La cristalline dissout facilement les acides pyrogallique et salicylique, la chrysarobine, le sublimé et beaucoup d'autres substances médicamenteuses.

Prop. thér. — M. Phillips s'est servi avec avantage de la cristalline comme véhicule pour divers médicaments dans le traitement de la teigne tondante, des verrues, de l'eczéma marginé, du lupus érythémateux, des syphilides, de l'acné et des kératoses.

La transparence complète de la pellicule de cristalline permet de bien voir la partie que cette pellicule recouvre et de suivre ainsi les progrès du traitement.

Dans l'acné confluente de la face, M. Phillips a obtenu d'excellents résultats par le traitement suivant : on badigeonne la partie atteinte avec une solution de lysol qu'on laisse agir pendant quelques minutes; puis, on sèche bien la plaie au moyen de papier à filtrer et on la recouvre d'une couche fine de cristalline. L'avantage que présente dans le traitement de l'acné le lysol sur l'acide phénique et autres substances analogues est de ne produire qu'une simple hypérémie de la peau, sans la moindre action caustique. La couche transparente de cristalline reste en place pendant huit jours. Au bout de ce laps de temps, l'amélioration serait déjà considérable, de sorte qu'il suffirait généralement d'une seconde application de lysol et de cristalline pour obtenir un résultat thérapeutique satisfaisant.

Mode d'emploi. — On peut préparer une cristalline élastique :

Cristalline	20 grammes.
Huile de ricin	5 —
Baume du Canada	10 —

Mêlez. — Usage externe.

Un excellent vernis blanc peut être préparé d'après la formule suivante :

Cristalline	30 grammes.
Huile de ricin	4 —
Oxyde de zinc	8 —

Mêlez. — Usage externe.

Cristallose. — Syn. — Ortho-toluol-sulfonate de soude.

Prép. — Sel de soude cristallisé de la saccharine chimiquement pure.

Desc. — Par suite de la présence d'une certaine proportion d'eau de cristallisation son pouvoir sucrant est 400 fois plus fort que celui du sucre, tandis que dans la saccharine le pouvoir sucrant est 500 fois plus développé.

Mode d'emploi. — En tablettes, cachets, solution à la dose de 0^{gr},05 à 0^{gr},10.

Cuivre (Phosphate de). — Prop. thér. — M. Luton considère que la guérison de la tuberculose peut être obtenue au moyen de phosphate de cuivre à l'état naissant et solubilisable dans un milieu alcalin. Dans cette combinaison, le cuivre jouerait un rôle spécifique et le phosphore celui d'un agent dynamisant, et il ajoute que l'indication d'un tonique spécial s'impose à la suite dè la médication spécifique pour confirmer la guérison et prévenir les rechutes.

Mode d'emploi. Doses. — Pilules d'acéto-phosphate de cuivre :

<pre>
Acétate neutre de cuivre.............   1 centigramme.
Phosphate de soude cristallisé........   5 centigrammes.
Poudre de réglisse et de glycérine..... q. s. pour 1 pilule.
</pre>

M. Liégeois les recommande dans la chlorose.
Potion à l'acéto-phosphate de cuivre :

<pre>
Acétate neutre de cuivre............   5 centigrammes.
Phosphate de soude cristallisé...... 59   —
Potion gommeuse.................   125 grammes.
</pre>

par cuillerée à bouche ; nombre à déterminer.

Mixture de phosphate de cuivre, pour injections hypodermiques :

<pre>
Phosphate de cuivre récemment précipité. 1 centigramme.
Glycérine pure et eau distillée.......... 5 grammes.
</pre>

Mêler au moment de l'emploi. M. Luton recommande une dose initiale de 1 décigramme de sel cuprique.

Cuprohémol.

DESC. — Poudre d'un brun chocolat foncé qui, d'après M. Klemptner, est très proche au point de vue de ses propriétés chimiques du zincohæmol (Merck).

L'hæmol cuivreux contient ce métal sous une forme non caustique, combiné organiquement et doit par suite être mieux toléré que toutes les préparations cuivreuses des différentes pharmacopées.

PROP. THÉR. — L'influence tonique du cuivre sur les plantes était connue depuis longtemps et laissait deviner une action analogue sur l'organisme animal.

Les Drs Aulde et Schulz ont attiré l'attention sur l'efficacité du cuivre dans le choléra, la dysenterie et les diarrhées infantiles. Le Dr Luton le préconise, comme spécifique de la tuberculose. Le Dr Nase recommande l'emploi du cuivre dans l'anémie et le Dr Moulin l'indique dans la scrofule. Le Dr A.-F. Price a, considéré le cuivre comme ayant une action antisyphilitique. Dans toutes ces maladies l'usage de l'hémol cuivreux se recommandera par son action non irritante, avantage qu'il a sur toutes les autres préparations cupriques. Son usage n'amène aucune action perturbatrice dans l'organisme.

MODE D'EMPLOI. DOSES. — La dose du cuprohémol est de 0gr,1 à 0gr,5 3 fois par jour. On peut formuler :

Cuprohémol 0,3

Dans une capsule amylacée.
En prendre une 3 fois par jour.
Ou bien encore :

Cuprohémol.............................. 10,0

Mucilage q. s. pour faire 100 pilules.
Deux pilules 3 à 4 fois par jour.

Curare. — SYN. — *Strychnos toxifera* Schomb., *Strychnos triplinervia, Strychnos Castelneana.*

DESC. — Arbre de la famille des Solanacées-Loganiées, qui croît dans l'Amérique du Sud.

PRÉP. — Lé curare est l'extrait préparé avec les feuilles. Le principe actif est la *curarine* $C^{10}H^{15}Az$, alcaloïde sans oxygène, dont l'action est 20 fois plus forte que celle du curare.

PROP. THÉR. — Employé dans le traitement du tétanos, de l'épilepsie, de la chorée et de la rage.

DOSE. — 5 centigrammes pour 1 gramme d'eau, en injections hypodermiques.

Damiana. — SYN. — *Turnera aphrodisiaca, Turnera ulmifolia L., Turnera opifera.*

DESC. — Plante de la famille des Turnéracées, qui croît au Brésil, à la Jamaïque, au Mexique et en Californie.

PROP. THÉR. — Employée comme aphrodisiaque et

diurétique; à la Jamaïque, elle passe pour tonique et expectorante, et au Brésil, pour astringente.

La damiana est un tonique général et non un
aphrodisiaque proprement dit et son action est durable.

L'infusion est employée contre la dyspepsie,
l'indigestion, les paralysies, les affections de la moelle
épinière, des reins et de la vessie, l'albuminurie né-
phrétique, le diabète.

C'est un tonique nerveux dans l'amaurose, et un
tonique du système génito-urinaire.

Stimulant, anti-catarrhal, indiqué dans les convalescences lentes.

MODE D'EMPLOI. DOSES. — Comme tonique, en décoction, à la dose de 30 grammes par litre. — En
infusion (10 p. 1000), à la dose de 60 à 125 grammes
chaque fois. — Teinture à 1/5, de 3 à 10 grammes.
— Extrait fluide, de 2 à 4 grammes, 3 fois par jour.
— Extrait mou, de 15 à 40 centigrammes.

Danais fragrans Gaert. — SYN. — Liane bœuf.
DESC. — Liane de la famille des Rubiacées, que
l'on trouve à la Réunion et à Madagascar.

PART. EMPL. — La racine et l'écorce du bois.

COMP. — Contient un glucoside, la *danaïdine*,
$C^{14}H^{14}O^5$ (Schlagdenhaufen).

PROP. THÉR. — On emploie le suc frais pour cica-
triser les plaies. La racine est tonique, fébrifuge. Le
bois est usité contre les dartres.

DOSES. — Décoction de la racine (10 p. 1000), à la
dose de 60 grammes à la fois.

Diacétanilide. — PRÉP. — Ce composé a été obtenu
par MM. Bistrzycki et Ulffers en chauffant entre 200° et
250° de l'acétanilide avec de l'acide acétique glacial.
Le produit de la réaction est traité par la ligroïne

qui dissout la diacétanilide sans entraîner sensible-
ment la monoacétanilide non transformée.

Par refroidissement de la solution de ligroïne, la
diacétanilide se dépose sous forme de lamelles
cristallines.

PROP. THÉR. — Ce nouveau produit a été essayé en
thérapeutique par Hildebrandt.

PROP. PHYS. — Il présente les mêmes propriétés
physiologiques que la monoacétanilide (antifébrine)
dont il ne diffère que par l'intensité et la durée de
son action.

Diaphtol. — SYN. — Quinaseptol, acide orthoqui-
nalinmétasulfonique.

DESC. — M. Guinard a fait à la Société des sciences
médicales de Lyon une communication sur une substance nouvelle appelée par Merck *quinaseptol*, dont
le nom véritable est *acide orthoquinalinmétasulfo-
nique*, et qu'il propose d'appeler *diapthol* par analogie avec l'oxyquinaseptol qui est appelé *diaphtérine*.

PROP. PHYS. —Le pouvoir bactéricide du diaphtol n'est
pas très grand, mais, dissous dans des solutions alcalines, le diaphtol transformé en diaphtolate est plus
actif. La solution de diaphtolate de soude est jaune
clair. Après un contact de 35 à 50 minutes, elle tue les
microbes. Les essais ont porté sur le bacillus pyogenes
fœtidus, le staphylococcus pyogenes. En solution à
0^{gr},05 pour 100, le diaphtol atténue une culture de
bacillus anthracis et la stérilise à la dose de 0^{gr},10
pour 100. Il est peu toxique. Il passe facilement dans
les urines qui alors ne subissent que très difficilement la fermentation ammoniacale. Elles finissent
par se putréfier, mais ne dégagent pas d'odeur ammoniacale.

L'équivalent de toxicité est de 3^{gr},10 par kilogramme de lapin. Il a été établi par injection intra-

veineuse de diaphtolate de soude à 2 pour 100. Le foie du lapin injecté s'est conservé à l'étuve à 33 degrés pendant 4 à 5 jours sans se décomposer, et le cadavre lui-même de l'animal, qui n'a pas été mis à l'étuve, s'est conservé encore beaucoup plus longtemps. Le diaphtol est facilement supporté par les muqueuses gastrique et intestinale.

Prop. thér. — M. Guinard croit que le diaphtol est peut-être appelé à jouer un certain rôle en thérapeutique pour l'antisepsie interne, l'antisepsie génito-urinaire en particulier, puisqu'il est peu toxique, jouit de propriétés antifermentatives assez grandes et s'élimine en masse et sans décomposition par les urines.

Dihydrorésorcine. — Prép. — Ce composé se prépare de la façon suivante : on introduit un amalgame de sodium à 2 p. 100 dans une solution aqueuse bouillante de résorcine, et l'on fait arriver en même temps du gaz carbonique. On enlève par l'éther la résorcine inactive ; le mélange est acidulé et la dihydrorésorcine est agitée avec l'éther. On distille et le composé reste sous forme d'une substance sirupeuse qui cristallise.

Desc. — Elle forme des prismes luisants, fondant à 104-106 degrés, très solubles dans l'eau, l'alcool, le chloroforme, peu solubles dans l'éther absolu, le sulfure de carbone.

Prop. thér. — Antiseptique employé contre les ulcères, les plaies et les brûlures.

Mode d'emploi. — La poudre est employée directement en applications ou en pommades.

Diiodoforme. — Syn. — Éthylène périodé. C^2I^4.

Prép. — Le diiodoforme se prépare en traitant l'acétylène périodé C^2I^2 par l'iode en excès ; il prend naissance également dans l'action de la potasse aqueuse et de l'iode sur le carbure de baryum, en suspension dans la benzine ou le chloroforme (Maquenne et Taine).

DESC. — Complètement insoluble dans l'eau et fort peu soluble dans l'alcool ou l'éther; ses meilleurs dissolvants sont : le chloroforme, le sulfure de carbone, la benzine, et surtout le toluène chaud, d'où il cristallise en belles aiguilles prismatiques jaunes, absolument différentes des lamelles hexagonales que fournit l'iodoforme.

A l'état pur, il fond nettement à 192 degrés et émet alors des vapeurs assez abondantes; par une chauffe brusque, il se dédouble en ses éléments : carbone qui se dépose et iode qui se sublime.

PROP. ANTIS. — Le diiodoforme est un nouvel antiseptique à base d'iode, qui paraît destiné à servir de succédané à l'iodoforme dans un grand nombre de ses applications médicales, et dont l'intérêt réside surtout dans l'absence à peu près complète d'odeur.

Il résulte de là que, parmi tous les antiseptiques connus, le diiodoforme est celui qui renferme la plus grande quantité d'iode, après l'iodoforme ordinaire; c'est évidemment à cette richesse tout exceptionnelle qu'il doit son efficacité en thérapeutique.

PROP. THÉRAP. —MM. Hallopeau et Bodier l'ont employé dans le traitement du chancre simple.

Le diiodoforme peut être employé au même titre que l'iodoforme dans le traitement des chancres simples; comme l'iodoforme, il en amène généralement la guérison au bout de dix-huit à vingt jours. Il est généralement bien supporté et ne détermine ni douleur ni irritation locale. Il a sur l'iodoforme le grand avantage de ne dégager aucune odeur, à la condition d'être conservé dans des flacons bien bouchés, à l'abri de la lumière. Son action peut échouer, comme celle de l'iodoforme, quand il s'agit d'un chancre phagédénique. Les applications doivent être renouvelées plusieurs fois par jour; il est utile de maintenir sur les parties ulcérées du coton hydrophile imprégné du produit. Il a donné de bons résultats dans un cas d'abcès lymphangitique de la verge : on est donc en droit de l'essayer dans des suppurations et, d'une manière générale, dans le traitement des plaies justiciables du traitement iodoformé.

M. le Dr E. Regnauld l'a employé avec succès en saupoudrant les plaies avec le diiodoforme. D'après ses observations ce corps est très antiseptique, il ne provoque aucune douleur, n'irrite pas les tissus et ne donne pas lieu à la formation de croûtes pouvant retarder la réunion par première intention.

M. Mayet recommande une pommade à base de diiodoforme, pour le traitement des plaies, furoncles, anthrax et brûlures; cette pommade exerce une excellente action antiseptique et anesthésique :

Elle est indiquée comme remède anesthésique local dans les hystéralgies, surtout d'ordre purement nerveux, ou bien dans celles qui sont produites par l'antéversion et la rétroversion utérine, de plus dans la métrite du col.

Diiodoforme	2,5
Chlorhydrate de cocaïne	0,5
Huile d'olive	2,0
Vaseline stérilisée	50,0

M. f. une pommade.
Usage externe.

Diiodosalicylique (Acide). — $C^{14}H^8IO^2O^6$.
Desc. — Poudre cristalline, soluble dans l'alcool et l'éther.
Prép. — On dissout 1 p. d'acide salicylique dans

24 p. d'eau bouillante et on ajoute 1 p. d'iode et 1/3 d'acide iodique, le liquide se trouble, dépose un liquide oléagineux qui se prend en cristaux, qu'on lave à l'eau.

PROP. THÉR. — Analgésique, antiseptique, antithermique comme l'acide salicylique.

Le sel de soude est employé contre le rhumatisme articulaire à la dose de $0^{gr},2$ de 1 à 4 fois par jour. Employé en médecine vétérinaire contre les épizooties et contre les maux de sabot et de bouche de cheval.

MODE D'EMPLOI. DOSES. — Paquets et cachets à la dose de $0^{gr},2$. Dose maximum 4 grammes.

Diphtérine. — SYN. — Oxyquinaseptol.

DESC. — Poudre jaune très soluble dans l'eau.

PRÉP. — A de l'acide sulfophénique ou aseptol on combine une molécule d'oxyquinoléine ; on obtient le sulfate d'oxyquinoléine, auquel on combine une deuxième molécule d'oxyquinoléine.

PROP. BACT. — Antiseptique très énergique, peu toxique, supérieur à l'acide phénique.

PROP. THÉR. — On l'emploie en chirurgie sous forme de solution à 1 p. 100, mais il ne peut servir à aseptiser les instruments de chirurgie, qui sont noircis.

Le Dr Kronach a obtenu les meilleurs résultats contre le bacille de la diphtérie, le bacillus pyocyanus, le bacille du choléra et les staphylocoques.

MODE D'EMPLOI. DOSES — A l'intérieur, en solution ou cachets de 0,25 à 2 grammes ; injections sous-cutanées à 0,25. — Pour usage externe, solution de 1 à 10 p. 100.

Dithiocarbonate de potasse ($K^2CO\,S^2$). — SYN. — Potassium dithiocarbonaté.

PRÉP. — Sel obtenu par l'action du sulfure de carbone sur une solution de potasse à l'ébullition.

Desc. — Il se présente sous forme de masse cristalline déliquescente, rouge orange, très soluble dans l'eau, légèrement soluble dans l'alcool (E. Merck).

Prop. thér. — Les Drs Thommasoli et Vicini ont expérimenté ce sel avec de brillants résultats dans les eczémas avec croûtes pustulo-crustacées (en pommade à 10 p. 100); dans le psoriaris (pommade à 20 p. 100), dans le lupus, les plaies scrofuleuses et la teigne tondante.

Les solutions à 5 p. 100 ont toujours donné de bons résultats; à 10 p. 100, elles ont quelquefois provoqué une légère sensation de brûlure et une sécrétion abondante dans les glandes sébacées, surtout dans les cas de séborrhée; à 20 p. 100, elles ont fréquemment déterminé, particulièrement chez les enfants, une sécrétion excessive des pustules et des suppurations glandulaires.

Mode d'emploi. Doses.

Solution :

Dithiocarbonate de potasse....	5 ou 10 grammes.
Eau distillée.................	100 —

F. S. A.

Pommade :

Dithiocarbonate de potasse.....	1 ou 2 grammes.
Lanoline......................	8 —
Vaseline......................	2 —

Mêlez (E. Merck).

Diurétine. — Syn. — Salicylate de théobromine et de soude.

Desc. — Poudre blanche, soluble dans l'eau.

Prop. thér. — Il a, de même que la caféine, une action diurétique, mais il a sur la caféine de nombreux avantages, que vantent von Schrœder, de Strasbourg, et Gram, de Copenhague : 1° la théobromine produit des effets diurétiques par son action directe sur les reins, comme le D^r von Schrœder l'a constaté par rapport à la caféine et la théobromine ; 2° la théobromine se distingue de la caféine, par ce qu'elle n'exerce pas une action stimulante centrale, c'est-à-dire qu'à l'encontre de la caféine elle ne cause pas d'insomnie, d'agitation, etc., qui sont nuisibles à l'action sur les reins et qui sont la cause de l'action incertaine de la caféine ; 3° la théobromine est, pour ainsi dire, une espèce de caféine, à laquelle manque l'action stimulante centrale, alors qu'elle produit en plein l'action sur les reins ; la théobromine a provoqué de bonnes diurèses, même dans les cas où la digitale et le strophanthus étaient sans effet ; 4° il ne convient pas d'employer la théobromine non combinée. Comme elle ne se dissout que dans environ 1,600 parties d'eau, à une température moyenne, son absorption est trop difficile et provoque facilement des vomissements.

DOSES. — Environ 6 grammes par jour, à prendre par fractions de 1 gramme.

Doundaké. — SYN. — *Sarcocephalus esculentus* Afz.

DESC. — Plante de la famille des Rubiacées, qui croît au Sénégal.

COMP. — Contient une résine et un alcaloïde, la *doundakine* $C^{28}H^{19}AzO^{13}$ (Schlagdenhaufen).

PROP. PHYS. — MM. Bochefontaine, Féris et Marcus ont fait connaître l'action physiologique de cette écorce et de son alcaloïde.

PROP. THÉR. — Astringent, tonique et fébrifuge, capable de remplacer le quinquina et son alcaloïde, le sulfate de quinine. Recommandé dans l'anorexie, les troubles gastro-intestinaux, l'anémie, les cachexies, la scrofule, la paralysie et les maladies nerveuses.

MODES D'EMPLOI. DOSES: — Vin (30 grammes d'écorce

pulv. pour 1 litre de vin). — Extrait hydro-alcoolique,
de 15 à 20 centigrammes. — Poudre d'écorce, de 2
à 4 grammes. — Extrait aqueux, de 20 à 50 centigrammes. — Doundakine, de 20 à 25 centigrammes.

Duboisia myoporoïdes R. Br. — Desc. —Arbuste de
la famille des Solanacées, qui croît en Australie et
Nouvelle-Calédonie.

Comp. — Contient un alcaloïde, la *duboisine*.

Part. empl. — Les feuilles.

Prop. thér. —Employé avec succès dans les maladies des yeux. M. le Dr Dujardin-Beaumetz l'a substitué à l'atropine dans le traitement de certaines
ophtalmies et contre le goitre exophtalmique.

L'extrait a été donné contre les sueurs nocturnes
dans la phtisie, sans produire de mauvais effets sur
l'appétit. Il procure un soulagement complet dans
les cas graves de ténesme vésical, provenant de l'inflammation de la vessie.

M. Ostermayer pense que le sulfate de duboisine
peut remplacer avec avantage l'hyoscine, surtout
chez les malades atteints d'affections cardiaques ou
vasculaires, chez lesquels l'administration de l'hyoscine n'est pas exempte de danger.

Le sulfate de duboisine, employé en injections
hypodermiques, est un calmant et un hypnotique
puissant dans les affections mentales, accompagnées
d'excitation et d'insomnie.

Dans la majorité des cas, une injection hypodermique de sulfate de duboisine, à la dose de 1 à
3 milligrammes, produit après dix à quinze minutes
un effet calmant très manifeste, suivi généralement,
au bout de vingt à trente minutes, d'une action hypnotique non moins considérable. Dans les simples
insomnies, non compliquées d'excitation, 1 milli-

gramme à 1 milligr. 1/2 de sulfate de duboisine suffisent pour obtenir l'effet hypnotique désiré ; mais
dans les cas d'excitation intense, les doses de l'alcaloïde doivent être portées jusqu'à 2 ou 3 milligrammes.

MODE D'EMPLOI. DOSES. — Duboisine, en collyre, à la
dose de 5 centigrammes, eau 10 grammes. — Extrait
0^{gr},50 pour 1 gramme d'eau, en injection hypodermique.

Sulfate neutre de duboisine........	0^{gr},01
Eau de laurier-cerise..............	20 grammes.

Recommandé par M. le Dr Dujardin-Beaumetz à la
dose d'une seringue par jour.

Dulcine. — SYN. — Paraphénétol carbamide,
Sucrol, Phénétolurée.

PRÉP. — Corps obtenu par l'action du cyanure
de potassium sur le chlorhydrate de paraphénétidine ; on l'obtient également en faisant agir 1 molécule d'oxychlorure de carbone sur 2 molécules de
paraphénétidine, en solution dans la benzine ou dans
le toluène.

Il se fait ainsi le corps $C^6H^4O^2C^5H$. Az H CO Cl qui,
traité par le gaz ammoniacal, donne la paraphéné-
tolcarbamide :

$$C^6H^4OC^2H^5. \text{ Az H. CO. AzH.}$$

DESC. — Poudre cristalline, brillante, d'une valeur
édulcorante deux cents fois plus énergique que celle
du sucre. Point de fusion 160°.

SOLUBILITÉ. — Elle est peu soluble dans l'eau froide,
facilement soluble dans l'eau chaude, l'alcool, l'éther
et le benzol.

1 litre alcool à 95°........	dissout	40	grammes.
1 litre alcool à 30°	—	13	—
1 litre alcool à 25°	—	9	—
1 litre d'eau distillée à 18°..	—	1^{gr},85	

DULCINE.

PROP. PHYS. — Le Dr Kossel a constaté que la dulcine est dépourvue de toute propriété nocive. Administrée aux lapins et aux chiens, à la dose de deux grammes par jour, elle ne trouble pas les fonctions digestives et ne produit aucun désordre dans l'économie ; et cette dose, qui correspond à 400 grammes de sucre, peut être continuée plusieurs mois sans inconvénients. Ewald a essayé la dulcine chez l'homme et en a obtenu des résultats complètement satisfaisants.

PROP. THÉR. — Son pouvoir sucrant est presque le même que celui de la saccharine et la saveur est plus agréable ; il est aussi plus développé que celui du sucre de canne ; mais elle ne peut remplacer ce dernier, car ce n'est pas un aliment et elle ne peut communiquer aux liquides ni la densité ni la viscosité.

La dulcine possède un goût sucré pur, sans saveur désagréable accessoire ; elle n'altère pas les mets auxquels on l'ajoute. On peut l'utiliser pour sucrer les liquides denses et les aliments solides. Le Dr Pachkis la recommande pour le lait, le café, le thé, les compotes et les mets farineux. La dulcine, pas plus que le sucre, ne fait disparaître la saveur amère des sels de quinine, mais elle exalte l'arome des produits aromatiques. Par rapport à ses applications à la pharmacie, le Dr Pachkis s'exprime ainsi : La dulcine se comporte de la même manière vis-à-vis des médicaments : ceux qui ont un goût amer accentué, comme une solution de sulfate de quinine, conservent leur amertume. La saveur amère de la morphine est plus atténuée par la dulcine que par le sucre.

En résumé, la dulcine est un condiment d'un goût agréable et d'une saveur sucrée intense. D'après le Dr Pachkis, ce composé ne produit aucun trouble dans l'organisme humain et animal et, chimiquement, c'est une substance très stable.

Eau oxygénée. — Desc. — Corps liquide, de consistance de la glycérine, sans odeur; densité $= 1,452$. Soluble dans l'eau et l'alcool et un peu dans l'éther. Mais au contact de beaucoup de corps chimiques, elle se décompose (bioxyde de manganèse, fibrine); elle détone avec l'oxyde d'argent.

Prép. — On fait agir le bioxyde de baryum pulvérisé par petites portions sur de l'acide chlorhydrique ou de l'acide fluorhydrique dilué. On purifie par addition d'acide sulfurique, puis de sulfate d'argent ou en distillant dans le vide.

Prop. thér. — Antiseptique très puissant et même le plus puissant connu. Employée pour des pansements chirurgicaux pure et surtout étendue. Son usage prolongé altère la peau, aussi convient-elle mieux à faire des lavages que des pansements fixes.

Coupée dans la proportion de une cuillerée à bouche pour 1 litre d'eau distillée récemment bouillie, elle est usitée comme antiseptique du tube digestif dans la fièvre typhoïde ou le choléra; on peut s'en servir dans cette proportion comme antiseptique des voies urinaires et en gynécologie.

Elaterium Momordica L. — Syn. — Concombre sauvage.

Desc. — Plante de la famille des Cucurbitacées, qui croît en Europe.

Part. empl. — L'extrait du suc de fruits.

Comp. — Contient un alcaloïde, l'*élatérine*, cristallisé, insoluble dans l'eau, soluble dans l'alcool et le chloroforme; formule $C^{20}H^{28}O^5$.

Prop. thérap. — Drastique hydragogue, usité lorsqu'une affection cardiaque est compliquée de lésion du rein. Purgatif drastique violent. Irritant à l'extérieur, occasionnant des boutons et même des ulcères.

Mode d'emploi. Doses. — Teinture. — Poudre, de

0^{gr},01 à 0^{gr},025. — Teinture 1/5, de 10 à 30 gouttes.
— Élatérine, de 1 à 5 milligrammes.

Élixir parégorique. — M. le Dr C. Paul a publié récemment une formule d'élixir parégorique :

Teinture d'extrait d'opium........	60 grammes.
Acide benzoïque	2 —
Teinture de cannelle.............	5 —
Vin de Madère	40 —
Essence d'anis..................	XXV gouttes.

1 gramme ou 20 gouttes de cet élixir représentent 0^{gr},05 d'extrait d'opium (Dr C. Paul).

Élixir parégorique d'Édimbourg. — Syn. — Teinture d'opium anisée ammoniacale :

Opium........................	8 grammes.
Safran	12 —
Acide benzoïque................	12 —
Essence d'anis	2 —
Ammoniaque liquide.............	150 —
Alcool à 86°	350 —

Six grammes de cet élixir contiennent 0^{gr},05 d'extrait d'opium.

Élixir parégorique de Dublin. — Syn. — Teinture d'opium camphrée (Codex, 1866) :

Extrait d'opium................	3 grammes.
Acide benzoïque	3 —
Huile volatile d'anis	3 —
Camphre......................	2 —
Alcool à 60°..................	650 —

Dix grammes de cet élixir renferment 0 gr. 05 d'extrait d'opium.

Élixir parégorique de New-York :

Opium........................	3^{gr},88
Acide benzoïque	3^{gr},88
Camphre......................	2^{gr},58
Essence d'anis.................	3 grammes.
Safran.......................	2 —
Alcool à 60°	945 —

Vingt-cinq grammes de cet élixir renferment 0gr,05 d'extrait d'opium.

Pour éviter toute confusion, il importe que le médecin indique, sur l'ordonnance, la nature de l'élixir parégorique qu'il prescrit.

Entada gigalobium DC. — Syn. — Liane à bœuf, Châtaiguer de mer, Calibeau.

Desc. — Plante de la famille des Légumineuses-Mimosées, qui croît à la Martinique et à Madagascar.

Part. empl. — La graine.

Comp. — M. A. Petit, en épuisant les graines par l'alcool, a obtenu un principe cristallisé qui serait un glucoside. Elle contient en outre de la saponine, huile fixe, amidon, albumine, glucose, résine, gomme, acide gallique.

Prop. phys. — Le principe actif est un poison assez violent ou amenant d'abord la paralysie du train postérieur, puis la mort, à la dose de 0gr,25 par kilo d'animal.

Prop. thér. — On l'a employé comme vomitif puissant. Il est tonique, fébrifuge, usité dans la débilité et les douleurs lombaires. Il possède des propriétés vermifuges et est employé comme contre-poison.

Ephedra vulgaris, L. — Syn. — Herbe de Kous-mitch.

Desc. — Plante de la famille des Gnétacées.

Comp. — Contient un alcaloïde découvert par le prof. Nagaï de Tokio.

Prop. phys. — L'*éphédrine*, d'après les expériences sur les chiens, agit surtout sur le cœur. Le renforcement de l'activité cardiaque, l'abaissement de la pression sanguine de courte durée et l'accélération du pouls, l'élévation de la pression sanguine ensuite

6.

et le ralentissement du pouls et à cause de la dilatation pupillaire qui ne dure pas longtemps, à l'éphédrine peut, dans certains cas, se substituer à l'atropine.

PROP. THÉR. — A la Société des médecins de Moscou, le prof. Bogoslowki a fait connaître les propriétés pharmacologiques de ce produit végétal qui joue un grand rôle en Russie comme remède populaire. Cette plante passe pour très efficace contre toutes les maladies.

La Cocaïne et l'atropine présentent l'inconvénient de provoquer une mydriase qui persiste assez longtemps et, par suite, met, pour une durée notable, le malade dans l'impossibilité de se servir de ses yeux. Sur le conseil de M. Gèppert, le D^r Grœnouff a essayé l'action mydriatique de l'éphédrine additionnée d'une petite quantité d'homatropine. La solution employée dans ce but dans 100 cas environ est la suivante :

Chlorhydrate d'éphédrine..................	1,00
— d'homatropine..............	0,01
Eau distillée................................	10,00

Ce mélange se nomme *Mydrine*.

— A injecter 2 ou 3 gouttes dans le sac conjonctival. Cette injection est parfois accompagnée d'une légère sensation de brûlure.

La mydriase commence à se manifester après huit minutes et demie environ et atteint son maximum après une demi-heure; après une heure, la pupille commence à se rétrécir et atteint son diamètre normal dans quatre à six heures.

Eryngium aquaticum L. — SYN. — Chardon étoilé, Herbe aux serpents.

DESC. — Plante de la famille des Ombellifères, qui croît à la Guyane et aux Antilles.

Part. empl. — La racine.

Comp. — Contient du glucose, tannin, fécule et un glucoside, l'*éryngine*. (H. Bocquillon.)

Prop. thér. — On l'emploie comme fébrifuge dans les fièvres malignes, comme emménagogue et comme hydragogue dans l'hydropisie. La racine est encore un sudorifique puissant, sialagogue, diurétique et altérant ; à doses élevées elle est émétique.

Mode d'emploi. Doses. — Décoction de 30 grammes de racine par litre d'eau. — Teinture 1/5 de 1 à 5 grammes.

Erythrina Corallodendron L. — Syn. — Colorin.

Desc. — Plante de la famille des Légumineuses, qui croît au Mexique, aux Antilles et au Brésil.

Comp. — M. Francisco Rio de la Loza a extrait un alcaloïde, l'*érythrocoralloïdine*.

Prop. phys. — Les injections hypodermiques d'extrait (2 grammes), dissous dans l'eau, produisent chez l'animal des phénomènes d'engourdissement, de faiblesse, qui se terminent par la mort au bout de sept à huit heures, si l'animal est jeune et peu robuste.

Prop. thér. — Elle est d'un emploi usuel, dans l'Amérique du Sud, comme hypnotique et sédatif du système nerveux.

Elle a été étudiée expérimentalement par M. Bochefontaine, et cliniquement par M. le Dr Rey, médecin de l'asile de Ville-Évrard, et par M. Rio de la Loza.

M. le Dr Rey, avec 50 centigrammes d'extrait, obtient dans la folie avec agitation et insomnie, quelques heures de sommeil ; en donnant cette dose deux ou trois fois la nuit, de deux en deux heures, on a obtenu un sommeil calme.

C'est aussi un purgatif énergique et en même temps un diurétique.

Erythrophlœum guineense Don. — Syn. — Sassy, Casca, Mancone, Teli.

Desc. — Arbre de la famille des Légumineuses-Cæsalpiniées, qui croît dans la Guinée et au Congo.

Partie empl. — L'écorce.

Comp. — Contient de l'*érythrophléine*, alcaloïde qui a été isolé par MM. Hardy et N. Gallois.

Prop. phys. — L'écorce a une action spéciale sur le cœur, qui s'arrête en systole, et sur les muqueuses de l'estomac et de l'intestin, qui sont profondément altérées.

Prop. thér. — M. le Dʳ Dujardin-Beaumetz reconnaît qu'elle a les mêmes propriétés que la digitale, tonique du cœur et diurétique.

Le Dʳ Lewin l'emploie avec succès en collyre, et comme anesthésique pour les yeux.

L'alcaloïde est un fortifiant et un calmant du cœur ; ses propriétés sont identiques à celles de la digitaline et de la picrotoxine.

Doses. — Teinture à 1/10, de 5 à 10 gouttes, trois fois par jour. — Granules à 1/10 de milligramme, de 1 à 2 par jour.

Ésérine (Salicylate d').—Desc.—Sel stable, bien défini, neutre, facile à peser et se conservant facilement.

Prép. — On l'obtient en saturant une solution d'é-sérine dans l'alcool par une solution d'acide salicylique dans le même véhicule, on évapore l'alcool et on fait cristalliser.

Prop. thér. — Usité contre la chorée et le tétanos.

On l'emploie en oculistique contre l'ulcère de la cornée, la mydriase, le glaucome, la névralgie oculaire.

Mode d'emploi. Doses. — Injections sous-cutanées de 1 à 3 milligr. — Collyre à la dose de 1 centigramme.

Éther formyl-amidophénique.

Desc. — En écailles brillantes, insipide, soluble dans l'eau chaude, l'alcool et l'éther. Point de fusion, 69°.

Prép. — On l'obtient en remplaçant, dans la phénacétine, un groupe acétyle pour un groupe formyle.

Prép. thér. — Antipyrétique. Il agirait directement sur la moelle épinière, annihilant l'action de la strychnine ; antidote de la strychnine et des autres poisons convulsivants et tétaniques.

Éther menthacétique. $C^{24}H^{22}O^{4}$.

Syn. — Éther acétique du menthol.

Prép. — M. Braille, pharmacien, l'a obtenu en faisant agir sur le menthol l'acide acétique naissant (acétate de soude et acide sulfurique).

Réaction. — Si on dépose une goutte d'éther menthacétique sur un fragment de chloral hydraté, et si on chauffe, on obtient une magnifique coloration bleu céleste.

Prop. thér. — L'éther menthacétique s'emploie de même façon que le menthol contre les névralgies faciales. Il est analgésique et anticéphalalgique, employé en léger badigeonnage sur le point douloureux.

Eudoxine. — Prép. — Sel de bismuth du nosophène, c'est-à-dire le produit obtenu par l'action de l'oxyde de bismuth sur le tétraiodophénolphtaléine.

Desc. — Poudre brun rougeâtre sans odeur ni saveur, insoluble dans l'eau, se distinguant des autres sels bismuthiques en ce qu'il se dissout dans les alcalis caustiques avec production d'une coloration bleu-violet.

Prép. thér. — L'eudoxine jouit de propriétés cicatrisantes très marquées ; elle est dépourvue de toute action caustique et peut être administrée à l'intérieur, même dans les cas de troubles gastriques ou intestinaux; employés même à la dose de $2^{gr},25$ par jour, elle ne provoque aucun effet secondaire fâcheux.

MODE D'EMPLOI. — DOSES. — On l'administre en cachets de 0,25 centigr. de 3 à 9 par jour.

Eugénol. Formule $= C^{10}H^{12}O^2$. — SYN. — Acide eugénique.

DESC. — Liquide huileux, incolore, à odeur et saveur de l'essence de girofle, insoluble dans l'eau, soluble dans l'éther et l'alcool.

PRÉP. — On l'obtient en oxydant l'essence de girofle par le permanganate de potasse ou l'acide chromique.

PROP. THÉR. — Antithermique et antiseptique. Employé comme anesthésique, en odontologie.

MODE D'EMPLOI. DOSES. — Capsules gélatineuses. — Potion. — Lavement, 80 centigrammes pour les adultes et 20 centigrammes pour les enfants.

Eugénol acétamide. — PRÉP. — On l'obtient de l'eugénol à l'aide d'un procédé qui change successivement celui-ci en eugénate de soude, en acide eugénol acétique, en éther éthylique de l'acide eugénol acétique et en eugénol acétamide, celui-ci en dernier lieu s'obtient en soumettant l'éther éthylique de l'acide eugénol acétique à l'action d'une solution alcoolique d'ammoniaque.

DESC. — Ce composé est en aiguilles soyeuses lorsqu'il est cristallisé dans l'eau, en aiguilles fines lorsqu'il est cristallisé dans l'alcool; il fond à 110°.

PROP. THÉR. — Appliqué en poudre fine, il produit une anesthésie locale sans action irritante. Indépendamment des propriétés anesthésiques, ce composé jouit encore de propriétés antiseptiques : c'est ce qui explique la faveur de ce nouveau produit dans le traitement des plaies.

Si on l'applique sur la langue, à l'état de poudre fine, il insensibilise pour un temps plus ou moins long, la partie avec laquelle il s'est trouvé en contact, sans produire d'irritation.

On l'emploie à la place de la cocaïne, pour obtenir l'anesthésie locale.

Euphorbia pilulifera L. — Desc. — Plante provenant de l'Inde, Antilles, la Réunion.

Comp. — Résine, chlorophylle, caoutchouc, tannin, acide volatil, mucilage 5,2 p. 100, sucre 1,2, albumine, cellulose 60,19 p. 100; oxalate de chaux.

Prop. phys. — Le principe actif est toxique pour les animaux à sang chaud. La dose toxique (Eloy) serait de 1 gramme de plante pour 1 kilo d'animal.

Prop. thér. — Introduit dans la thérapeutique française par M. le Dr Tison. Usité contre l'asthme, la bronchite et les autres affections des voies respiratoires, avec action légèrement narcotique. Substance très énergique, qu'il ne faut pas employer en décoction trop concentrée, de peur d'accidents.

Mode d'emploi. Doses. — Décoction, 30 grammes dans 2 litres d'eau à réduire à 1 litre; dose 60 grammes, 3 fois par jour. — Extrait fluide, de 10 à 30 gouttes.

Euphorine. Formule $C^9H^{11}AzO^2$. — Syn. — Phényluréthane, Éther carbanilique, Phénylcarbonate d'éthyle.

Desc. — Poudre cristalline blanche, d'une odeur aromatique, d'un goût un peu piquant rappelant celui du clou de girofle. Peu soluble dans l'alcool et assez soluble dans un mélange d'eau et d'alcool.

Prép. — 1° On l'obtient par l'action de l'éther chloroxycarbonique sur l'aniline (Willm);

2° Par l'action de l'alcool sur le cyanate de phényle.

Prop. thér. — M. le Dr L. Sansoni a trouvé que l'euphorine, employée à la dose de 1 gramme à 1gr,50 par jour, produit un abaissement considérable et prolongé de la température. La chute thermique est accompagnée de transpiration abondante, et l'élévation subséquente de la température amène le frisson. Parfois la température tombe au-dessous de la normale, mais ce collapsus thermique ne s'accompagne pas, au dire de M. Sansoni, de symptômes de collapsus cardiaque. Cependant, pour tâter la susceptibilité du malade, il conseille de commencer le traitement antithermique avec des doses d'euphorine ne dépassant pas 10 centigrammes. On peut dire d'une manière générale que, au point de vue de l'effet antithermique, 50 centigrammes d'euphorine équivalent à 1 gramme d'antipyrine.

Dans les affections rhumatismales, l'euphorine agit à la façon des salicylates et de l'antipyrine, sur lesquels elle ne paraît, d'ailleurs, présenter aucun avantage.

L'action analgésique de l'euphorine s'est montrée considérable dans l'orchite.

Appliquée sous forme de poudre sur les plaies et les ulcères, l'euphorine a donné, comme antiseptique, des résultats excellents. Cette même action favorable a été constatée dans les ophtalmies chroniques.

Le Dr Bergerio a essayé l'euphorine, en applications locales, dans 20 cas d'ulcérations du col, dont 4 étaient compliqués par l'éversion de la muqueuse : après cinq ou six applications les lésions marchaient vers la guérison.

Employée en insufflations et en solution alcoolique (1 : 3) l'euphorine amena la guérison de quelques cas d'endométrite septique.

Pour avoir une notion bien nette de son action, l'auteur évita l'emploi de n'importe quel antiseptique et, pour les lavages du canal génital, ne se servit que de l'eau stérilisée.

Mode d'emploi. Doses.

<pre>
Euphorine........................   5 grammes.
Traumaticine (solution de gutta-per-
    cha dans le chloroforme)........   20   —
</pre>

On prescrit également les solutions suivantes :

<pre>
Euphorine........................   5 grammes.
Huile d'amandes douces...........   100   —
</pre>

ou bien :

<pre>
Euphorine........................   5 grammes.
Alcool...........................   50   —
</pre>

En solution alcoolique faible.

Cachets à la dose de 1 gramme à 1^{gr},50 comme antipyrétique, et de 1^{gr},50 à 2 grammes comme antirhumatismal.

Extraits fluides américains. — Syn. — Fluid-extract.

Mode de prép. — Plusieurs confrères nous ayant demandé le mode de préparation des extraits fluides des plantes récemment introduits dans la thérapeutique, nous croyons utile de le consigner ici :

<pre>
Plante médicamenteuse............   100 grammes.
Glycérine pure à 30°.............   20   —
Alcool à 70°.....................   Q. S.
</pre>

Concasser finement la plante et l'humecter avec la glycérine étendue de son poids d'alcool à 60°.

La tasser ensuite aussi fortement que possible dans une allonge à déplacement et abandonner le produit à lui-même pendant 12 heures. Verser alors lentement à la surface 40 grammes d'alcool à 60° et prolonger le contact pendant 12 nouvelles heures.

Au bout de ce temps, laisser l'écoulement se faire lentement et continuer à lixivier avec l'alcool à 60°

jusqu'à ce qu'on ait obtenu 80 grammes de colature qui sera mise en réserve.

A ce moment, changer de récipient et continuer la lixiviation avec de nouvel alcool à 60° jusqu'à épuisement.

Cette dernière colature est distillée ou évaporée au bain-marie jusqu'à consistance d'extrait mou. Redissoudre ce dernier dans Q. S. d'alcool à 60° pour avoir un poids total de 20 grammes et mélanger cette solution avec les 80 grammes de la première colature mise en réserve.

Laisser reposer pendant quelques jours, puis filtrer au papier.

Les extraits fluides ainsi obtenus représentent exactement poids pour poids la plante employée.

Extraits d'organes. — On désigne souvent sous ce nom diverses lymphes : ils sont connus sous les noms spéciaux de *Cardine, Cancroïne, Liquide capsulaire, Liquide cérébral, Liquide pancréatique, Liquide testiculaire, Liquide thyroïdien, Nucléine, Sérothérapie, Sérum artificiel, Suc pulmonaire* (1).

Fabiana imbricata Rz. et P. — Syn. — Pichi ou Pitché du Chili.

Desc. — Arbuste de la famille des Solanacées, tribu des Nicotianées, qui pousse abondamment sur les frontières du Chili et de l'Araucanie.

Comp. — M. Limousin a étudié le bois et l'écorce, il y a constaté l'existence d'une assez forte proportion d'une substance résineuse, de deux glucosides, pas d'alcaloïde.

Prop. thér. — La décoction du bois prise en boisson, est considérée dans l'Amérique du Sud comme

(1) Voy. H. Gillet, *Formulaire des médications nouvelles.* Paris, 1896.

très efficace contre les affections déterminant la sécrétion d'urines purulentes. Elle aurait la propriété de désagréger les calculs urinaires et de favoriser leur expulsion. On l'emploie contre les catarrhes de l'appareil urinaire. M. le D^r Le Menant des Chesnais a mis en évidence ses propriétés antiseptiques et sédatives dans le catarrhe aigu et chronique de la vessie.

On l'emploie encore dans la dyspepsie, l'hydropisie.

C'est aussi un stimulant du foie, employé contre la jaunisse et toutes les affections causées par une sécrétion insuffisante de la bile.

Mode d'emploi. Doses. — Extrait fluide, 8 grammes dans un verre d'eau, 3 fois par jour. — Décoction, 30 gr. p. 1,000, à prendre par jour en 4 fois.

Fer (Albuminate de). — Prép. — On dissout dans un litre d'eau 35 grammes d'albumine sèche, on ajoute dans la solution 120 grammes de solution d'oxychlorure de fer (oxyde de fer hydraté dissous dans l'acide chlorhydrique à saturation), puis un litre d'eau et on agite. L'albuminate de fer se précipite, on le recueille, on le sèche.

La solution aqueuse d'albuminate de fer se prépare en dissolvant le précipité dans une solution de soude à 3 parties de soude pour 50 grammes d'eau. On ajoute de l'alcool pour conserver la solution.

Prop. thér. — Possède toutes les propriétés médicinales des ferrugineux, avec cet avantage qu'il est soluble et assimilable.

Doses. — De 0^{gr},30 à 0^{gr},50 d'albuminate de fer desséché par jour en 2 doses.

Ferripyrine. $FeCl^6(C^{11}H^{12}Az^2O)^3$. — Syn. — Ferropyrine.

Prép. — M. Wechowsky a préparé ce corps de la façon suivante :

On dissout 5^{gr},6 d'antipyrine dans 10 centimètres cubes d'alcool en chauffant doucement et en y ajoutant 20 centimètres cubes d'éther. D'autre part, on mélange 7^{gr},2 de solution de perchlorure de fer avec 10 centimètres cubes d'alcool et verse en jet mince la majeure partie de cette mixture dans la solution d'antipyrine, en agitant sans cesse. La dernière partie de la solution de perchlorure de fer ne sera versée qu'avec précaution et goutte à goutte, tout le temps que chaque goutte versée ainsi produit encore un précipité.

Le précipité jaune rougeâtre ainsi obtenu est jeté sur un filtre ; on le laisse égoutter, on lave avec 20 centimètres cubes environ d'éther et on le sèche entre le papier buvard.

Desc. — Les quantités indiquées d'antipyrine et de perchlorure de fer fournissent 9^{gr},8 d'une poudre sèche, jaune orange, se dissolvant dans 5 parties d'eau froide et seulement dans 9 parties d'eau bouillante. La solution aqueuse, chauffée, se trouble et laisse déposer des paillettes rouge rubis fondant à 220-225 degrés centigrades, solubles dans l'alcool et le benzol et presque insolubles dans l'éther. Traitée par l'ammoniaque et les alcalis, la ferropyrine précipite de l'hydroxyde de fer. Ce sont les solutions faiblement acides qui sont les plus stables.

Prop. phys. — Ce serait un hémostatique et un astringent très puissant, qui présenterait sur le perchlorure de fer l'avantage de n'être pas caustique, et qui produirait sur le point des muqueuses où on l'applique une action anesthésique.

La solution de ferropyrine possède une saveur légèrement astringente ; mais, même en solution très concentrée, elle est dépourvue de toute action caustique. Elle se mélange, sans se décomposer, avec l'acide chlorhydrique, la pepsine, le bromure de potassium et toutes les teintures ne contenant pas de tanin ; le fer est précipité par les alcalis caustiques, les carbonates alcalins, l'iodure de potassium, quelques alcaloïdes et le tanin.

PROP. THÉR. — Les Drs Jurasz et Heddarich ont employé avec succès la ferripyrine pour combattre les hémorragies nasales d'origines diverses, en appliquant au niveau de la source de l'hémorragie de petits tampons d'ouate imbibée d'une solution de 18 à 20 p. 100. On peut aussi employer les insufflations de la poudre.

La solution aqueuse à 1 ou 1,5 p. 100 pourrait être aussi employée en injections urétrales dans la blennorrhagie, ou pour combattre les hémorragies de l'estomac, et, dans ce cas, on donnerait la ferripyrine à la dose moyenne de 50 centigrammes associée au sucre et à l'essence de menthe.

Le Dr W. Cubasch s'en est servi surtout en cas de chlorose et d'anémie et, plus spécialement, dans les cas accompagnés de céphalée, de migraine, de gastralgies et d'autres névralgies semblables. En effet, grâce à l'union de l'antipyrine avec le perchlorure de fer (qui est, en solution très diluée, la préparation de fer le plus facilement résorbée), on réussit à obtenir un composé qui, en outre de son pouvoir hématopoiétique, est en même temps doué de propriétés antinévralgiques.

MODE D'EMPLOI. DOSES..

Ferropyrine	0[gr],5
Sirop d'écorce d'oranges.............	20 grammes.
Eau distillée	120 —

A prendre, trois fois par jour, une cuillerée à soupe.

A-t-on affaire à des sujets qui se plaignent de troubles dyspeptiques, on fera bien d'ajouter à la solution une certaine quantité de pepsine qui s'y dissout très bien (la solution reste limpide) :

Ferropyrine	0^{gr},6
Acide chlorhydrique dilué...........	V gouttes.
Pepsine soluble....................	5 grammes.
Eau distillée	200 —

A prendre, après chaque repas, par cuillerée à soupe.

Fève des marais. — Syn. — *Vicia Faba* L.

Desc. — Plante de la famille des Légumineuses, qui croît dans toute l'Europe.

Prop. thér. — Les fleurs sèches ont été préconisées par M. le Dr Bouloumié contre les coliques néphrétiques et les douleurs de l'appareil urinaire, à la dose d'une pincée par tasse d'eau bouillante.

Les graines sont adoucissantes et résolutives et leur épisperme est astringent. On en fait une bouillie claire, préconisée contre les diarrhées légères.

Le Dr Raunn recommande les gousses de fèves comme un excellent diurétique dans les affections des reins et de la vessie.

Mode d'emploi. — On fait bouillir 200 à 250 grammes de gousses, dans 1 litre ou 1 litre et demi d'eau pendant trois ou quatre heures, on fait réduire jusqu'à la moitié, on passe, et l'on ajoute au liquide une petite quantité de bouillon ou d'extrait de viande. On prend en une seule fois.

Pour les fleurs, infusion de 5 grammes pour 1 litre d'eau.

Flacourtia cataphracta Roxb. — Desc. — Plante de la famille des Bixacées, originaire de l'Inde et de l'Indo-Chine.

Part. empl. — Les feuilles.

Prop. thér. — Tonique et astringent.

M. Dymock la recommande contre l'enrouement, surtout chez les tempéraments bilieux. Elle soulage dans les nausées, et elle est tonique dans la cachexie. Elle est très efficace dans la diarrhée et la débilité générale.

Mode d'emploi. Doses. — Teinture 1/5, à la dose de 2 grammes. — Infusion, à la dose de 2 grammes.

Fluorure de sodium. — Prép. — On obtient ce corps en saturant l'acide fluorhydrique par le carbonate de soude pur étendu d'eau, on filtre, on évapore à siccité dans un vase de platine.

Desc. — Corps blanc extrêmement soluble dans l'eau, beaucoup moins soluble dans l'alcool.

Prop. thér. — Le Dr Tuffier préconise le fluorure de sodium, qui jouit d'un pouvoir antiseptique puissant. Cet agent possède aussi la propriété de liquéfier la sécrétion de certaines cystites, sécrétion tellement épaisse et concrète qu'elle ne peut passer à travers la sonde. Aussi, dans le traitement des cystites glaireuses, M. Tuffier emploie avec succès les lavages de la vessie au moyen de solutions de fluorure de sodium dont le titre varie de 0,25 à 1 p. 100. Des solutions plus concentrées ne doivent pas être employées, car elles sont irritantes. Ces lavages sont répétés tous les deux jours seulement et jusqu'à ce que la sécrétion vésicale devienne assez fluide pour pouvoir être facilement extraite au moyen de la sonde. Ce résultat une fois atteint, on cesse l'usage du fluorure de sodium et on s'adresse, pour pratiquer les lavages de la vessie, à l'eau boriquée ou à d'autres solutions antiseptiques.

Formanilide. C^{7}H^{7}AzO.

Prép. — On fait bouillir pendant 1 heure équivalents égaux d'acide formique et d'aniline, on distille, et le formanilide se sublime.

Desc. — Corps blanc cristallisé en lamelles ; soluble dans l'eau bouillante, l'alcool, l'éther, la benzine et le chloroforme.

Prop. phys. — Le Dr Neumann a étudié sur lui-même et sur un de ses collègues l'action anesthésique du formanilide (en solution à 20 p. 100) : instillé sur la langue, il provoque d'abord la sensation de morsure, puis survient de la pâleur et enfin de l'anesthésie. Par son pouvoir anesthésique le formanilide, tout en étant inférieur à la cocaïne, l'emporte sur l'antipyrine. De plus, l'action anesthésique de la cocaïne cesse après 20 minutes, tandis que celle provoquée par le formanilide persiste pendant 1 à 1 heure 1/2.

On voit que dans ce cas l'action physiologique dépend de la constitution chimique. D'après sa constitution chimique toute seule on pourrait déjà prédire l'efficacité du formanilide comme antipyrétique.

Prop. thér. — Le Dr Preisach l'a essayé sur 9 sujets en insufflations dans la gorge ; 5 minutes après ces insufflations on observa une anesthésie complète et les malades avalèrent sans douleur aucune. L'anesthésie est presque aussi intense que celle à la suite de badigeonnage avec la cocaïne, mais sa durée est beaucoup plus longue : en moyenne elle dure de 2-16 heures, dans la majorité des cas de 10-12 heures. En même temps que l'anesthésie de la muqueuse on observa la perte de l'excitabilité réflexe. Comme phénomène secondaire fâcheux, on nota seulement une fois, pendant 1-2 secondes, l'accélération des battements cardiaques et la sensation de dépression.

Le Dr Meisels s'est servi du formanilide pour obtenir l'anesthésie de la muqueuse urétrale ; en outre, il employa le formanilide en injections sous-cutanées (1 c. c. d'une solution à 3 p. 100) pendant quelques opérations : l'effet désiré fut obtenu très rapidement.

Le Dr Tauzk a prescrit le formanilide comme antipyrétique et antinévralgique : sous ces deux rapports, on peut le mettre à côté de l'antifébrine et de l'antipyrine ; parfois même il ne le cède en rien à la morphine.

Le Prof. Bokai a attiré l'attention sur l'action vasomotrice du formanilide supérieure à celle de l'antipyrine. Grâce à cette action vaso-motrice sur les vaisseaux de la muqueuse qui devient pâle, on le prescrira avec avantage dans toutes les inflammations douloureuses, telles que celles des amygdales, de l'arrière-gorge, etc.

Formol. $C^2H^4O^2$. — Syn. — Formaldéhyde. Aldéhyde formique. Formaline. Méthanal.

Prép. — Produit par l'oxydation des vapeurs alcooliques de l'esprit de bois (alcool méthylique) sous l'influence d'un fil de platine porté à l'incandescence.

M. Trillat a indiqué un procédé industriel de la préparation du formol consistant à faire passer des vapeurs d'alcool méthylique sur du coke ou du charbon de cornue porté au rouge dans un tube de cuivre. On obtient par cette méthode le formol à l'état de solution aqueuse, et mélangé avec de l'alcool méthylique et peut-être avec des traces d'acide formique. On chasse par distillation les produits alcooliques et éthérés ; la solution de formol est ensuite concentrée à 40 p. 100.

Prop. thér. — Antiseptique puissant, qui empêche les fermentations et empêche l'urine de se putréfier. Il abaisse la température de 1 à 2 degrés.

D'après le Dr Berlioz, le formol serait plutôt un infertilisant des microbes qu'un microbicide.

M. le prof. von Winckel a pu se convaincre, par l'observation de 155 malades, que le formol est un bon médicament pour le traitement des vaginites et des endométrites catarrhales ou blennorrhagiques. Il a eu recours dans ces cas à des injections vaginales avec un liquide contenant une cuillerée à bouche d'une solution de formol à 10 p. 100 par litre d'eau, ainsi qu'aux cautérisations du col et de la muqueuse intra-utérine au moyen de la même solution de formol à 10 p. 100.

Franciscea uniflora Pohl. — Syn. — *Manaca.* Mercure végétal.

Desc. — Arbre de la famille des Scrofulariacées, qui croit aux Antilles et à la Réunion.

Comp. — Il contient un alcaloïde, la *manacine*, de formule $C^{14}H^{23}Az^4O^5$.

Prop. phys. — Toxique à doses élevées.

Prop. thér. — Le Dr Cauldwell a traité par l'extrait fluide 35 cas de rhumatisme et n'a eu qu'à s'en louer, surtout dans les cas subaigus avec peu ou point d'élévation de la température. Les Drs Cauldwell et Gottheil emploient de préférence l'extrait fluide, à la dose de 35 centigrammes à 2 grammes par jour, surtout dans le rhumatisme chronique.

Aux États-Unis, on fait usage du manaca comme altérant et antirhumatismal.

C'est aussi un puissant antiseptique, antisyphilitique, purgatif, emménagogue et diurétique.

Modes d'emploi. Doses. — On emploie surtout la racine en poudre, à la dose de 60 centigrammes, trois ou quatre fois par jour. — Décoction de la racine (10 à 15 p. 100). — Extrait fluide, préparé avec la racine, à la dose de 5 à 20 gouttes, trois fois par jour.

Gaïacol benzoïque. $C^{14}H^5O^2$. — Syn. — Benzosol. Benzoïlgaïacol. Benzoate de gaïacol.

Desc. — Cristaux incolores, fondant à 50°, sans odeur ni saveur. Il est soluble dans le chloroforme, l'éther et l'alcool bouillant, presque insoluble dans l'eau.

Prép. — Le gaïacol brut est transformé en sel de potasse et purifié par cristallisation dans l'alcool, on le chauffe au bain-marie avec la quantité calculée de chlorure de benzoïle, il se forme du benzosol qui est purifié dans l'alcool.

Prop. thér. — M. Bongart, qui l'a découvert, l'a préconisé à la place du gaïacol, dont il n'a pas le goût désagréable ni la saveur caustique.

Employé aux mêmes usages que le gaïacol.

Le Dr Piatkowski a obtenu de bons résultats du gaïacol benzoïque dans 8 cas de diabète. Dans tous, le sucre persistait, malgré le régime carné intensif. Sous l'influence du gaïacol benzoïque, la quantité d'urine, son poids spécifique et le sucre ont diminué (la disparition complète de sucre n'a pas été obtenue); le poids du corps a augmenté et l'état général s'est amélioré.

Doses. — Mêmes doses que le gaïacol.

Gaïacol carboxylique (Acide). $C^{14}H^2O^4CH^1O^2HO^2$. — Syn. — Gaïacol carbonique (acide).

Desc. — Corps cristallisé, fusible à 148°, donnant avec le perchlorure de fer une coloration bleue.

Prép. — On sature à froid et sous pression du gaïacol isolé par de l'acide carbonique. On chauffe ensuite toujours sous pression à une température supérieure à 100°. Le produit est dissous dans l'eau, puis décomposé par de l'acide chlorhydrique.

Prop. thér. — Présenté comme ayant des propriétés antiseptiques et antipyrétiques.

Galega officinalis L.

Desc. — Plante de la famille des Légumineuses-Papillonacées, qui croît en abondance en Europe.

Part. employées. — Les feuilles.

Prop. thér. — Cette plante possède des propriétés galactogogues incontestables.

Modes d'emploi. Doses. — Extrait aqueux de galéga dont le rendement est le cinquième de la plante :

Infusion.

Feuilles de galéga contusées......	50 grammes.
Eau bouillante....................	1,000 —

Versez l'eau bouillante sur les feuilles contusées, laissez infuser une demi-heure et passez.

Sirop.

Extrait aqueux de galéga...........	50 grammes.
Eau distillée.....................	50 —
Sirop de sucre....................	875 —
Teinture de fenouil...............	25 —

Chaque cuillerée à bouche contient 50 centigrammes d'extrait et correspond à $2^{gr},50$ de plante sèche.

Pilules.

Extrait aqueux de galéga	20 grammes.
Poudre fine de galéga	Q. S.

pour cent pilules. Chaque pilule contient 20 centigrammes d'extrait et correspond à 1 gramme de plante.

Gallacétophénone. $CH^3COC^6H^2(OH)^3$. — Syn. — Trioxybenzol. Jaune d'alizarine. Trioxyacétophénone.

Descr. — Poudre jaune, soluble dans l'eau chaude, l'alcool, l'éther et la glycérine. Sa solubilité dans l'eau froide est faible, mais elle peut être considérablement augmentée par l'adjonction d'acétate de soude.

Prép. — Il dérive du pyrogallol en remplaçant 3HO par du méthylkétone.

Prop. thér. — Découvert et expérimenté par Nenckii, employé par le D^r von Ins avec succès dans le psoriasis. L'action se manifeste au bout de 12 heures. Il a l'avantage de ne pas salir le linge.

Mode d'emploi. Doses. — Pommade à 10 p. 100. Solution :

Gallacétophénone	4	grammes.
Acétate de soude	30	—
Eau chaude	100	—
Mêlez. — Usage externe.		

Gallanol. $C^{13}H^{13}AzO^3$. — Syn. — Gallol. Gallanilide. Gallinol.

Prép. — M. Cazeneuve le prépare en chauffant l'acide gallotannique avec un excès d'aniline, pendant une heure environ vers 150°. La masse traitée par de l'eau acidifiée par l'acide chlorhydrique laisse déposer des cristaux que l'on purifie par des cristallisations successives dans l'alcool aqueux.

Desc. — Cristaux lamellaires d'une grande blancheur, qui perdent à 100° 2 molécules d'eau de cristallisation.

Le gallanol fond vers 205° en se colorant à peine et sans dégagement gazeux, ce qui le différencie du gallate d'aniline, lequel se décompose dès 110; c'est l'anilide de l'acide gallique.

Il est peu soluble dans l'eau froide, très soluble dans l'eau bouillante.

Réactions. — La solution colore en bleu le perchlorure de fer. Il se dissout bien dans l'alcool à 93° et assez bien dans l'éther à 65°. Il est insoluble dans le chloroforme, le benzène, la ligroïne. Il se dissout mieux dans les alcalis en se colorant; mais l'altération n'est que partielle.

Prop. phys. — Le gallanol en excès arrête complètement la vie des microorganismes.

Utilisé en solution relativement faible (1 pour 1000 ou 2 pour 1000), sans arrêter toute la végétabilité des microorganismes, il anéantit néanmoins presque complètement leur pouvoir pathogène.

Ce corps n'est pas toxique. A la dose de 4 grammes chez le chien, de 2 grammes chez l'homme, il ne donne lieu à aucune réaction inflammatoire.

Il est peu soluble dans l'eau (1 gramme dans 1 litre); grâce à cette insolubilité, l'absorption peut être limitée.

Le gallanol est un agent réducteur de la peau; il n'a déterminé ni rougeur, ni inflammation, ni pigmentation de la peau.

Prop. thér. — Le gallanol a été expérimenté par MM. Cazeneuve et Rollet dans le traitement de certaines affections de la peau.

Ce corps a donné de très bons résultats dans l'eczéma chronique suintant qu'il sèche en calmant très vite le prurit. Ce composé serait supérieur à l'acide chrysophanique et à l'acide pyrogallique dans le traitement du psoriasis et de l'eczéma de la face et du cuir chevelu; il a l'avantage de ne pas tacher le linge.

Dans le traitement du psoriasis, l'action du gallanol est surtout sensible dans le cas de moyenne intensité. C'est un agent précieux pour les affections du cuir chevelu, de la face, du cou, car son action est plus rapide que celle des alcalins.

Dans les cas de psoriasis anciens et rebelles, le gallanol agit peut-être moins vite que l'acide chrysophanique et surtout que l'iodochlorure de mercure, mais offre sur ces médicaments l'avantage de pouvoir être laissé entre les mains des malades sans avoir à redouter des accidents pour abus d'emploi.

Le gallanol paraît désigné comme un bon remède

pour les mycoses vraies de la peau, le favus, les trichophyties, le prurigo, sur lesquelles son action antiparasitaire est manifeste.

L'effet en est surtout très rapide dans les applications au cou, à la tête et au cuir chevelu, les phénomènes réflexes par voie d'absorption cutanée n'étant pas à craindre.

Il ne faudrait pas s'effrayer d'une poussée souvent rapide, dont presque tous les malades, qui l'ont ressentie, ont retiré un grand avantage, comme accélération ultérieure de la guérison.

MODE D'EMPLOI. — Poudre de gallanol pour saupoudrer, soit pure, soit mélangée de talc.

Pommade de gallanol à la vaseline dans la proportion du trentième, du dixième, d'un quart.

L'application du gallanol peut se faire également par un badigeonnage :

Gallanol .... 10 grammes.
Alcool à 95° .... 50 —
Ammoniaque liquide .... 1 centimètre cube.

et par-dessus une application de traumaticine ; cette application a pour but d'empêcher l'action oxydante de l'air.

Gallate de mercure. — PRÉP. — On prépare le gallate mercureux en précipitant une solution de nitrate mercureux par l'acide gallique, et le gallate mercurique par la réaction du même acide sur l'acétate mercurique (Brousse et Gay).

Ces composés ne sont pas stables ; en outre, si on les lave à l'eau chaude ou même froide, ils cèdent peu à peu tout leur acide gallique et noircissent.

MM. Brousse et Gay ont été conduits à préparer le gallate de mercure par le procédé suivant :

Acide gallique cristallisé 37,60
Oxyde mercurique jaune 21,00

Mêlez les deux corps par trituration dans un mortier, ajoutez 25 centimètres cubes d'eau distillée, pour obtenir une pâte fluide ; abandonnez le mélange dans le mortier, pendant deux jours. Réduisez en poudre la masse séchée ; achevez la dessiccation en l'exposant dans une cloche à acide sulfurique pendant 24 heures.

DESC.—La couleur vert noir mat de la poudre indique qu'elle est formée surtout par du gallate mercureux ; la teneur en mercure métallique est de 37, 17 p. 100.

PROP. PHYS.—L'absorption est rapide ; l'examen des urines a permis de déceler la présence du mercure dès les vingt-quatre heures qui suivent l'ingestion de la première dose du médicament.

Les effets physiologiques ont été généralement nuls, toujours peu marqués ; les malades n'ont jamais accusé de salivation accentuée, encore moins de stomatite ; porté à la dose journalière de $0^{gr},20$ et administré pendant un certain temps sans interruption, ce médicament a provoqué, exceptionnellement chez quelques malades, de légères coliques, qui, d'ailleurs, ont rapidement cessé par une courte interruption de la médication, laquelle a pu ensuite être reprise et continuée sans encombre jusqu'à la guérison des accidents.

PROP. THÉR.—Les effets thérapeutiques se sont toujours montrés rapidement efficaces : la dose journalière de $0^{gr},10$ a été généralement suffisante pour les chancres, les accidents secondaires légers (roséole, plaques muqueuses), et leur disparition a été obtenue après quinze jours de traitement en moyenne, un mois au plus. Pour les formes plus sérieuses (papules vulvaires, anales, surtout syphilide papuleuse généralisée), la dose a dû être portée à $0^{gr},20$ et le traitement quelquefois, mais rarement, continué au delà d'un mois.

En résumé, le gallate de mercure est un antisyphilitique puissant qui doit être employé dans les cas nombreux où les préparations classiques se trouvent contre-indiquées par suite de cachexie ou dyspepsie.

On l'a employé sur plus de trente malades, soit à la période du chancre, soit au cours des différentes manifestations secondaires.

Modes d'emploi. Doses. — Ce médicament a été administré en pilules formulées comme suit :

Gallate de mercure...............................	0,05
Extrait de quinquina............................	0,10

Leur teneur en mercure est de 0,018.

C'est cette préparation que **MM.** Brousse et Gay ont expérimentée à la clinique dermatologique de Montpellier, à la dose de deux à quatre pilules, soit 10 à 20 centigrammes de gallate de mercure par jour.

Gallicine. $C^8H^8O^5$. — Syn. — Éther méthylique de l'acide gallique.

Prép. — On l'obtient en chauffant avec de l'acide chlorhydrique gazeux ou de l'acide sulfurique concentré une solution méthylalcoolique d'acide gallique ou de tanin.

Desc. — Cristallisée de l'alcool méthylique, la gallicine se présente sous forme de prismes rhombiques dépourvus d'eau de cristallisation ; la solution aqueuse chaude la laisse, au refroidissement, cristalliser en aiguilles blanches neigeuses présentant un feutrage fin. Le point de fusion de la gallicine est de 200 à 202 degrés centigrades ; la gallicine se dissout facilement dans l'eau chaude, les alcools éthylique et méthylique chauds et dans l'éther ; ces solutions sont incolores.

PROP. THÉR. — Par sa constitution, la gallicine rappelle la résorcine et le pyrogallol; c'est sa non-toxicité qui la rend supérieure au pyrogallol. C'est la gallicine cristallisée de sa solution aqueuse qui sera préférée pour l'usage thérapeutique. Le Dr Mellinger a obtenu avec la gallicine de bons résultats dans le traitement de certaines conjonctivites, et il la recommande pour pulvérisations dans l'œil. Chez quelques malades il survient une sensation de brûlure disparaissant quelques minutes après l'application des compresses humides; on peut la prévenir en instillant préalablement quelques gouttes d'une solution de cocaïne à 20 pour 100. On la prescrira à la dose de 1 gramme.

La gallicine s'est montrée très efficace dans la conjonctivite catarrhale avec tuméfaction chronique des paupières et sécrétion visqueuse et peu abondante se compliquant par l'eczéma des bords des paupières, contre les catarrhes séquelles des suppurations et des inflammations chroniques, dans le catarrhe folliculaire aigu et chronique, les conjonctivites consécutives à l'opération des cataractes, les conjonctivites phlycténulaires et la kératite superficielle.

MODE D'EMPLOI. — On l'emploie sous forme de poudre qu'on applique sur l'œil avec un pinceau.

Gallobromol. $C^7H^4Br^2O^3$. — SYN. — Acide dibromogallique.

PRÉP. — On dissout 1 partie d'acide gallique dans 50 parties d'eau, et dans cette solution on verse petit à petit une solution de 5 parties de brome dans 150 parties d'eau. La solution filtrée est purifiée par addition d'un peu de carbonate de potasse et de bromure de potassium, décolorée au noir animal, filtrée, puis évaporée.

DESC. — Le gallobromol se présente sous l'aspect

d'aiguilles blanches, très fines, très solubles dans l'alcool, dans l'éther et dans l'eau bouillante, et assez solubles dans l'eau froide pour qu'on puisse l'administrer en solution (100^{cc} d'eau à 10° C. dissolvent 12 grammes environ d'acide dibromogallique). (Cazeneuve.)

PROP. PHYS. — Le Prof. Lépine a fait chez le chien quelques expériences sur la toxicité du gallobromol : à un chien de 11 kilogrammes, il a ingéré dans l'estomac 11 grammes de gallobromol. L'animal a vomi un quart d'heure plus tard une petite partie du gallobromol, ainsi qu'on a pu s'en assurer par la coloration rose qu'ont prise les matières vomies. L'animal est resté couché ; le cœur s'est accéléré ; puis, une demi-heure après, s'est beaucoup ralenti, en même temps que ses battements sont devenus très forts. Déjà la respiration s'était ralentie et était devenue très ample. La température s'est élevée de quelques dixièmes de degré ; puis l'animal a été pris de quelques convulsions des pattes ; les pupilles se sont dilatées ; il est devenu presque inerte et a succombé environ deux heures après l'ingestion du médicament. Comme il en a vomi une petite partie, on ne peut dire exactement quelle dose a amené la mort en deux heures. Elle a été en tous cas inférieure à 1 gramme par kilogramme d'animal.

PROP. THÉR. — Le Professeur Lépine a eu d'excellents résultats dans le traitement de l'épilepsie, il a pu enrayer des attaques épileptiques. De même dans la chorée chronique, ce médicament a bien réussi.

En solution de 1/100, il arrête complètement la vitalité des microorganismes. Sa faible toxité permet de l'utiliser à la dose de 1/100 sans crainte pour des lavages antiseptiques. C'est ce point dûment acquis qui a amené MM. les professeurs Cazeneuve et Rollet à utiliser le gallobromol pour le traitement de la blennorrhagie. Son action sur la douleur dans la blennorrhagie et les érections est très remarquable, en raison de son pouvoir antiseptique et sédatif. Il s'administre par injections du canal de l'urètre ou lavages de la vessie.

Les lavages sans sonde de l'urètre total sont la méthode de choix dans le. traitement de la blennorrhagie par ce produit. Le gallobromol est indiqué dans le traitement de l'urétrite blennorrhagique à toutes périodes. On peut l'employer à 20 et à 40 pour 1000 en lavages. En injections dans l'urètre antérieur, on peut faire usage de la solution au 1/10 à la période abortive.

Contenant la moitié de son poids de brome, il a une action très marquée sur la douleur et les érections. Les lavages avec le gallobromol sont indiqués dans les cas de cystite et d'épididymite. Quoique des injections par méthode ordinaire soient bonnes à employer, il y a lieu, pour l'application, de donner la préférence aux lavages sans sondes, qui donnent les résultats les plus remarquables.

MODE D'EMPLOI. DOSES. — Le gallobromol s'emploie en cachet de 0,50 à la dose de 1 à 8 par jour.

Gelsemium sempervirens. — SYN. — Jasmin jaune.
DESC. — Plante de la famille des Solanacées, qui croît aux États-Unis.
COMP. — Le principe actif est la *gelsémine* $C^{12}H^{14}AzO^2$, qui donne des réactions analogues à celles de la strychnine.
PROP. THÉR. — C'est un sédatif nerveux et artériel, employé dans les fièvres bilieuses et rémittentes, le délire, l'épilepsie, la blennorrhagie aiguë, l'inflammation de la plèvre, les affections névralgiques du trijumeau et des nerfs dentaires. Il est très actif et il doit être manié avec précaution.

Mode d'emploi. — Extrait fluide par déplacement :

> Gelsemium en poudre............... 100 grammes.
> Alcool à 94°....................... q. s.

Pour faire 100 gr. d'extrait fluide.
Teinture américaine :

> Gelsemium en poudre............... 15 grammes.
> Alcool à 94°....................... q. s.

Pour obtenir 100 gr. de teinture.

Doses. — Extrait fluide, de 0^{gr},05 ou 0^{gr},10 à 0^{gr},20, trois fois par jour. — Poudre de racine, 10 à 15 centigrammes. — Teinture, de 5 à 15 gouttes.

Glycéro-alcoolés. — M. A. Petit, considérant avec raison que la forme de granules sous laquelle on délivre les médicaments toxiques a des inconvénients au point de vue du dosage et de l'absorption, présente un mode nouveau d'administration des médicaments actifs.

M. A. Petit établit la formule suivante :

> Pour 1000 cc.
> { Glycérine (D = 1250 à 15°) 333 grammes.
> { Eau distillée 147 grammes.
> { Alcool à 95° q. s. pour obtenir un litre à 15°.

Au moment du mélange il y a contraction et élévation de température.

Un centimètre cube pèse 1 gramme.

Cette formule présente l'avantage que 1 gramme ou 1 centimètre cube correspond exactement à 50 gouttes (ce qui permet de donner au début des doses de 1/50 de millig.).

Ce véhicule présente en outre les avantages suivants : 1° conservation indéfinie ; 2° évaporation rendue difficile par la viscosité du liquide ; 3° solubilité complète assurée dans la plupart des cas, même quand le liquide est étendu d'eau.

On peut préparer ainsi les glycéro-alcoolés de digitaline cristallisée, de nitrate d'aconitine cristallisée, de strophanthine, d'ouabaïne, au millième, et ceux de picrotoxine et de monosulfure de sodium au centième.

Glycéro-alcoolé de digitaline cristallisée au millième :

> Digitaline cristallisée................ 1 gramme.
> Liquide glycéro-alcoolique............ q. s.
> pour faire un litre à 15°.

Faites dissoudre.

Glycérophosphate de chaux. — Syn. — Phosphoglycérate de chaux. Glycériuophosphate de chaux.

Historique. — Découvert par Pelouze en 1846, en faisant agir l'acide phosphorique anhydre ou vitreux sur la glycérine, l'acide phosphoglycérique a été obtenu à peu près en même temps par Gobley, en partant de la lécithine de l'œuf qu'il décomposait par les acides. Puis, Lehman observa sa présence dans la matière nerveuse malade ; enfin, plus récemment, Tudichum et Kingzett l'ont préparé en faisant bouillir la képhaline ($C^{42} H^{79} Az Ph O^{13}$) avec de l'eau de baryte.

Prép.

> Acide phosphorique liquide à 60 0/0...... 3kil,000
> Glycérine pure à 28°..................... 3 ,600

Maintenir à une température de 100 à 110° pendant six jours consécutifs, en agitant trois à quatre fois par jour.

La masse commence à se colorer au bout du deuxième jour et à émettre des vapeurs. Le cinquième jour, elle est de couleur brune et cesse de fumer. Le septième jour, le mélange est mis à refroidir ; la masse devient alors visqueuse et transparente.

Après refroidissement complet, on sature l'acidité par un lait de carbonate de chaux, préparé en délayant 500 grammes de carbonate de chaux précipité dans 2 kilogrammes d'eau. Le mélange obtenu, on laisse déposer deux ou trois heures, puis on ajoute à nouveau, et peu à peu, du lait de carbonate de chaux de composition identique à la précédente, jusqu'à ce que la plus grande partie de l'acidité soit saturée. (Il faut deux jours environ pour arriver à ce point.)

Au bout de ce temps, on filtre, et la liqueur filtrée est amenée à exacte neutralité avec un lait de chaux éteinte; on filtre au papier, puis on précipite avec de l'alcool à 90°.

Le précipité formé se dépose très rapidement; on décante au bout d'une heure environ; on fait égoutter le précipité et on l'essore complètement.

On le redissout dans l'eau froide, on filtre et on évapore à très basse température.

Le sel ainsi obtenu est une poudre blanche, légèrement cristalline, soluble dans 15 parties d'eau froide, presque insoluble dans l'eau bouillante, insoluble dans l'alcool, et donnant à peine par le molybdate d'ammoniaque la réaction de l'acide phosphorique.

Réactions comparatives.

RÉACTIFS	GLYCÉROPHOSPHATES	PHOSPHATES
Nitrate d'argent.....	Précipité blanc.	Précipité jaune.
Solut. magnésienne ($MgOSO^3 + AzH^4Cl$).	Pas de précipité.	— blanc.
Perchlorure de fer (une goutte)......	—	— blanc.
Molybdate d'ammoniaque..........	—	— jaune.

Prop. phys. — Le Dr A. Robin a constaté que le glycérophosphate de chaux, en injection sous-cutanée à la dose de 0,25, augmente le résidu total de l'urine, l'urée (de 23,5 à 31,73), le coefficient d'oxydation azotée (de 80, 7 0/0 à 84 0/0), les chlorures, les sulfates, le coefficient d'oxydation du soufre (de 7 à 90 0/0), la chaux, la magnésie et la potasse. Il ne semble pas avoir une influence très marquée sur l'acide urique et ne fait varier que dans des proportions insignifiantes le phosphore incomplètement oxydé, qu'il tend plutôt à abaisser.

Il exerce donc sur la nutrition de tous les organes une puissante accélération, et cette accélération prend sa source dans une stimulation particulière de l'appareil nerveux. Son action sur cet appareil est antagoniste de celle de l'antipyrine. Comme le Dr A. Robin l'a démontré dans une communication faite à l'Académie en 1887, l'antipyrine est le médicament de l'excitabilité nerveuse exagérée, tandis que les glycérophosphates sont les médicaments de la pression nerveuse.

En injections sous-cutanées ils produisent des effets au moins aussi énergiques que le liquide testiculaire qui n'agit vraisemblablement qu'en vertu du phosphore organique qu'il contient. Il pourrait donc y avoir avantage à les employer à la place de ce liquide, puisque l'on substituerait ainsi un produit défini, dosable, à une préparation incertaine, variable et éminemment altérable.

Prop. thér. — Le Dr A. Robin a été conduit à étudier la valeur thérapeutique des glycérophosphates par les constatations qu'il a faites dans la composition des urines des neurasthéniques. Elles renferment, en effet, des quantités relativement considérables de phosphore incomplètement oxydé, qui s'y trouve surtout sous la forme d'acide phosphoglycérique.

En admettant qu'il vaudrait mieux introduire dans l'organisme le phosphore sous forme d'une combinaison organique aussi rapprochée que possible de celle qu'il a dans le système nerveux, le Dr Robin employa les glycérophosphates de chaux, de potasse et de soude, soit seuls, soit associés, par la voie stomacale ou sous-cutanée.

Les résultats ont paru favorables dans plusieurs cas de sciatique, de tic douloureux de la face, de maladie d'Addison. Chez les ataxiques, les résultats obtenus avec l'injection sous-cutanée de glycérophate de chaux, à la dose quotidienne de 20 centigrammes, ont été moins bons. Chez un seul on a constaté la diminution des douleurs et plus d'assurance dans la marche.

Le glycérophosphate de chaux réussit contre les dépressions nerveuses , les convalescences, les asthénies nerveuses, la chlorose, l'albuminurie, la phosphaturie, l'ataxie, l'hypersthénie gastrique, la sciatique aiguë, le tic douloureux de la face.

MODE D'EMPLOI. DOSES. — Sirop ou solution de glycérophosphate de chaux à la dose de 0^{gr},50 à 1 gramme de substance active. Injection hypodermique. Solution aqueuse, saturée, stérilisée et renfermée dans des tubes scellés à la lampe pour injections hypodermiques (glycérophosphate de chaux, 0^{gr},06 par centimètre cube ; glycérophosphate de soude, 0^{gr},20).

Gossypium herbaceum L. — SYN. — Cotonnier.

DESC. — Plante de la famille des Malvacées, qui croît aux Antilles, Sénégal, la Réunion, Indo-Chine et Inde.

PART. EMPL. — La racine.

PROP. THÉR. — Son action équivaut à celle du seigle ergoté. L'extrait provoque même des contractions utérines plus sûrement que l'ergot. On en fait usage dans l'aménorrhée, la dysménorrhée.

Le Dr Narkevitsch confirme les propriétés hémostatiques de l'extrait fluide de l'écorce de la racine de *Gossypium herbaceum*. Il a indiqué ce médicament à Poteïenko, qui l'a employé d'abord contre les métrorrhagies avec succès. Il administrait à l'intérieur vingt à trente gouttes de l'extrait fluide de *Gossypium herbaceum*, trois ou quatre fois par jour pendant quatre, cinq, dix jours au plus. L'effet se produisait parfois après un ou deux jours de ce traitement, même dans les cas où les autres médicaments ont échoué.

Depuis 1890 jusqu'à 1893; Poteïenko a employé le *Gossypium herbaceum* dans 59 cas, dont 30 cas de métrorrhagies pour cause d'affection des organes génitaux ou *post partum*, 21 cas d'hémoptysie, 6 cas d'épistaxis, 1 cas d'hémorragie rectale. L'arrêt de l'écoulement sanguin s'est produit dans 52 cas. Poteïenko n'a jamais observé de troubles digestifs; au contraire, souvent l'appétit s'améliorait.

Les conclusions sont que : 1° le *Gossypium* est un médicament non dangereux, et qui a une bonne action hémostatique ; il produit plutôt un effet salutaire que nuisible sur la digestion ; 2° on peut l'employer avec succès dans les métrorrhagies au cours de la grossesse ; 3° son action est due probablement à la diminution de l'hypérémie des muqueuses ; 4° la dose maximum est de trente gouttes.

Le Dr Narkevitsch lui-même a employé le *Gossypium herbaceum* depuis 1888 sous forme d'infusion fraîche (15 p. 100) qui agit plus sûrement que l'extrait fluide. On en donne une cuillerée à bouche toutes les heures ou toutes les demi-heures. Il l'a employé aussi bien en gynécologie qu'en obstétrique, chaque fois où il y avait l'inertie utérine ou après une intervention obstétricale. Dans un cas où l'administration du médicament *per os* n'a pu se faire, à cause des nausées et des vomissements préexistants, l'auteur a fait deux lavements avec 90 grammes de l'infusion mentionnée. Les métrorrhagies se sont arrêtées. Les injections intra-utérines chaudes ont échoué dans le cas cité.

Mode d'emploi. Doses. — Extrait fluide :

Écorce de racine de cotonnier	100
Glycérine	35
Alcool à 94°	q. s.

Pour faire 100 gr. d'extrait fluide; à la dose de 4 à 15 grammes par jour. — Infusion, 10 grammes d'écorce, 2 fois par jour. — Décoction, 120 grammes pour 1,200 grammes d'eau, à la dose de 60 grammes toutes les demi-heures.

Grindelia robusta Nut. — Desc. — Plante de la famille des Composées, qui croît dans le sud des États-Unis.

Part. empl. — La plante entière.

Comp. — La résine serait la partie active.

Prop. thér. — Utilisée contre la coqueluche, l'asthme avec spasmes, les affections des bronches. Efficace pour atténuer la fréquence et la violence des accès. Spécifique pour guérir l'irritation causée par le suc du *Rhus Toxicodendron*, et l'irritation des maladies de peau. MM. C. Paul et Huchard l'ont employée avec succès dans l'emphysème.

Les tuberculeux des premières périodes, fatigués par une toux sèche et opiniâtre, voient leurs symptômes se calmer rapidement; en même temps, les forces et l'appétit augmentent. Les malades accusent, avec espoir, un relèvement notable des forces et un sommeil réparateur. Dans les laryngites catarrhales ou autres enrouements et aphonies, les cordes vocales reprennent facilement, sous l'action de la grindelia, leur vigueur accoutumée, et la parole éteinte reparaît aisée et sonore.

Dans l'emphysème, la respiration redevient plus large et plus facile, l'expectoration se faisant plus régulièrement. C'est une thérapeutique eupnéique rationnelle, la plus capable d'engendrer les réactions modificatrices favorables à la cicatrisation complète des lésions épithéliales de l'arbre aérien. Elle calme l'irritation réflexe névro-bronchique, décongestionne les poumons, excite l'atonie des fibres lisses, augmente l'énergie des leucocytes, pour rendre ces cellules victorieuses des bacilles.

Dans les hypertrophies simples, dérivant de palpitations anciennes, ou liées à une activité exagérée de l'organe circulatoire, et surtout dans l'augmentation de capacité des cavités cardiaques, avec amincissement de leurs parois (dilatation, coïncidant fréquemment avec les bronchites), l'emploi de la grindelia robusta, pour rétablir l'équilibre circulatoire, se trouve indiqué. Elle offre tous les avantages de la digitale sans nul de ses inconvénients. Elle réprime l'excès de tension sanguine et chasse bien loin toute menace congestive, dans les palpitations liées à l'hypertrophie de croissance, à l'emphysème, à l'asthme et à la tuberculose commençante.

Mode d'emploi. Doses. — Extrait fluide, préparé avec les feuilles et les sommités fleuries :

Grindelia en poudre n° 30................... 100
Alcool à 94°............................... q. s.
Eau distillée.............................. q. s.

Pour faire extrait fluide 100 gr.

On mêle 3 parties d'alcool avec une partie d'eau distillée, et ce mélange sert à préparer l'extrait fluide, d'après le procédé habituel. L'extrait fluide doit être donné dans de l'eau sucrée ou du lait, en remuant le breuvage, pour empêcher la résine d'adhérer au verre, à la dose de 2 à 4 grammes, toutes les trois ou quatre heures. — Teinture 1/5, de 30 à 40 gouttes :

Teinture de grindelia robusta.......	30	grammes.
— de convallaria maialis.....	10	—
— de scille.................	5	—

à la dose de 15 gouttes 3 fois par jour, employée par le Dr Huchard contre la néphrite.

Guaco. — Syn. — *Mikania Guaco* H. B. *Eupatorium saturæfolium* Lam.

Desc. — Plante grimpante, de la famille des Composées, qui croît dans l'Amérique du Sud, à la Guyane et la Martinique.

Comp. — Contient une substance résinoïde amère, la *guacine*.

Part. empl. — La plante entière.

Prop. thér. — Employée contre la morsure des serpents, les fièvres intermittentes, les rhumatismes, la goutte, la rage, la syphilis et le choléra.

Mode d'emploi. Doses. — Suc frais, comme alexitère sur la plaie. — Extrait fluide, de 1 gramme à 3 grammes. — Infusé, 20 grammes pour 1,000. — Teinture de 1/6, de 2 à 4 grammes. — Teinture alcoolique et éthérée, pour l'usage externe.

Guazuma ulmifolia Desf. — Desc. — Plante de la famille des Malvacées, qui croît aux Antilles et à la Réunion.

Part. empl. — L'écorce.

Prop. thér. — Astringent mucilagineux, sous forme de sirop, dans les fièvres chaudes. Dépuratif dans les maladies cutanées, la rogne et autres affections du cuir chevelu. Au Brésil, on s'en sert comme topique pour les ulcères et les blessures.

8.

Mode d'emploi. — Décoction, 30 grammes d'écorce, que l'on fait bouillir une demi-heure dans un demi-litre d'eau.

Gymnema silvestre R. Br. — Syn. — Merasingi.

Desc. — Plante de la famille des Asclépiadées, qui croît dans l'Inde.

Comp. — On retire des feuilles, dans les proportions de 6 p. 100, l'*acide gymnémique*, allié à une base encore non définie $C^{32}H^{55}O$.

Prop. thér. — L'écorce pulvérisée sert depuis longtemps déjà, chez les indigènes, contre les morsures de vipères, et sa décoction est appliquée sur les plaies sous la forme de cataplasmes.

Elle produit des effets analogues à ceux de l'ipéca.

Prop. thér. — Produit l'anesthésie des nerfs sensitifs de la déglutition (ageustie) et sert pour faire absorber des médicaments amers ou nauséeux.

Hamamelis virginiana Lam. — Syn. — *Witch Hazel*. Noisetier de Sorcière.

Desc. — Arbre de la famille des Saxifragacées-Hamamélidées, qui croît aux États-Unis.

Part. empl. — Les feuilles et l'écorce fraîches.

Comp. — Contient de l'*hamaméline*, produit résineux mélangé à un alcaloïde.

Prop. thér. — Tonique, astringent contre les hémorroïdes et les hémorragies. Action décongestive, sédative, régularisant la circulation en agissant sur le système vaso-moteur, dilatateur et constricteur ; ce qui explique son action hémostatique dans les stases sanguines, dans les dilatations variqueuses profondes ou superficielles.

Prop. tox. — Doit être donné avec prudence. Des troubles de la circulation ont été observés dans plusieurs cas où la dose de 20 gouttes par jour avait été dépassée.

MODE D'EMPLOI. DOSES. — Extrait fluide, préparé avec les feuilles ou l'écorce :

Hamamelis en poudre n° 40.............   100
Alcool à 94°........................... ⎱ ãã q.s.
Eau distillée.......................... ⎰

Mêlez une partie d'alcool avec 2 parties d'eau distillée, et préparez avec ce mélange l'extrait fluide, pour faire 100 gr. d'extrait fluide, dont on donnera de 4 à 8 gouttes, 3 fois par jour. — Décoction, 80 grammes pour 500 grammes, un verre par jour. — Extrait mou, 1 gramme pour 350 grammes d'eau, 10 gouttes toutes les deux heures. — Teinture de feuilles 1/5, pour usage interne, de 5 à 20 gouttes par jour. — Teinture d'écorces 1/20, pure ou coupée d'eau, pour usage externe en compresses.

Helcosol. — SYN. — Pyrogallate de bismuth.

PRÉP. — Ce corps, qui se prépare avec l'acide pyrogallique et l'oxyde de bismuth en calquant la préparation sur celle du salicylate de bismuth, se présente sous la forme de deux produits, l'un qui, d'après E. Merck, a pour formule $C^6H^4(OH)O^2Bi(OH)$, tandis que Negrescu, l'ayant trouvé moins riche en bismuth, préconise pour l'helcosol la formule suivante : $C^6H^4(OH)O^2Bi(OH)(OH)$.

PROP. THÉR. — Si l'helcosol est prescrit pour l'usage externe, on ne perdra pas de vue qu'il se décompose en partie dans l'organisme, d'où apparition d'acide pyrogallique libre dans l'urine. Or, la dose toxique de l'acide pyrogallique oscille entre 2 grammes et demi et 5 grammes.

Helianthus annuus L. — SYN. — Tournesol. Grand Soleil.

DESC. — Plante annuelle de la famille des Composées, qui croît communément dans toute l'Europe.

PART. EMP. — Les feuilles et la tige.

PROP. THÉR. — Les paysans russes connaissent de
longue date ses propriétés fébrifuges, que Maninof a
expérimentées avec un certain succès.

Le Dr Moncovo, de Rio-de-Janerio, a employé la
teinture alcoolique à la dose journalière de 1 à
10 grammes dans une potion administrée en quatre
ou cinq fois toutes les deux heures ; il a fini par lui
préférer l'extrait alcoolique, à la dose de 1 à 6 grammes, également en potion. Le remède a été presque
sans exception toléré par les enfants même les plus
jeunes. Il a été employé sur 51 enfants, dont 23 gar-
çons et 28 fillettes. Dans la majorité des cas, la
guérison a été aussi prompte qu'avec la quinine,
souvent dans des cas d'une gravité évidente.

MODE D'EMPLOI. — Teinture 1/5 à la dose de 1 à
10 grammes.

Heliotropium indicum L. — SYN. — *Yerba de Cotona.*

DESC. — Plante de la famille des Borraginées, qui
croît à Porto-Rico, dans l'Inde et en Cochinchine.

PROP. THÉR. — Le suc est employé pour résoudre
des furoncles douloureux ou les anthrax.

Spécifique des aphtes et des ulcérations de la
gorge et du pharynx. Le Dr Amadeo l'a employé dans
la pharyngite et l'angine tonsillaire, et a obtenu un
soulagement de la douleur et de la constriction.

MODE D'EMPLOI. — A l'intérieur, infusions. — Gargarismes.

Hémogallol. — PRÉP. — On traite le sang des animaux par l'acide pyrogallique, et on lave le produit
obtenu de façon à enlever toute trace excédente
de pyrogallol. (E. Merck.)

Desc. — Poudre rouge brun, absolument sans saveur et assimilable avec une facilité extraordinaire.

Prop. thér. — Le Dr Kobert a expérimenté ce produit et a obtenu une assimilation rapide ; il pénètre en totalité dans le système vasculaire, il diffère des autres préparations martiales dont il faut quelquefois le centuple pour combattre l'anémie. Le Dr Kobert fait remarquer que dans un médicament ferrugineux ce n'est pas la quantité de métal qu'il contient que l'on doit prendre en considération ; le point capital à observer c'est si le fer se trouve dans un état facilement assimilable ou non. L'hémogallol ne nuit en rien à l'appareil digestif, son traitement peut être de longue durée et il contribue puissamment à rappeler l'appétit perdu, de sorte qu'il a pour résultat non seulement une rapide augmentation des globules du sang mais aussi une amélioration de l'état nutritif dont la promptitude est de toute nécessité. Ce remède étend son action sur les maladies résultant de la pauvreté du sang en ferroalbumine rouge, telles que excitation nerveuse, maux de tête névralgiques, dyspepsie et insomnies.

Mode d'emploi. Doses. — M. E. Merck préconise des cachets de 0,25 d'hémogallol trois fois par jour peu de temps avant les repas. — Pastilles de chocolat contenant 25 centigrammes d'hémogallol.

Hémol. — Prép. — Le professeur Kobert, en agitant le sang neutre ou neutralisé d'animaux à sang chaud avec de l'eau et du zinc en poudre, a observé un précipité qui est une combinaison de l'hémoglobine et du zinc qu'il appela *zincoparahémoglobine*. On sépare le zinc par précipitation au moyen du sulfure d'ammonium et finalement on déplace l'hémol par l'acide chlorhydrique.

DESC. — Poudre brune, sans saveur, contenant souvent encore un peu de zinc, ce qui ne nuit pas à son action thérapeutique.

PROP. THÉR. — Le professeur Kobert a observé que l'hémol se dissolvait rapidement dans l'intestin. Il l'a employé contre la chlorose et les ulcérations saignantes de l'intestin, qui étaient vite cicatrisées.

L'hémol est toléré facilement même par l'estomac si irritable des chlorotiques, il est rapidement assimilé par ces malades. L'hémol est plus que tout autre médicament martial transformé en matières colorantes du sang même chez les individus les plus affaiblis. On le retrouve dans les urines au taux de 22,6 p. 100 de la dose administrée, tandis que l'hémoglobine ne donne que 17 p. 100 et l'hématine 10 p. 100 de leur dose.

MODE D'EMPLOI. DOSES. — Cachets médicamenteux contenant 10 centigrammes ou 50 centigrammes administrés trois fois par jour. — Pastilles de chocolat ou tablettes comprimées dont chacune contient 50 centigrammes d'hémol, que l'on prescrit à la dose de 3 à 6 par jour (E. Merck).

Hoang-nan. — SYN. — *Strychnos Gautheriana*.

DESC. — Plante de la famille des Solanacées, qui croît au Tonkin.

COMP. — Contient strychnine, brucine et igasurine.

PROP. PHYS. — Possède les propriétés physiologiques de la strychnine, ajoutées à celles de la curarine (exagération des mouvements réflexes, crampe, léger trismus).

PROP. THÉR. — Réputée comme écorce précieuse contre la rage, la lèpre et le venin des serpents.

M. le Dr Barthélemy, de Nantes, a essayé ce médicament et, sur un certain nombre de cas de rage, a obtenu la guérison : les premiers stades de la maladie suivaient leur cours, mais l'hydrophobie était évitée ainsi que la mort.

MODE D'EMPLOI. DOSES. — Poudre, à la dose de 75 centigrammes. — Extrait hydro-alcoolique, à la dose de 30 centigrammes, dans les vingt-quatre heures.

Hura crepitans L. — SYN. — Sablier.

DESC. — Plante de la famille des Euphorbiacées, qui croît dans les Antilles, l'Amérique tropicale et le Brésil, la Guyane, la Réunion et l'Inde.

PROP. THÉR. — Poison énergique, employé comme éméto-cathartique, hydragogue et à l'extérieur comme rubéfiant. Le latex de la plante, mis au contact de l'œil, peut produire la cécité presque immédiate. L'extrait d'écorce est employé, au Brésil, contre la lèpre.

Hydrastis canadensis L. — SYN. — Racine jaune. Racine orange.

DESC. — Plante de la famille des Renonculacées, qui croît dans l'Amérique du Nord.

PROP. PHYS. — A la suite de l'administration de l'*hydrastis canadensis* ou de son alcaloïde l'*hydrastine*, les battements du cœur sont ralentis; après de fortes doses, survient parfois de l'arythmie; le ralentissement qui suit une dose moyenne cesse, si les nerfs vagues sont coupés; il n'en est pas de même de l'arythmie et du ralentissement qui succèdent à de doses fortes.

PROP. THÉR. — A une action manifeste sur les troubles fonctionnels de l'appareil utéro-ovarien et sur les anomalies de la menstruation. — On l'emploie comme tonique et antipériodique, véritable succédané du quinquina dans les fièvres intermittentes. Il est laxatif, cholagogue, et est employé contre les affections chroniques des muqueuses et les hémorroïdes. Il est altérant et antiseptique.

Le Dr Palmer, ayant remarqué l'action favorable de l'application locale de l'extrait d'hydrastis sur l'inflammation des muqueuses, a prescrit des inhalations du même extrait dans des cas de bronchite simple et aussi dans la phtisie. Les résultats sont satisfaisants. Dans le premier mois, les sueurs nocturnes disparaissent, la toux et l'expectoration diminuent notablement, l'appétit se relève, la digestion s'accomplit avec plus d'énergie, les forces des malades s'accroissent. L'hydrastis est applicable à toutes les périodes de la phtisie.

Le Dr Fedarow recommande l'hydrastis canadensis comme remède contre les vomissements de la grossesse. — Dans quatre cas successifs de vomissements dits incoercibles de la grossesse, le docteur P. Fedarow (de Kharkow) a obtenu un succès rapide et complet par l'administration de l'extrait fluide d'hydrastis canadensis à la dose de 20 gouttes répétée quatre fois par jour. Le médicament agirait en abaissant la pression sanguine, en décongestionnant l'utérus et en calmant l'hyperexcitabilité des centres vaso-moteurs du tube gastro-intestinal.

MODE D'EMPLOI. DOSES. — Le rhizome et les radicelles servent à la préparation d'un extrait fluide et d'une teinture.

Hydrastis en poudre n° 60	100
Alcool à 94°	q. s.
Eau distillée	q. s.

Pour faire 100 gr. d'extrait fluide, à la dose de 1 à 4 grammes, 2 à 3 fois par jour. — Racines pulvérisées, 2 à 8 grammes.

Teinture d'hydrastis canadensis	15
— de viburnum prunifolium	15

Dix gouttes toutes les 2 heures contre la dysménorrhée (Dr Huchard).

Le Dr Palmer se sert ordinairement de la solution suivante pour les inhalations :

> Extrait fluide d'hydrastis canadensis... 1 partie.
> Solution saturée de chlorure de sodium. 3 —

Hydrastine de 10 à 30 centigr. par jour.
Hydrastinine en injections sous-cutanées.

> Chlorhydrate d'hydrastinine............ 1 gramme.
> Eau distillée........................ 10 —

De 1/2 à 1 seringue Pravaz.

Hydronaphtol. — PRÉP. — Produit de réduction du naphtol-β, qui ne serait, d'après certains auteurs, que le naphtol-β lui-même.

DESC. — Corps cristallisé, blanc, qui fond à 117°.

PROP. THÉR. — M. le docteur C. Smith prétend obtenir chez les phtisiques d'excellents résultats par les injections hypodermiques d'une solution d'hydro-naphtol à 0,50 p. 100, à l'exclusion des médicaments habituellement employés contre la tuberculose, tels que la créosote, l'huile de foie de morue, etc. Ce traitement aurait pour effet de supprimer la fièvre hectique, de diminuer la toux et le nombre des bacilles dans les crachats, d'amender les signes physiques de l'affection pulmonaire, d'améliorer l'appétit et l'état général, et même d'amener une guérison apparente ou réelle dans les cas de tuberculose au début.

Sur 31 cas de phtisie pulmonaire que M. Smith a traités par l'hydronaphtol en injections sous-cutanées, 14 malades pourraient être considérés comme guéris, et 8 seraient notablement améliorés.

Hymenæa Courbaril L. — SYN. — Caroubier de l'Inde. Copalier.

DESC. — Plante de la famille des Légumineuses,

qui croît dans l'Inde, Guyane, Cochinchine, Antilles.

PROP. THÉR. — L'écorce, à l'état d'extrait fluide, est un bon sédatif artériel et un astringent, dans les cas d'hémoptysie, d'hématurie, de crachement de sang, de diarrhée et de dysenterie.

MODE D'EMPLOI. DOSES. — Extrait fluide, de 10 à 20 gouttes.

Hymenodictyon excelsum Wall. — DESC. — Plante de la famille des Rubiacées, tribu des Cinchonées, qui croît dans l'Inde.

COMP. — Elle contient, d'après Waylor, de l'hyménodictine, de l'æsculine, de l'æsculétine.

PART. EMPL. — L'écorce.

PROP. THÉR. — Elle est astringente et amère. Ce serait un tonique et un fébrifuge.

Hypnal. — SYN. — Chloral-antipyrine. Trichloracétyl-diméthylphénylpyrazolone.

DESC. — M. Reuter a fait connaître la combinaison de 1 molécule d'antipyrine et 1 molécule de chloral anhydre ; ce corps ne donne pas la réaction rouge avec le perchlorure de fer. MM. Béhal et Choay ont obtenu les combinaisons de 1 molécule d'antipyrine pour 1 molécule de chloral hydraté et de 1 molécule d'antipyrine pour 2 molécules de chloral hydraté. Ces deux corps donnent la coloration rouge par le perchlorure de fer.

PRÉP. — On obtient ce corps en mélangeant le chloral hydraté et l'antipyrine ; on obtient une huile, qui ne tarde pas à se prendre en cristaux, qu'on essore et qu'on purifie par des cristallisations dans l'eau.

PROP. THÉR. — Le composé de Reuter est inactif thérapeutiquement, tandis que ceux de MM. Béhal et Choay ont de l'action. On devra donc au préalable faire l'essai au perchlorure de fer. M. le Dr Bardet préconise l'hypnal contre l'insomnie due à la douleur et à la toux. On peut l'administrer facilement à des enfants, car il n'a pas de goût.

Dose. — 1 gramme.

Hypnoacétine. — Prép. — C'est l'acétylparamido-phénol dans lequel la molécule d'eau phénylique est remplacée par le groupement de l'acétophénone ou hypnone.

Desc. — Elle se présente sous forme de cristaux translucides, fusibles à 160°, presque insolubles dans l'eau et l'éther, difficilement dans le chloroforme, le sulfure de carbone et la benzine, facilement dans l'éther acétique et l'alcool.

Prop. thér. — On emploie ce corps comme hypnotique et antithermique.

Mode d'emploi. Doses. — Cachets médicamenteux à la dose de 0 gr. 50, de 1 à 3 par jour.

Hypnone. $C^6H^5—CO—CH^3$. — Syn. — Acétophénone. Phénylméthyl-acétone.

Desc. — Liquide incolore, mobile, très réfringent, bouillant à 198°. Il appartient à la série aromatique. Il est volatil et son odeur, très tenace et très persistante, rappelle à la fois celle de l'essence d'amandes amères et celle de l'eau de laurier-cerise. N'est pas directement inflammable, mais active la combustion des corps qui en sont imprégnés. Vers +4 ou 5 degrés, il devient solide et se prend en masse sous forme de cristaux enchevêtrés. Très soluble dans l'alcool, l'éther et particulièrement l'huile d'amandes douces, ce qui a donné l'idée de le mettre en capsules, après l'avoir dissous dans ce véhicule.

Prép. — Obtenu par Friedel en faisant réagir le chlorure de benzoyle sur le zinc méthyle ou en distillant un mélange de benzoate et d'acétate de calcium.

PROP. PHYS. — Chez les cobayes, en injection sous-cutanée, à l'état pur, et à la dose de 50 centigrammes à 1 gramme, il amène une somnolence à forme comateuse, suivie de la mort de l'animal, cinq à six heures après l'injection (Dujardin-Beaumetz).

PROP. THÉR. —Le Dr Dujardin-Beaumetz a, le premier, constaté ses propriétés hypnotiques, qui avaient échappé à Popoff et Nencki.

MODE D'EMPLOI. DOSES. — La dose varie de 4 à 16 gouttes, soit de 10 centigrammes à 40 centigrammes, et cette dose provoque toujours de quatre à six heures d'un sommeil réparateur.

Dans ses premiers essais, le Dr Dujardin-Beaumetz a d'abord administré l'hypnone étendu d'alcool, d'éther ou de glycérine dans des capsules Lehuby.

Étant données les petites doses auxquelles doit s'administrer ce médicament et la précision nécessaire à son dosage, Limousin préfère l'emploi des capsules gélatineuses, ainsi formulées :

Hypnone...................... 4 gouttes ou 10 centigr.
Huile d'amandes douces.......... Q. S. pour une capsule.

On évite ainsi l'ingestion d'une certaine quantité d'alcool à 90° ou d'éther proportionnellement élevée, si on considère que l'hypnone s'administre à la dose de quelques gouttes seulement.

L'huile d'amandes douces possède la propriété d'atténuer dans une forte mesure l'odeur pénétrante de l'hypnone.

Hypnone...................... VIII gouttes.
Glycérine...................... 2 grammes.
Looch blanc...................... 40　　—

à prendre en une fois (Dr Constantin Paul).

Hyposulfité de mercure et de potasse. — 3 Hg $(S^2 O^2)^2 + 5 K^2 S^2 O^3$.

Desc. — Cristaux incolores facilement solubles dans l'eau. Contenance en mercure, 31.4 pour 100. Ce produit ne donne pas de précipité dans les solutions albumineuses.

Prop. thér. — D'après le Dr Dreser, ce sel double possède la propriété remarquable d'être décomposé par l'électrolyse, de telle manière que son mercure va à l'anode, car, dans cette préparation, la molécule de mercure n'est pas à l'état métállique, mais sous forme d'un acide mercurique.

Les injections hypodermiques ne sont, d'après Dreser et Camerer, pas plus douloureuses que les injections ordinaires de morphine ; elles ne produisent aucune irritation, ni aucune action caustique locale, et elles peuvent se doser exactement. 1 gramme de chlorure de mercure correspond à 2 gr. 32 d'hyposulfite de mercure et de potassium ; on ordonnera donc la préparation de la manière suivante :

Hyposulfite de mercure et de potassium.... 0^{gr},25
Eau distillée.................................. 10 ,00

De une demi à une seringue correspond de 0 gr. 005 à 0 gr. 01 de sublimé en injection hypodermique.

Ichthyol. — Desc. — Ce sel a l'apparence du goudron ; il possède une réaction faiblement alcaline et la consistance de la vaseline. Il est soluble dans l'eau, ainsi que dans un mélange d'alcool et d'éther ; il est miscible en toutes proportions aux graisses et aux huiles. On prépare également un sel ammoniacal.

Prép. — La matière qui sert à le préparer est le produit de la distillation de roches bitumineuses du Tyrol, dans lesquelles on trouve des poissons fossiles. On traite cette matière, qui renferme déjà du soufre, par l'acide sulfurique concentré, et on neutralise ensuite avec le carbonate de soude.

Comp. — D'après les analyses de Baumann et Schotten, le sel de soude desséché sur l'acide sulfurique possède la composition centésimale suivante :

Carbone....................................	55,05
Hydrogène..................................	6,06
Soufre.....................................	15,27
Sodium....................................	7,78
Oxygène	15,83

Sa formule brute serait donc $C^{56}H^{36}S^6Na^4O^{12}$. C'est le sel d'un composé sulfoné, analogue, par exemple, aux acides benzinosulfuriques. Le soufre qu'il renferme en fortes proportions vient en partie du produit primitif et en partie de l'acide sulfurique. La sulfonisation rend l'huile sulfurée soluble dans l'eau, ce qui fait de l'ichthyol un composé très différent des combinaisons organiques sulfurées utilisées jusqu'à présent.

Prop. thér. — Introduit dans la thérapeutique par Unna, l'ichthyol est très utilisé en Allemagne.

Unna l'a employé contre les maladies de peau, les rhumatismes et le psoriasis. Mais c'est surtout comme anti-eczémateux qu'il est recommandé. Il offre l'avantage de ne pas occasionner de dermatite, qui serait inévitable si on faisait usage d'une pommade renfermant 10 p. 100 de soufre.

Zugler le considère comme un médicament d'épargne, réussissant dans les cas de catarrhe de la vessie, d'écoulements chroniques, de néphrite et de diabète.

Le Dr Félix, de Bruxelles, vante les bons effets du traitement de l'anthrax par la médication suivante : Il applique, trois fois par jour, sur la tumeur une couche épaisse de cette pommade :

Ichthyol............................	3 grammes.
Cérat camphré......................	15 —

Le Dr Kœster s'est servi avec succès d'injections de solution aqueuse de sulfo-ichthyolate d'ammonium à 1 p. 100 dans trois cas de blennorrhagie urétrale chez l'homme, ainsi que dans un cas de cystite blennorrhagique chez la femme. Dès le deuxième jour, la douleur à la miction disparut et la guérison définitive fut obtenue au bout de huit à vingt jours.

D'après le Dr Freund, chez la femme, la cystite blennorrhagique fut combattue et guérie par des injections intravésicales.

Les Drs Rietmann et Schonauer disent que ce traitement est indiqué dans les affections inflammatoires des organes génitaux des femmes : la métrite, la péri-paramétrite, l'ovarite, la salpingite ; l'effet calmant et les propriétés résolutives des préparations d'ichthyol sont remarquables. Des exsudats considérables de pelvi-péritonite ne laissent, après dix à quatorze jours de traitement, que de petits noyaux que le massage et les bains font totalement disparaître. La durée du traitement est de dix à dix-huit jours.

Mode d'emploi. — A l'extérieur en pommade, mélangé à de la vaseline ou à de la lanoline. — Solution aqueuse, solution éthéro-alcoolique à la dose de 0,5 à 1 p. 100 (écorchures chez les enfants) jusqu'à 50 p. 100. — Usage interne, on emploie les sels de soude ou d'ammoniaque, qui sont des produits plus purs que l'ichthyol. — Pilules de 10 centigrammes (1 à 4 pilules, 3 fois par jour). — Capsules. — Solution aqueuse.

Ichthyol.....................	5 à 50 grammes.
Alcool à 90°.................	50 —
Éther.......................	50 —

en frictions, d'après la formule du Dr Brocq.

Iodophénine. — Syn. — Phénacétine iodée.

Prép. — Combinaison de deux molécules de phénacétine avec trois molécules d'iode renfermant 51,5 p. 100 d'iode.

Desc. — Poudre rouge brun, cristalline, presque insoluble dans l'eau, soluble dans l'acide acétique concentré, peu soluble dans le benzol et le chloroforme.

Prop. thér. — Ce nouveau produit est doué de propriétés antiseptiques très développées ; il a été employé dans le traitement des plaies et des ulcères de mauvaise nature sous forme de poudre ou d'émulsion glycérinée étendue sur de l'ouate.

D'après les recherches du Dr Wittkowsky ce composé possède des propriétés bactéricides remarquables et il a donné de bons résultats à l'hôpital de la Charité.

Le Dr Siebet lui reproche de donner trop vite de l'iode naissant et, quand il est injecté sous la peau, de causer des inflammations, et d'irriter le tube gastro-intestinal quand on le donne à l'intérieur.

Le Dr Schuller a fait des recherches sur l'emploi de l'iodophénine dans le traitement des plaies purulentes et infectieuses, et, pour elle, il vaut le chlorure mercurique et l'iodoforme ; mais, comme l'iode est mis en liberté très facilement, elle lui semble contre-indiquée en application directe sur les plaies récentes.

Les ulcères ichoreux deviennent secs et aseptiques après un second pansement à l'iodophénine en poudre, en émulsion glycérinée, et alors l'iodoforme peut amener une guérison rapide.

Ce serait aussi un excellent remède contre l'anthrax ; mais il ne faut pas oublier qu'elle exerce une légère action caustique sur les granulations.

Quand les plaies ont pris, sous l'influence de l'iodophénine, un bon aspect, il est alors avantageux de la remplacer par l'iodoforme.

L'iodophénine est encore fort utile après l'extirpation des ganglions et après les grandes opérations chirurgicales, pour empêcher la décomposition des sécrétions en contact avec les bandages. Il est bon de ne pas mettre directement l'iodophénine au contact même de la plaie, mais entre plusieurs couches de coton. On peut laisser ces pansements en placé pendant deux ou trois semaines, sans qu'ils deviennent putrides.

Iodéthylformine. $C^3H^6Az^2$, C^2H^5I. — Prép. — Obtenue en faisant agir l'iodure d'éthyle sur une solution alcoolique étendue de formine (Trillat).

Desc. — Longues aiguilles incolores. Cet iodure est soluble à l'infini dans l'eau, la solution a à peine de saveur. Il est peu soluble dans l'alcool, insoluble dans l'éther et le chloroforme. Le carbonate de soude dégage du formol, et il se fait de l'iodure de sodium et un peu de carbonate d'ammoniaque. Avec les acides concentrés, il y a dégagement de vapeurs de formol. Cette réaction doit se faire dans l'économie, et, en plus, il doit se dégager un peu d'alcool.

Prop. phys. — L'iodéthylformine a été ingérée à des animaux (lapins, chiens) à la dose de $0^{gr},50$ à 1 gramme par kilogramme, sans provoquer d'accidents. A la dose de 2 grammes par jour, elle a pu être administrée impunément à des lapins, pendant plus d'une semaine, sans provoquer de troubles visibles.

L'élimination se fait par l'urine à l'état d'iodure alcalin.

Prop. thér. — Le Dr Bardet a entrepris une série d'expériences pour remplacer les iodures alcalins par l'iodéthylformine, et pensé éviter, par ce produit, les accidents d'iodisme déterminés par l'iodure de potassium en particulier

Iodoformine. $C^3H^6Az^2I^2$. — Prép. — L'iodoformine,
ou dérivé iodé de la méthylène-diamine-méthane,
se prépare de la façon suivante (Trillat) :

Si l'on traite le formol par l'ammoniaque, on obtient une base très intéressante, la méthylène-diamine-
méthane ou plus simplement formine, qui jouit de la
propriété de fournir par substitution des corps très
mobiles et de fixer ainsi soit de l'iode ou du brome
libres, soit des éthers iodés et bromés.

On traite une solution de formine par une dissolution alcoolique d'iode ou aqueuse iodo-iodurée, il
se forme un précipité brun jaunâtre cristallisé qu'on
recueille.

Desc. — Poudre cristalline à reflets rougeâtres, qui
contient 80 pour 100 d'iode. Chauffée à 100 degrés,
elle se décompose brusquement en donnant des vapeurs d'iode. Elle est insoluble dans l'eau, dans
l'alcool froid, dans l'éther, dans le chloroforme et la
benzine. L'acétone la dissout bien, l'alcool bouillant
en dissout un peu. Traitée par l'eau bouillante, elle
se décompose en iode et en formol. Les alcalis
faibles, à la température de 40 degrés, régénèrent
lentement les deux composantes.

Prop. thér. — D'après la composition et les réactions, il était à supposer que l'iodoformine représen-
tait un succédané plus riche en antiseptiques que
l'aristol et l'iodoforme. C'est ce que l'expérience a
démontré ; d'après les essais du Dr Bardet et ceux
encore inédits de M. Reynier, on peut conclure que
l'iodoformine employée en nature sur des chancres,
des ulcérations et des plaies de mauvaise nature,
produit une action antiseptique remarquable ; elle
jouit surtout de la propriété d'exciter la vitalité des
tissus. Ces faits concordent d'ailleurs avec les faits
rapportés au congrès de Rome, par des confrères
allemands qui ont montré que le formol exerce sur

les tissus une sorte de dissociation. Il n'y a donc pas de doute, pour le Dr Bardet, que l'iodoformine, mettant en liberté du formol, il se produit à la surface une action stimulante énergique qui hâte la cicatrisation.

Iodol. C^{8}HI^{4}Az. — Syn. — Tétra-iodure de pyrrol.

Desc. —Poudre amorphe, brune, inodore ; renferme 80 p. 100 d'iode ; se décompose à 140 ou 150°.

Prép. — On l'obtient en faisant dissoudre le pyrrol, qui provient de l'huile animale de Dippel, en recueillant ce qui passe vers 130°, dans de l'eau alcaline, et on ajoute une solution d'iode dans de l'iodure de potassium ; il se forme un précipité, qu'on lave à l'alcool.

Prop. bact. — Antiseptique puissant.

Prop. thér. — Anesthésique local.

Mode d'emploi. Doses. — A l'intérieur, 10 centigrammes par jour. — A l'extérieur, poudre comme topique. — Solution dans l'alcool, l'éther ou les huiles.

Iodure de rubidium. — Prép. — On mélange une solution d'iodure de baryum à une solution de sulfate de rubidium, on filtre et on évapore la liqueur filtrée à siccité.

Desc. — Se présente sous forme de cristaux blancs, inodores, d'une saveur moins âcre que l'iodure de potassium, plus solubles dans l'eau que ce dernier.

Prop. thér. — Le Dr Vogt dit que l'iodure de rubidium présente de grands avantages : le goût en est peu accentué, et les malades l'acceptent bien plus facilement que les iodures ordinaires. Il a traité un malade atteint d'artério-sclérose, celui-ci ne supporte que ce seul iodure, et arrive à en prendre pendant quinze jours de suite sans inconvénients. Un autre malade de sa clientèle n'a vu apparaître les premiers symptômes de pharyngite et quelques pustules d'acné, qu'au bout de six jours de traitement, tandis qu'en prenant de l'iodure de potassium, les effets ci-dessus mentionnés se manifestaient déjà au deuxième jour de traitement. Une autre malade, atteinte de céphalée spécifique récidivante, n'a jamais pu prendre d'iodures alcalins, même en suppositoires, sans se plaindre, dès le second jour, de nausées, de faiblesse et de pharyngite intense. Ces phénomènes ne se sont montrés, avec l'iodure de rubidium, qu'au bout de cinq jours de traitement, et cela d'une façon fort atténuée. Il eut ainsi la satisfaction de pouvoir juguler la céphalée en quatre jours, et ne fut, en conséquence, obligé de suspendre la médication qu'après avoir obtenu l'effet désiré. Pareil résultat n'a jamais pu être atteint avec les iodures alcalins, quels que soient les artifices de thérapeutique auxquels le Dr Vogt ait eu recours. Il a dû s'adresser en fin de compte aux analgésiques, qui ne produisaient, cela va sans dire, aucun effet sur la cause même des céphalées. Les crises, dans ces conditions, duraient une quinzaine de jours environ, et reparaissent tous les deux mois.

Ses essais avec l'iodure de rubidium sont récents, il ne peut donc savoir si la céphalée elle-même se modifiera par la suite, mais il a l'intention, à l'approche du moment supposé de la prochaine crise, de reprendre l'iodure de rubidium pour chercher à s'opposer au retour de la céphalée.

M. E. Erdmann, de Halle, préconise comme succédané de l'iodure de potassium, l'iodure de rubidium. L'iodure de rubidium ne produit pas les effets secondaires de l'iodure de potassium, effets attribuables à ce métal. Il est bien supporté par l'estomac, même quand on en fait un usage prolongé ; il ne trouble pas l'appétit. Son emploi est indiqué surtout chez les personnes qui ont une tendance à l'asthénie cardiaque. Les phénomènes d'iodisme et l'acné iodique sont moins à craindre qu'avec l'iodure de potassium.

Contre la syphilis, Leistikoff a proposé de remplacer dans certains cas l'iodure de potassium par l'iodure de rubidium. Il pense que ce sel se supporte mieux que l'iodure de potassium, qu'il détermine moins fréquemment que lui les accidents d'iodisme. Son goût serait également moins désagréable.

Doses. — Il s'emploie aux mêmes doses que l'iodure de potassium.

Jacaranda Caroba. — Syn. — Caroba. *Jacaranda procera. Jacaranda tomentosa* Ldl. ou *lanifoliata. Cybistax antisyphilitica.*

Desc. — Plante de la famille des Bignoniacées, originaire du Brésil et de la Guyane.

Comp. — On y a trouvé de la *carobine*, alcaloïde cristallisé, et de la *carobone*, résine balsamique.

Prop. thér. — Ce médicament est vanté comme antisyphilitique. On peut lui adjoindre les iodiques. On l'emploie aussi dans la blennorrhagie chronique et dans diverses affections vénériennes, cutanées et rhumatismales : chancres, bubons, ulcères, impétigo, psoriasis, douleurs dans les articulations, maux de tête nerveux, catarrhe chronique de l'urètre, douleurs ostéocopes, névralgies chroniques.

Mode d'emploi. — Infusion : 125 grammes de feuilles par litre, à la dose d'une cuillerée à café, trois fois par jour. — Extrait fluide, de 1 à 4 grammes, 3 fois par jour.

Kaya senegalensis Suss. — Syn. — Cailcedra. *Swietenia senegalensis* Desr. Quinquina du Sénégal.

Desc. — Arbre de la famille des Méliacées.

Part. empl. — L'écorce.

Comp. —Contient un alcaloïde, la *cailcédrine* (Caventou).

Prop. thér. — Fébrifuge et tonique, comme le quinquina.

Mode d'emploi. — Teinture à 1/5, 4 grammes par jour.

Kola. — Syn. — *Sterculia acuminata* Pal. Beauv.

Desc. — Arbre de la famille des Malvacées, qui croît dans l'Afrique centrale, Gabon, Côte d'Or, acclimaté aux Antilles.

Part. empl. — La graine, ou *noix de kola*.

Comp. chim. — Sous le nom de *kolanine*, Knebel désigne le glucoside contenu dans la noix de kola et qui se dédouble facilement en rouge de kola, glucose et caféine; il suppose que ce dédoublement a déjà lieu en partie dans la noix de kola. Traitée par le chloroacétyle, la kolanine donne naissance à un dérivé acétylé du rouge de kola dont l'analyse assigne au rouge de kola la formule : $C^{14}H^{13}(OH)^5$.

Cette substance est peu stable et, vu ses rapports avec le tannin, il est probable que c'est dans elle qu'il faut voir la source du tannin de la noix de kola. On sait que, d'après les relations des voyageurs africains, la saveur de la noix de kola fraîche, amère d'abord, devient ensuite sucrée; cet arrière-goût sucré est sans doute dû à la décomposition partielle de la kolanine par la salive.

Prop. thér. — C'est un aliment d'épargne, comme le café et le thé, employé par les nègres d'Afrique, comme masticatoire tonique, de même que la coca par les Indiens du Pérou.

Étudiée au point de vue thérapeutique par MM. Dujardin-Beaumetz, Huchard et Monnet. Elle agit sur le cœur comme tonique puissant, elle régularise le pouls, mais c'est un faible diurétique. Elle est aussi un anti-diarrhéique, et un puissant stimulant nerveux, usité dans les fatigues et l'indigestion.

Le chirurgien C.-U. Hamilton a remarqué qu'en mâchant 1^{gr},50 à 3 grammes de graines de kola on obtenait souvent la cessation du mal de mer au bout de quarante minutes environ. La dépression et le vertige disparaissent ; le cœur reprend ses mouvements réguliers et normaux. Cependant cette action semble appartenir seulement aux semences récentes.

MODE D'EMPLOI. DOSES. — Sirop. — Infusion théi-forme. — Vin, de 60 à 100 grammes par jour. — Élixir, 4 cuillerées par jour. — Poudre, de 50 à 1^{gr},50. — Extrait fluide, de 10 à 30 gouttes. — Extrait mou, de 15 à 50 centigrammes. — Teinture à 1/5, 10 grammes.

Lactique (Acide). — PROP. THÉR. — Agent destructif des tissus pathogéniques, il détruit les granulations fongueuses et les transforme en une bouillie noirâtre. Cette observation suggéra à Moselig l'idée d'étudier son action sur les néoplasies et sur le lupus vulgaire. Des applications répétées amenèrent la guérison et la cicatrisation complète; tout le tissu pathologique avec ses vaisseaux était détruit, mais les îlots de tissu sain restaient intacts.

MODE D'EMPLOI. — Liquide et concentré, il est appliqué sous forme de badigeonnages fréquents. Pour empêcher son action sur les parties voisines, il faut recouvrir le pourtour de la plaie d'un emplâtre agglutinatif ou bien l'enduire de graisse.

Employé en potion contre la diarrhée verte microbienne des enfants, en administrant dans la journée, par cuillerée à café, 2 grammes d'acide lactique dans 100 grammes d'eau distillée.

Doses. — Usage interne : de 15 à 20 gouttes dans une cuillerée d'eau.

Lactol. — Syn. — Lacto-naphtol. Lactate de naphtol.

Prép. — Ce corps, préparé par M. Coez, préparateur de chimie à la Faculté de médecine, est analogue au benzo-naphtol ; c'est l'éther lactique du naphtol.

Prop. phys. — Il se décompose dans les organes digestifs en acide lactique et naphtol et peut trouver son emploi dans la thérapeutique.

Le lactol est insipide. M. Coez en a absorbé un gramme pendant plusieurs jours de suite, sans en éprouver le moindre inconvénient.

A propos du dédoublement possible dans l'intestin, M. Lambling pense que puisque les alcalis n'agissent pas pour le produire, il faut admettre que le sucre pancréatique saponifie cet éther non par son alcali, mais par son ferment et qu'il y a lieu de faire dans ce sens quelques recherches de laboratoire.

Prop. thér. — M. Lemoine pense qu'il y a lieu d'essayer le médicament dans la diarrhée des tuberculeux, contre laquelle l'acide lactique agit bien alors que le benzo-naphtol ne donne rien.

Mode d'emploi. Doses. — On l'emploie à la dose de 0,25 ou 0,50 centigr., en cachets de 0 gr. 50 à la dose de 1 à 4 par jour, ou en suspension dans un liquide sucré.

Lactophénine. — Syn. — Lactylphénétidine. Éther lactique de la paraphénétidine.

Desc. — C'est une poudre blanche, insipide et soluble dans 330 parties d'eau.

Prép. — La lactophénine diffère de la phénacétine par la substitution de l'acide lactique à l'acide acétique.

Prop. phys. — L'action de ce médicament est double : à faible dose, il est analgésique et a donné de bons résultats dans le traitement des névralgies ; à forte dose, il est, de plus, hypnotique.

L'avantage de la lactophénine est d'être bien tolérée par les malades qui ne supportent pas l'antipyrine. Chez quelques sujets, un peu de sueur, quelques étourdissements se sont produits après son administration.

La lactophénine a été bien supportée et n'a jamais causé de collapsus ou de cyanoses. Elle a produit un abaissement considérable et persistant de la température fébrile.

Cet effet antithermique, ne survenant et ne se dissipant que graduellement, ne s'accompagne pas de transpiration abondante et n'est pas non plus suivi de frissons.

Dans les cas traités par la lactophénine l'urine présente la réaction du para-amidophénol.

Prop. thér. — En France, le Dr Landowsky a employé la lactophénine dans le service du Dr Proust, et ces expériences ont montré que la lactophénine possède, outre des propriétés antinévralgiques analogues à celles de l'antipyrine, une action hypnotique réelle.

Cette substance a été administrée, en Allemagne, dans le rhumatisme articulaire, l'influenza, la scarlatine, la septicémie et quelques autres maladies infectieuses.

Von Jaksch, de Prague, a obtenu d'excellents résultats, dans dix-huit cas de fièvre typhoïde, en prescrivant des cachets de 50 centigrammes à 1 gramme.

C'est donc un bon antithermique, mais von Jaksch la recommande surtout comme calmant dans les fièvres typhoïdes. Il a vu, en effet, qu'aucun autre agent thérapeutique n'exerce, chez les typhiques, une action sédative aussi puissante.

Elle a été encore administrée dans 33 cas de maladies diverses comme la polyarthritis, l'influenza, la scarlatine et la sepsis. Là aussi il ne s'est produit sur plus de mille observations particulières aucun effet accessoire nuisible et même désagréable au malade.

Le Dr Jacquet l'a employée dans 42 cas (pneumonie, influenza, érysipèle, fièvre typhoïde, tuberculose aiguë avec fièvre), et il a obtenu bon succès grâce à son action antithermique et calmante.

Le Dr Strauss a expérimenté ce médicament sur 45 malades, et a trouvé son emploi favorable dans la sciatique, la névralgie, le delirium tremens, et il en déduit que la lactophénine est un antithermique et un analgésique actif et se distinguant des autres par ce fait qu'elle n'a donné lieu à aucun effet accessoire nuisible.

MODE D'EMPLOI. DOSES. — La dose thérapeutique ordinaire est de 0^{gr},60, répétée trois fois dans les vingt-quatre heures; la dose maxima, de 1 gramme, répétée également trois fois, qu'on administre en cachets.

Lanoline. — SYN. — Lanaïne. *Adeps lanæ.*

DESC. — Chimiquement, c'est un éther cholestérique, provenant des substances kératinisées.

PRÉP. — On l'extrait du suint de mouton, qui en contient beaucoup, par saponification. On la retrouve en forte proportion dans le sabot du cheval et dans la peau de l'aï ou paresseux.

PROP. THÉR. — Cette substance a reçu une application thérapeutique nouvelle, par suite de la propriété qu'elle a d'absorber l'eau et de l'assimilation très grande des pommades à base de lanoline. Étant neutre, ne rancissant pas et ayant la consistance de l'axonge, elle peut servir de véhicule aux pommades. Elle absorbe le double de son poids de glycérine et une fois son poids d'eau. Elle peut servir

donc à incorporer à une pommade une solution de
sel, d'extrait, d'alcaloïde, d'antiseptique soluble, etc.;
de plus, les pommades se conserveront longtemps.

La lanoline possède aussi la propriété d'éteindre le
mercure et de pouvoir former directement les pommades mercurielles.

Lantana brasiliensis Link. — Syn. — *Yerba sagrada.*

Desc. — Plante de la famille des Verbénacées, qui
croît au Brésil et aux Antilles.

Comp. — Elle contient de la *lantanine,* alcaloïde
découvert par Buiza et Neyreta, de Lima.

Prop. thér. — L'alcaloïde agit sur la circulation,
et abaisse la température. Les estomacs faibles le
supportent bien. 2 grammes, administrés immédiatement après l'accès, guérissent les fièvres intermittentes, quand la quinine reste sans effet.

Mode d'emploi. Doses. — 1 ou 2 grammes en pilules
de 10 centigrammes, toutes les 24 heures. — La teinture est tellement amère qu'il serait peu pratique de
la prescrire.

Leptandra virginica. — Syn. — *Veronica virginica* L.

Desc. — Plante de la famille des Scrofulariacées,
qui croît dans l'Amérique du Nord.

Part. empl. — Le rhizome.

Comp. — Contient de la *leptandrine.*

Prop. thér. — Le rhizome frais est éméto-cathartique. Desséché, il serait tonique, cholagogue et
laxatif; a été employé dans les affections du foie, la
fièvre typhoïde, la dyspepsie, la diarrhée, la dysenterie et le choléra infantile.

Mode d'emploi. Doses. — Poudre, de 2 à 4 grammes.
— Extrait fluide, de 1 à 3 grammes. — Décoction de

racine, de 2 à 4 grammes. — *Leptandrine*, de 1 à 5 centigrammes.

Liriodendrum Tulipifera L. — Syn. — Tulipier. Bois blanc. Peuplier jaune.

Desc. — Plante de la famille des Magnoliacées, qui croît dans l'Amérique du Nord et aux Antilles.

Part. empl. — L'écorce de la racine, l'écorce de la tige, etc.

Comp. — Griffith et Procter ont trouvé dans l'écorce : oléorésine, résine (*liriodendrine*), matière colorante, glucose, alcaloïde (*tulipiférine*), glucoside, principe amer.

Prop. thér. — Schœff préconise les graines comme apéritives et l'onguent préparé avec les feuilles fraîches comme très efficace dans les inflammations et la gangrène.

Young et Barton l'emploient comme antipériodique et tonique dans les fièvres intermittentes, et prétendent que l'écorce n'est pas inférieure à celle du quinquina.

Éberlé l'emploie comme antihelminthique et vermifuge.

Chapman utilise les feuilles en topique contre les migraines, les entorses, les contusions, les blessures.

L'écorce est encore employée contre les convulsions des enfants, la jaunisse et le catarrhe intestinal.

Mode d'emploi. Doses. — Extrait fluide : de 0,50 à 2 grammes. — Décoction : 30 grammes par litre d'eau. — Teinture : 1/5 à la dose de 1 à 5 grammes.

Llareta. — Syn. — *Haplopapus llareta L.*

Desc. — Plante de la famille des Synanthérées, qui atteint un mètre de hauteur, avec de nombreux rameaux et de nombreuses fleurs, de couleur jaune. Elle croît en abondance dans le nord du Chili et principalement dans la province de Coquimbo; la vallée de Choapa en est couverte. Il ne faut pas confondre cette plante avec la *Laretia acaulis*, de la famille des Ombellifères.

Prop. thér. — Le Dr Infante, de Santiago, n'ayant pu réussir à arrêter l'écoulement blennorrhagique avec le copahu, essaya l'extrait de llareta et obtint la guérison dans tous les cas en 10 ou 15 jours.

Le Dr Buret l'a employé avec succès dans certains cas de blennorrhagie désespérés.

Mode d'emploi. Doses.

Eau..	100 grammes.
Extrait fluide de llareta.............	2 —

M. S. A.

2 cuillerées par jour.

Lorétine. — Syn. — Acide métaiodorthoxyquinolinasulfonique.

Prép. — La lorétine est un dérivé de la quinoline, découvert par le Pr Schinzinger, de Fribourg.

Desc. — Poudre cristalline jaune, inodore, peu soluble dans l'eau, l'alcool, l'éther et les huiles.

Prop. thér. — M. Schinzinger emploie la lorétine dans toutes les interventions opératoires qu'il a l'occasion de pratiquer. Pendant l'opération, il absterge la plaie au moyen de petites compresses de gaze sèche stérilisée. La plaie une fois suturée, il la recouvre de coton aseptique imprégné de collodion lorétiné. Pour les plaies cavitaires, il insuffle de la poudre de lorétine, ou bien il les tamponne avec de la gaze lorétinée. Dans les trajets fistuleux, il introduit des crayons de lorétine.

La guérison des plaies sous le pansement lorétiné

se fait aseptiquement. Il n'y a d'ordinaire ni fièvre, ni suppuration. La lorétine n'est pas toxique; elle n'irrite pas la peau et ne produit jamais d'érythème ni d'eczéma. Elle amène même rapidement la guérison des eczémas les plus invétérés. Elle exerce une action très favorable sur le lupus. C'est ainsi que M. Schinzinger a guéri plusieurs cas de cette affection au moyen de cautérisations énergiques avec le crayon de nitrate d'argent, suivies d'applications de collodion lorétiné. Il a obtenu aussi d'excellents résultats par l'emploi de la lorétine dans le traitement des furoncles et des phlegmons étendus de la main, et de l'avant-bras.

Enfin, la lorétine s'est montrée singulièrement efficace contre un cas d'érysipèle bulleux de la jambe dans lequel, après une application de collodion lorétiné sur la partie atteinte, la température du malade descendit, dès le lendemain, de 39°, 2 à 37°,5. Lorsque, au bout de trois semaines, survint une récidive de l'érysipèle, une nouvelle application de collodion lorétiné eut également pour effet d'abaisser, dès le jour suivant, la température de 39°,3 à 36°,8, et d'enrayer définitivement l'affection.

MODES D'EMPLOI. DOSES.— On s'en sert pour préparer une tarlatane lorétinée qu'on obtient en plongeant dans une solution de chlorure de calcium de la gaze imbibée préalablement d'une solution sodique de lorétine. La lorétine calcique insoluble qui se forme dans ces conditions se dépose sous la forme d'une poudre rouge impalpable dans les mailles du tissu. Cette tarlatane lorétinée sert au tamponnement des plaies.

On l'emploie pure ou mélangée à la magnésie calcinée pour saupoudrer les plaies ou les trajets fistuleux. La solution à 2 p. 100 et 5 p. 100 peut remplacer l'eau phéniquée.

Losophane. — Syn. — Mélacrésol triiodé. Triiodure de crésol.

Prép. — Le Dr Goldmann a obtenu ce produit en faisant réagir l'iode sur l'acide oxytoluylique en présence des alcalis.

Desc. — La losophane, qui renferme environ 80 p. 100 d'iode, se présente sous l'aspect d'aiguilles blanches, fusibles à 121°5.

Prop. phys. — Elle se dissout difficilement dans l'alcool, mais est facilement soluble dans l'éther, le benzol et le chloroforme. Les huiles grasses la dissolvent aisément à la température de 60°.

Une solution concentrée de soude caustique la transforme en une masse amorphe d'un noir verdâtre, insoluble dans l'alcool.

Prop. thér. — Le Dr Saalfeld, de Berlin, a obtenu de bons résultats en employant ce composé dans le traitement de diverses affections cutanées.

Dans les dermatoses d'origine parasitaire (teigne, lichen, pityriasis, gale), et dans l'eczéma, le sycosis et l'acné, il peut rendre des services.

Mode d'emploi. — Le Dr Saalfeld s'est servi de solutions à 1 — 2 p. 100. Il a aussi préparé des pommades renfermant 1 — 10 p. 100 de losophane, en faisant usage, comme excipient, soit de vaseline seule, soit d'un mélange de quatre parties de lanoline pour une partie de vaseline.

Solution :

Losophane	1 gramme.
Alcool	75 —
Eau distillée	25 —

F. S. A. Usage externe.

Lycétol. — Syn. — Tartrate de diméthylpipérazine.

Prop. phys. — Ce produit possède, comme la pipérazine, la propriété de dissoudre l'acide urique. Sa saveur acidule est agréable.

Prop. thér. — Son emploi, sans inconvénients pour l'organisme général, est suivi d'une diurèse considérable, d'une diminution de la densité de l'urine et de la disparition des symptômes goutteux.

Lycopus virginicus L. — Syn. — Appelé par les Indiens *Charmweed*.

Desc. — Plante de la famille des Labiées, qui croît aux États-Unis.

Prop. thér. — Possède, d'après le Dr K. Briggs, une propriété spéciale contre les piqûres et les morsures d'insectes et de reptiles venimeux. Les Indiens mâchent la plante et en avalent le suc. Le Dr K. Briggs a employé, chez un homme atteint d'une morsure dangereuse, une décoction de 20 grammes, dans un demi-litre d'eau, en partie comme compresses sur les plaies, et en partie comme médicament interne : le malade fut guéri le troisième jour.

Elle donne de bons résultats dans les hémoptysies et les premiers stades de la phtisie et de la consomption.

On lui trouve des propriétés astringentes, sédatives et même narcotiques.

Mode d'emploi. Doses. — Infusion (300 grammes p. 500 grammes d'eau bouillante), à prendre par fraction dans la journée.

Lysidine. $C^4H^8Az^2$. — Syn. — Éthylène-éthényl-diamine. Méthylglyoxalidine.

Prép. — C'est une substance identique à l'éthylène-éthényldiamide de A. W. Hofmann. M. le professeur Ladenburg a trouvé un procédé permettant de l'obtenir facilement par la distillation sèche de l'acétate de soude et du chlorhydrate d'éthylène-diamine.

Desc. — La lysidine est un corps cristallin, hygroscopique, fusible à 105°, entrant en ébullition à 198°, de couleur blanc rosé, dégageant une odeur de souris ; elle se dissout facilement dans l'eau et présente une réaction fortement alcaline.

Essai. — La solution de lysidine donne, avec le bichlorure de mercure, un précipité blanc ; avec l'iode un précipité brun. Ces deux précipités sont solubles dans un excès de lysidine. Le perchlorure de fer donne, avec la lysidine, un précipité brun soluble dans un excès précipitant.

1 gramme de lysidine exige 5ᶜᶜ d'acide chlorhydrique normal pour faire disparaître la couleur rouge de la phénolphtaléine ajoutée comme indicateur. Avec la teinture de tournesol, 5ᶜᶜ,7 du même acide sont nécessaires pour produire la saturation.

Prop. phys. — C'est un dissolvant de l'acide urique. La lysidine n'est pas toxique, elle est bien supportée et ne détermine pas de troubles digestifs ni d'albuminurie.

Prop. thér. — On l'administre en dissolution dans de l'eau gazeuse glacée contre les accès de goutte, aux doses progressivement croissantes de 1 à 5 grammes par vingt-quatre heures.

Elle a été employée par le Dʳ Gerhart, dans le traitement de la goutte et de la diathèse urique en général. On commence par faire prendre 1 gramme par jour. D'après cet auteur, les résultats ont été des plus satisfaisants.

Le Dʳ Grawitz l'a employée dans la goutte aiguë et morbide et a trouvé une amélioration très notable, et il a observé que l'usage prolongé de ce médicament ne présentait aucun phénomène désagréable.

Mode d'emploi. Doses. — Solution de 1 à 5 gr. de lysidine dans 500 gr. d'eau chargée d'acide carbonique à prendre en 4 ou 5 fois dans la journée.

Malacine. — Syn. — Malakine. Salicylparaphénétidine.

Prép. — Ce corps résulte de la combinaison de
l'aldéhyde salicylique avec la paraphénétidine.

Desc. — Petites aiguilles soyeuses, jaune clair,
insolubles dans l'eau, l'alcool chaud, de saveur remarquablement douce, d'où le nom qui lui a été donné.

Prop. phys. — Le suc gastrique décompose la malacine en aldéhyde salicylique et en phénacétine.

Les expériences faites sur les lapins ont montré
qu'ils supportaient sans inconvénients des doses de
2 grammes.

Elle possède une action sur le rhumatisme articulaire aigu.

Sans avoir les inconvénients de l'acide salicylique,
la céphalalgie, les vertiges, les bourdonnements d'o-
reilles, les sueurs profuses, etc., elle a, en outre, une
action antipyrétique un peu moins énergique que
celle de l'antipyrine et de la phénacétine.

On peut donc l'employer dans certaines affections
fébriles comme la fièvre des phtisiques. Un gramme
de malacine abaisse, en une heure et demie ou deux,
la température de $0°,7$ à $1°,5$.

De plus, elle agirait comme analgésique contre la
céphalée de la chloro-anémie; mais ici encore son
action est moindre que celle de l'antipyrine.

Prop. thér. — La malacine est un médicament
d'un effet sûr dans le rhumatisme articulaire aigu.
Elle présente, dans cette maladie, l'avantage d'être
exempte de toute action désagréable. Pour cette
raison, elle est indiquée chez les malades trop sensibles aux préparations salicylées (femmes, enfants),
ou ayant à l'égard de celles-ci une idiosyncrasie
particulière.

Il résulte des expériences faites par M. Jacquet, de
Bâle, qu'elle produit un abaissement de température :

mais, contrairement à l'antipyrine et à l'acétanilide, dont l'effet est prompt et énergique, la malakine agit lentement et graduellement. C'est surtout dans les derniers stades de la fièvre typhoïde, à une époque où les malades sont déjà notablement affaiblis et particulièrement dans toutes les fièvres tuberculeuses, que la malacine a produit les meilleurs effets. Après l'administration de 1 gramme, on observe ordinairement un abaissement de température de 0°,7 à 1°,5 se manifestant une heure et demie à deux heures après l'absorption et durant environ quatre à six heures. En renouvelant la dose, l'effet va en augmentant.

Mode d'emploi. Doses.—M. Jacquet administrait à ses malades la malacine en cachets de 1 gramme, dont il faisait prendre de 4 à 6 par jour ; 4 grammes de malacine seraient à peu près l'équivalent de 2 grammes d'acide salicylique. Les enfants et les adultes qui ne peuvent pas avaler de cachets prennent facilement la malacine incorporée dans la marmelade de pommes ou dans des confitures.

Mammea americana L. — Desc. — Plante de la famille des Guttifères, qui croît aux Antilles et à la Guyane.

Prop. thér. — L'eau distillée des fleurs est rafraîchissante et digestive. La gomme-résine est antiparasitaire. L'écorce en décoction est émolliente et sert en applications locales sur les plaies et blessures. Les graines sont amères. Les feuilles en décoction sont vantées contre les fièvres intermittentes.

Mangifera indica L. — Syn. — Mango. Manguier.

Desc. — Arbre de la famille des Anacardiacées, qui croît aux Antilles, Guyane, la Réunion, Indo-Chine, Madagascar, Tahiti.

PART. EMPL. — Le fruit et l'écorce, dont on prépare des extraits fluides.

PROP. THÉR. — Propriétés astringentes efficaces. On l'emploie contre les fièvres, la métrorrhagie, la leucorrhée, la gale et les affections cutanées. Le suc résineux est antidysentérique.

MODE D'EMPLOI. DOSES. — Extrait fluide, 10 grammes, eau 120 grammes, en gargarisme. — A l'intérieur, une cuillerée à café, toutes les deux heures.

Maté. — SYN. — Yerba Matte. *Ilex paraguayensis* St.-Hil.

DESC. — Plante de la famille des Ilicinées.

COMP. — L'analyse a été faite par M. D. Parodi qui a trouvé : acide cafétannique 30 grammes, caféine ou plutôt matéine 7 grammes pour 1000, résine, graisse, essence.

PROP. THÉR. — Médicament d'épargne de premier ordre, employé comme fortifiant et reconstituant, et qui jouit de propriétés fébrifuges. Il est un tonique du cœur.

MODE D'EMPLOI. DOSES. — En infusion théiforme, à la dose de 30 grammes par litre d'eau.

Méconarcéine. — SYN. — Méconate de narcéine. Combinaison de narcéine et d'acide méconique, proposée par M. le Dr Laborde.

PRÉP. — On mélange par trituration l'acide méconique et la narcéine à équivalents égaux. Cette poudre, mise en dissolution, donne de suite la méconarcéine. Il serait normalement plus facile de combiner l'acide méconique (acide de l'opium) avec les alcalis de l'opium, plutôt que de choisir un autre acide. En Angleterre d'ailleurs, on se sert du sel méconate de morphine pour injections sous-cutanées.

DESC. — Poudre blanche, fusible à 110°, soluble

dans l'eau bouillante et dans l'alcool faible, peu soluble dans l'alcool fort.

L'acide méconique étant un acide bibasique, il se forme en réalité deux sels, l'un, le *monoméconate*, cristallisé en aiguilles jaunes, et le *biméconate*, cristallisé en aiguilles blanches.

PROP. THÉR. — Sédatif, calmant, hypnotique; employé dans les névralgies et les rhumes.

MODE D'EMPLOI. DOSES. — En solutions hypodermiques stérilisées. — En pilules, de 6 milligrammes à 25 milligrammes.

Melaleuca Leucadendron L. — SYN. — Cajeput. Arbre blanc.

DESC. — Arbre de la famille des Myrtacées, qui croît en Indo-Chine et à la Réunion.

PRÉP. — On retire des feuilles par la distillation, en présence de l'eau, une huile essentielle, qui est mobile, transparente, de couleur verte, d'odeur camphrée. Densité = 0,925.

COMP. — Contient du *cajeputol*, $C^{40}H^{16},H^2O$, qui bout à 175°.

PROP. BACTÉR. — Le Dr Forné formule, au sujet de l'action de l'essence des melaleuca sur les microbes vulgaires des affections de l'appareil respiratoire, les conclusions suivantes :

1° Les propriétés antiseptiques des essences actives sont des propriétés anti-évolutives par action portant sur le terrain préparé qui est rendu impropre à la culture; dans aucun cas, les vapeurs de ces essences n'ont tué directement les germes semés;

2° Sans un terrain fertile, les germes pathogènes cessent d'être dangereux;

3° L'essence des mélaleuques agit sur les germes inhalés avec l'air par intermédiaire du terrain épithélial, qui est rendu impropre à leur culture; elle agit aussi sur les hypersécrétions de la muqueuse des voies aériennes et sur les quintes de toux par la mise en jeu des actions nerveuses réflexes inhibiantes; elle est donc un agent prophylactique et curatif des maladies microbiennes vulgaires de l'appareil respiratoire;

4° La supériorité de l'essence des mélaleuques sur les autres essences, et, en particulier, sur l'essence d'eucalyptus, est due à sa composition qui est celle d'un terpinol naturel, remarquablement riche en eucalyptol cristallisable, et relativement pauvre en produits nocifs pour le sujet.

Prop. thér. — L'huile est employée contre la goutte, les rhumatismes, le choléra, la paralysie et l'épilepsie. Son action est plus sensible que celle de l'huile d'eucalyptus.

À l'extérieur, elle est rubéfiante.

Doses. — À l'intérieur, à la dose de 10 à 50 gouttes.

Menthol. — Desc. — Partie concrète de l'essence de menthe produite par la *Mentha piperita*. — D'après le Dr Beckmann, contrairement à l'opinion des chimistes qui ont étudié l'essence de menthe du Japon, la partie liquide, séparée du menthol, ne serait ni du *menthène* ($C^{10}H^{16}$), ni un isomère du menthol ($C^{10}H^{20}O$). Ce liquide, dont la composition peut être représentée par la formule $C^{10}H^{18}O$, est isomère avec le *menthone*, composé obtenu par MM. Morrigan et Atkinson, par oxydation du menthol.

Prop. phys. — Pour être absorbé par la peau, le menthol doit être parfaitement pur et fondre à 91°.

Prop. bact. — C'est un des meilleurs antiseptiques connus.

Prop. thér. — Antinévralgique puissant, agissant d'une façon à peu près infaillible dans la migraine, les névralgies, la sciatique, les douleurs de dents; convient également contre l'asthme humide et les catarrhes des voies respiratoires. — Il s'emploie en outre contre les affections cutanées, les dartres, l'herpès, etc. — Il possède des propriétés antivomitives.

Le Dr Lemnon Mainwright déclare qu'un mélange de menthol et de carbonate d'ammoniaque donné à respirer dans la fièvre de foin a guéri beaucoup de malades.

D'après les Drs Dubreuil et Archambault, le menthol en solution alcoolique à 10 p. 100 fait cesser la démangeaison et l'éruption souvent dans les affections prurigineuses (eczéma, lichen, gale, urticaire, prurit nerveux, prurit de la vulve et de l'anus).

Le Dr Wolff cite deux cas de diphtérie, qu'il a guéris par des applications locales de menthol.

Le Dr Galezowski a préconisé le menthol comme antinévralgique sous forme de pommade. Il formule :

Menthol..............................	1^{gr},50
Cocaïne............................	0^{gr},50
Hydrate de chloral.................	0^{gr},30
Vaseline............................	10 grammes.

F. S. A.

En onction sur la partie douloureuse.

MODE D'EMPLOI. — Applications locales, à l'aide de *crayons de menthol.*

Inhalations, par la bouche et le nez, de vapeurs dégagées par des cristaux de menthol.

Mercure (Asparaginate de). — SYN. — Aspartate de mercure.

PRÉP. — On le prépare en dissolvant 10 grammes d'asparagine dans de l'eau chaude et ajoutant peu à peu de l'oxyde jaune de mercure jusqu'à refus. On filtre la solution refroidie. On en prélève un volume exact, dans lequel on dose le mercure par précipitation avec l'hydrogène sulfuré. On étend ensuite cette solution avec quantité suffisante d'eau distillée jusqu'à la concentration désirée (1 à 2 p. 100 de mercure). Par l'addition d'eau, ou après quelque temps, la solution peut se troubler. Le trouble disparaît par addition d'asparagine pulvérisée. La solution d'asparaginate de mercure constitue un liquide clair, incolore, inodore, de saveur saline métallique, un peu caustique. Elle se conserve bien (Wolf et Ludwig).

Prop. phys. — Ce qui distingue surtout l'asparaginate de mercure de toutes les autres préparations mercurielles usitées pour injections sous-cutanées, c'est son rapide passage dans la circulation, ce qui rend possible d'agir promptement sur le processus morbide. Son élimination par les reins s'effectue de même en très peu de temps ; vingt-quatre heures après la première injection de $0^{gr},01$ d'asparagine hydrargyrique, on décèle déjà dans l'urine $0^{gr},0008$ — $0^{gr},0013$ de mercure.

Prop. thér. — Le Dr Neumann a employé la solution aqueuse d'asparagine hydrargyrique (à 1-2 p. 100) pour injections sous-cutanées dans 37 cas de syphilis. Les injections ne sont pas douloureuses et sont bien tolérées par les malades. Pas de phénomènes secondaires fâcheux. Les injections sont répétées ordinairement tous les jours. Sous l'influence de ce traitement, le poids du corps augmente considérablement, les exanthèmes pâlissent dès le treizième ou le quatorzième jour et disparaissent complètement après trois à quatre semaines.

Mode d'emploi. Doses. — En injections sous-cutanées. La dose par injection est de $0^{gr},01$ d'asparaginate de mercure pour un centimètre cube d'eau.

Mercure (Salicylate de). — Desc. — Corps pulvérulent, blanc, neutre au tournesol, insoluble dans l'alcool et l'eau, sans odeur ni saveur.

PRÉP. — On obtient ce sel en précipitant une solution de nitrate mercurique par une solution de salicylate de soude. On recueille le précipité et on le lave à l'eau et à l'alcool, puis on le dessèche dans le vide.

PROP. ANTIS. — Antiseptique puissant qui a le grand avantage de ne point provoquer la douleur.

PROP. THÉR. — Préconisé par M. le Dr Malécot dans le traitement abortif de la blennorrhagie.

MODE D'EMPLOI. DOSES. — Employé en injection uréthrale à la dose de 50 centigrammes pour 100 gr. d'eau à la température de 35°.

M. Vacher a étudié ce sel, qui présente un pouvoir antiseptique aussi grand que celui du sublimé, sans en offrir les inconvénients : il pourrait donc le remplacer en chirurgie. La difficulté consistait à le rendre soluble dans l'eau, sans addition d'alcool, ni de chlorure de sodium. M. Vacher a triomphé de cet obstacle en obtenant le salicylate de mercure par double décomposition dans un mélange de sublimé, de salicylate de soude et d'eau. Cette solution n'est pas irritante et sert à divers usages, suivant son titre. Pour l'usage externe, elle peut être ainsi formulée :

Sublimé	1 gramme.
Salicylate de soude	2 —
Eau	1000 —

En injections hypodermiques, pour le traitement de la syphilis, M. Vacher injecte 1 cent. cube de la solution suivante, qui lui a donné les meilleurs résultats :

Sublimé	1 gramme.
Salicylate de soude	3 —
Eau distillée	100 —

Un cent. cube contient un centigr. de salicylate

de mercure. L'injection n'est pas douloureuse et ne s'accompagne jamais d'abcès. Enfin à l'intérieur, on peut donner 15 à 20 gr. de la solution au 1/1000.

Blaschko préconise l'emploi du salicylate qui contient 59 p. 100 de mercure. Il recommande de faire dans les muscles de la fesse, deux fois par semaine, une injection d'une seringue de Pravaz contenant le salicylate de mercure en suspension dans dix parties de paraffine liquide. 10 à 16 injections suffisent au traitement.

Le médicament se prépare d'une manière si aseptique qu'il a été possible de faire 2500 injections sans donner lieu à un seul abcès. Quelques malades cependant supportent mal ces injections, et on est parfois obligé d'interrompre le traitement, soit à cause des douleurs, soit à cause d'accidents dysentériques ou éruptifs.

Mercure (Succinimide de). Formule $(C^4H^4O^2Az)^2Hg$.

Desc. — Aiguilles longues, soyeuses, incolores, très solubles dans l'eau, assez solubles dans l'alcool.

Prép. — On obtient d'abord la succinimide en faisant réagir le gaz ammoniac sur l'anhydrique mercurique, ou en distillant rapidement du succinate d'ammoniaque. La succinimide se combine en solution concentrée et chaude avec l'oxyde de mercure, et laisse déposer par refroidissement de la succinimide mercurique.

Prop. thér. — Antisyphilitique, recommandé pour les injections hypodermiques, comme ne précipitant pas l'albumine.

M. le Dr Louis Jullien a employé ce sel pour le traitement de la syphilis, dans trente-huit cas, onze fois sous forme de pilules et vingt-sept fois en injections.

Les pilules contenaient 2 à 3 centigrammes de succinimide mercurique préparée par M. Bocquillon-

Limousin, les malades en prenaient 2 par jour ; elles n'ont jamais déterminé de stomatite.

Pour les injections hypodermiques, M. le Dr Louis Jullien se sert d'une solution contenant 20 centigrammes de ce sel pour 100 grammes d'eau distillée bouillie, correspondant à 2 milligrammes par centimètre cube. La dose quotidienne est 1, 2 et 2 milligrammes et demi, dose qu'il ne faut pas dépasser. Le lieu de prédilection pour les injections est dans la profondeur des muscles de la région fessière. Le nombre des injections nécessaires varie avec les sujets, il peut être de 22, 25, 32 et même 45.

Mode d'emploi. Doses. — Solution hypodermique :

Succinimide mercurique..............   1^{gr},30
Eau distillée........................   1000 grammes.

A la dose de 1 seringue Pravaz. Pour atténuer la cuisson ajouter 1 centigramme de cocaïne par seringue.

Mespilodaphne preciosa Nees. — Syn. — Pereiora. Casca preciosa, Canilla.

Desc. — Plante de la famille des Lauracées, qui croît au Brésil.

Part. empl. — Écorce.

Prop. thér. — Employée comme excitant dans le surmenage nerveux. On l'emploie contre la leucorrhée, l'œdème des membres inférieurs et le catarrhe chronique. Les graines sont antidysentériques.

Mode d'emploi. Doses. — Infusion (4 grammes de plante pour 100 grammes d'eau). Décoction pour bains.

Méthacétine. — Syn. — Para-acétanisidine. Formule : $C^4 H^6 \begin{cases} O, C H^3 \\ Az H. C^2 H^3 O. \end{cases}$

DESC. — Poudre cristalline, inodore, légèrement rougeâtre, à goût salin amer ; soluble dans l'eau et l'alcool, à froid et à chaud, dans les acides et les alcalis ; fondant à 120°.

PROP. BACT. — Antiseptique puissant ; une solution à 1 p. 100 arrête la décomposition du lait et la fermentation ammoniacale.

PROP. PHYSIOL. — A dose un peu élevée, elle produit des symptômes analogues à ceux de l'antipyrine. Il faut être prudent sur les doses et surveiller leur action.

PROP. THÉR. — Antipyrétique, expérimenté par le professeur von Jaksch, de Gratz. L'abaissement de température qu'elle produit dans les maladies fiévreuses est remarquable. Le traitement est bien supporté par les enfants.

M. le Dr Seidler l'a employée dans 28 cas de fièvre typhoïde, de pneumonie, de phtisie, d'influenza, à la dose de 0^{gr},15 quand la fièvre était faible et de 0,30 quand la fièvre était forte, et a obtenu de bons succès.

Dans 2 cas de rhumatisme articulaire aigu accompagné de fièvre intense, de gonflement des articulations, la méthacétine a agi promptement et d'une façon fort efficace. Le malade prit 30 centigrammes et le premier jour la douleur disparut.

DOSES. — 15 à 20 centigrammes, mais il ne faut pas dépasser 30 centigrammes.

Méthylal. — SYN. — Diméthylate de méthylène.

Formule : $CH^2 \begin{cases} OCH^3 \\ OCH^3 \end{cases}$

DESC. — Liquide limpide, très mobile, rougissant légèrement le tournesol ; il se dissout dans trois fois son volume d'eau, dans l'alcool et l'éther, dans les huiles grasses et volatiles ; ses vapeurs ne sont pas inflammables; son odeur rappelle le chloroforme et l'éther acétique. Il bout à 42° et sa densité est de 0,8551.

Prép. — On distille un mélange d'alcool méthylique, d'acide sulfurique et de peroxyde de manganèse; il passe un mélange de formiate de méthyle et du méthylal. En agitant ce produit avec de la potasse caustique, on détruit le formiate de méthyle, sans attaquer le méthylal.

Prop. thér. — Employé contre les douleurs nerveuses, stomacales et intestinales. C'est un excellent anesthésique sous forme de pommade ou de liniment. Le prix de revient, encore très élevé, s'oppose à la vulgarisation de son emploi.

Le professeur Krafft-Ebing, de Gratz, l'a administré en injections hypodermiques. Il a obtenu, par ce moyen, le sommeil parfois au bout de deux heures. Si une première dose ne suffit pas, on la renouvelle après un intervalle convenable, pour arriver finalement à provoquer un sommeil profond et réparateur, qui dure quelquefois vingt heures. C'est, d'après l'auteur, le meilleur calmant hypnotique dans le delirium tremens. M. Krafft-Ebing pense que son emploi est indiqué dans les insomnies causées par l'inanition ou l'anémie cérébrale, et qu'il est au contraire contre-indiqué quand il y a hypérémie du cerveau.

Le méthylal n'a pas d'action nocive sur le cœur, et ne laisse, son effet épuisé, aucun trouble dans l'économie.

Mode d'emploi. Doses. — Pommade. — Potion, à la dose de 1 : 100 à 150. — Liniment, à 1 : 6 ou 1 : 10. — Injection hypodermique.

Microcidine. — Desc. — Poudre blanche, très soluble dans l'eau, insipide, inodore.

PRÉP. — On l'obtient en ajoutant à du naphtol-β en fusion, la moitié de son poids de soude.

COMP. — Ce corps est composé pour les trois quarts de naphtol sodique et un quart de composés naphtoliques.

PROP. BACT. — D'après le Dr Berlioz, de Grenoble, il est antiseptique, supérieur à l'acide phénique et l'acide borique.

PROP. THÉR. — M. Berlioz emploie ce corps pour le pansement des plaies, en solutions à 5 p. 1,000. Il n'est pas caustique ni toxique.

Migrainine. — PRÉP. — Remède contre la migraine, qui est un mélange d'antipyrine avec de l'acide citrique et de la caféine en proportions définies. On peut donc le regarder comme un citrate d'antipyrine et de caféine. Il est douteux que l'on se trouve en présence d'une combinaison chimique.

PROP. THÉR. — Overlach emploie ce remède depuis cinq ans contre la migraine sans avoir eu un seul résultat négatif. La migrainine peut être employée non seulement contre la migraine, mais encore contre tous les maux de tête en général, contre l'influenza, la fièvre.

MODE D'EMPLOI. DOSE. — La dose est de 1 gramme en solution aqueuse ou en cachets.

Morenia brachystephana L. — SYN. — Tasi. Tasis.

DESC. — Plante de la famille des Asclépiadacées, qui croît en abondance dans la République Argentine.

PART. EMP. — La racine et les feuilles.

COMP. — M. P. N. Arata a fait l'analyse de la racine qui contient : corps gras, résine, amidon, albumine, alcaloïde.

M. P. N. Arata a analysé le fruit qui contient un alcaloïde, un glucoside et de la pectine.

PROP. PHYSIOL. — Le médicament est fade et laisse après lui un goût amer et assez désagréable.

PROP. THÉR. — D'après les Drs E. del Arca et J. Secardi, c'est un excellent médicament à employer dans tous les cas où la sécrétion lactée tend à diminuer et même dans ceux où elle se supprime complètement.

Sur quinze femmes âgées de vingt à quarante ans, dont trois étaient primipares et les autres multipares, qui étaient toutes atteintes d'agalactie, M. del Arca a obtenu, par l'emploi du tasi, onze résultats favorables, deux douteux et deux négatifs. Les époques plus ou moins éloignées de l'accouchement n'ont pas paru exercer d'influence sur le retour plus ou moins rapide de la sécrétion lactée.

MODE D'EMPLOI. — On emploie les feuilles ou la racine (fraîche ou sèche) en infusion, et le fruit en décoction. On fait infuser 30 grammes de racine dans 200 grammes d'eau, que l'on fait prendre par cuillerée à bouche dans le courant des vingt-quatre heures. On peut également administrer de la même manière une décoction de 40 grammes de fruit dans 20 grammes d'eau.

Moringa pterygosperma Gaertn. — SYN. — Ben ailé.

DESC. — Plante de la famille des Capparidacées, qui croît au Sénégal, à la Réunion, aux Antilles et aux Indes.

PART. EMPL. — La racine.

PROP. THÉR. — Les racines fraîches sont rubéfiantes. La teinture alcoolique préparée de la racine séchée au soleil fut essayée par Henry Sachan comme diurétique, à la dose de 10 gouttes jusqu'à 3^{gr},75 toutes les trois heures. Les résultats obtenus pendant deux années sont encourageants. L'ascite et l'anasarque de cause rénale, aussi bien que cardiaque ou malarique, disparaissent rapidement sous l'influence de ce médicament. L'effet diurétique de la teinture de moringa se manifeste le jour même de l'institution du traitement et persiste même quelque temps après la cessation du remède; sous ce rapport, le moringa est supérieur à la digitale et à la nitroglycérine. Pas de phénomènes secondaires fâcheux; la teinture n'est pas caustique.

En plus de son action diurétique, le moringa relèverait aussi l'appétit.

Moussena. — Syn. — *Busenna. Acacia anthelminthica* H. B.

Desc. — Plante de la famille des Légumineuses-Mimosées, qui croît en Abyssinie.

Comp. — Contient de la *moussénine*, qui, d'après Thiel, serait un glucoside et, d'après Gastinel, un alcaloïde.

Part. empl. — L'écorce.

Prop. thér. — Anthelminthique et vermifuge.

L'alcaloïde n'a pas le goût désagréable ni l'effet vomitif de l'écorce.

Mode d'emploi. Doses. — Poudre d'écorce, à la dose de 60 grammes, seule ou mélangée à du miel ou à du lait.

L'alcaloïde s'emploie à la dose de 20 à 30 centigrammes.

Myrtol. — Desc. — Huile essentielle, retirée de la distillation en présence de l'eau des feuilles du *Myrtus communis* L., de la famille des Myrtacées, originaire de l'Afrique.

Essence jaune foncé, d'odeur agréable, dont la partie principale, le myrtol, distille entre 170° et 175°.

Prop. thér. — Usitée contre les bronchites chroniques, la blennorrhagie et la vaginite; mieux tolérée que les balsamiques. — Sédative et antiputride, elle stimule la digestion et augmente l'appétit.

Mode d'emploi. Doses. — Capsules gélatineuses, à a dose de 1 gramme.

Nandhiroba. — Syn. — Coucourou.

Desc. — Produit par le *Fevillea cordifolia* L., plante de la famille des Cucurbitacées-Nandhirobées, qui croît au Brésil, Antilles, Guyane.

Part. empl. — Les semences.

Comp. — Les semences contiennent huile fixe, résine, principe amer, mucilage, sucre (Fougère, d'Haïti).

Prop. thér. — Purgati, fébrifuge, vermifuge et même vomitif.

C'est une des plantes rendant le plus de services dans la matière médicale américaine.

R. Brown dit que les semences neutralisent complètement le venin des serpents. On les emploie intérieurement et extérieurement dans ce cas.

Elles sont aussi le contrepoison des substances toxiques végétales, surtout du mancenillier. On s'en sert comme antidote dans l'empoisonnement par les spigélies, le manioc. M. Draprej en a obtenu de bons résultats dans des empoisonnements par la noix vomique, le rhus toxicodendron et la ciguë. En raison de leurs propriétés éminemment purgatives, elles peuvent en effet rendre service dans les empoisonnements, à la condition d'être administrées à temps.

Mode d'emploi. Doses. — On prépare avec les semences une émulsion donnée sous forme de looch.

Naphtol diiodé. $C^{20}H^6I^2O^2Eq.$

Syn. — Iodnaphtol β.

Prép. — M. Braille, pharmacien, l'a obtenu en traitant en poids moléculaires le naphtol β en solution

alcaline par une solution aqueuse d'iode dans l'iodure de potassium, en présence de l'hypochlorite de
soude.

Desc. — Poudre jaune verdâtre à odeur légèrement iodée, sans saveur. Insoluble dans l'eau, très
soluble dans le chloroforme, peu soluble dans l'alcool, l'éther et l'acide acétique. Chauffé, le naphtol
d'iiodé dégage des vapeurs d'iode (Braille).

Prop. thér. — Le naphtol diiodé est un antiseptique
succédané de l'aristol et qui remplace avec avantage
l'emploi de l'iodoforme dans les fièvres infectieuses.
Il rend de bons services dans les affections cutanées,
notamment dans la destruction de l'acarus de la
gale et contre le psoriasis.

Mode d'emploi. Doses. — On l'emploie en poudre
en saupoudrant les plaies, et en pommade à 10 ou
20 parties de naphtol diiodé pour 90 ou 80 parties
de vaseline.

Naregamia alata W. et A. — Syn. — Ipécacuanha
de Goa.

Desc. — Plante de la famille des Méliacées, originaire de l'Inde.

Comp. — Contient une huile, de la cire et un alcaloïde, la *narégamine* (Hooper).

Prop. thér. — Le suc de la plante est employé contre
le psoriasis. La racine est émétique et cholagogue,
combat les embarras gastriques, le rhumatisme et
les indigestions. A petites doses, c'est un expectorant
utile dans les affections catarrhales et la bronchite
des enfants.

La teinture réussit très bien dans l'emphysème, en
fluidifiant les crachats et en diminuant la sécrétion.

Mode d'emploi. Doses. — Poudre, 1^{gr},20. — Teinture, de 2 à 6 gouttes, toutes les heures.

Nectandra amara L. — Desc. — Arbre de la famille des Lauracées, qui croît en abondance au Brésil, province de Saint-Paul.

Part. empl. — L'écorce de la tige.

Comp. — L'écorce a été analysée par le Dr Peckolt et Ch. Girard, qui ont isolé un alcaloïde analogue à la bébérine.

Prop. thér. — Le Dr G. Cameria et P. Barreto l'ont expérimenté dans de nombreux cas d'anémie générale et d'atonie gastro-intestinale. Les Drs Figuiera et Werneck ont trouvé dans le nectandra amara un excellent remède contre le béribéri, la fièvre jaune et le typhus. On l'a employé avec succès dans le catarrhe intestinal, la lienterie, les coliques, les diarrhées, l'entéro-colite et la mésentérite. On l'emploie vulgairement à Saint-Paul pour la dentition des enfants et le mal de mer.

Mode d'emploi. — M. Antero Leivas, pharmacien à Saint-Paul, a préparé avec le nectandra amara une teinture 1/5e que l'on administre à la dose de 5 grammes ; un vin à la dose de 3 petits verres par jour ; un élixir à prendre à la dose de 20 grammes ; des pilules d'extrait aqueux de nectandra à la dose de 0gr,20, 2 à 3 fois par jour.

Nectandra Rodiœi. — Syn. — Bibiru. Bebeeru.

Desc. — Arbuste de la famille des Lauracées, qui croît à la Guyane.

Comp. — Contient deux alcaloïdes, la *bibirine* $C^{18}H^{21}AzO^3$, et la *nectandrine* $C^{20}H^{23}Az\,O^4$ (Maclagan).

Prop. thér. — On l'emploie contre les migraines, les névralgies périodiques et les ménorrhagies. L'alcaloïde est usité contre les fièvres intermittentes, dans le cas où la quinine ne peut être supportée.

Mode d'emploi. Doses. — Décoction et vin, même préparation et même dose que pour le quinquina.

— Poudre d'écorce, de 1 à 3 grammes. — Bibirine, de 0,05 à 0,5 en pilules ou solution.

Nerium Oleander L. — Syn. — Laurier-rose.

Desc. — Plante de la famille des Apocynacées, qui croît en Algérie. On ne doit se servir que du laurier-rose provenant des pays chauds.

Part. empl. — Les feuilles et l'écorce.

Comp. — Contient un alcaloïde, l'*oléandrine*.

Prop. phys. — Exerce sur le cœur une action puissante, qui diffère peu de celle de la strophanthine et de la digitaline ; c'est un poison très actif. Il ne reste pas dans l'organisme (Dujardin-Beaumetz, Pouloux).

Prop. thér. — Dans l'asystolie, due à des lésions cardiaques ou rénales, il agit comme tonique sur le cœur et augmente les sécrétions. Il semble devoir être utile dans les cas où l'on emploie le strophanthus (Dʳ Huchard).

La teinture de *Nerium Oleander* est préparée avec les feuilles fraîches du *Nerium Oleander* d'Italie.

Comme dans l'usage prolongé de la digitale il y a une accoutumance pour ce médicament, von Œfele a proposé cette teinture, dont l'action est la même, pour remplacer, de temps à autre, la digitale. Après son usage, le pouls devient lent, régulier et fort ; presque toujours, on remarque une augmentation de la densité des urines. Pour la pratique, il recommande la formule suivante :

> Teinture de nerium oleander.................... 10
> Eau de menthe................................... 1

20 gouttes 3 fois par jour.

Mode d'emploi. Doses. — Extrait hydro-alcoolique, de 2 à 6 centigrammes par jour ; ou augmente la dose graduellement et avec précaution, jusqu'à 12 centigrammes. — Teinture au 1/5, de 5 à 10 gouttes par jour.

Neurodine. $C^{11} H^{13} AzO^4$.

Syn. — Acétylparaoxyphényluréthane.

Prép. — On l'óbtient en acélitant le paraoxyphé-
nyluréthane, en le chauffant avec l'anhydride acétique (Merck).

Desc. — Ce composé forme des cristaux incolores,
inodores, fondant à 87 degrés, peu solubles dans
l'eau (1 dans 1400 d'eau à 15 degrés), solubles dans
140 d'eau bouillante.

A la dose de 50 centigrammes, la neurodine abaisse
la température de $2^o,5$ à 3 degrés. Elle baisse graduellement, atteint son point le plus bas trois ou
quatre heures après l'ingestion et remonte ensuite
légèrement. Cette chute s'accompagne souvent d'une
abondante perspiration, et parfois l'élévation ultérieure coïncide avec la cyanose ou les vomissements. On n'a jamais observé de symptômes de collapsus.

Prop. thér. — D'après von Mering, les expériences
sur les animaux ayant montré l'inocuité à doses quo-
tidiennes de 2 à 3 grammes, la neurodine fut employée chez l'homme dans vingt-quatre cas d'affections fébriles (fièvre typhoïde, pneumonie, pleurésie,
érysipèle, scarlatine) et trente cas d'affections névralgiques (migraines, tumeur cérébrale, troubles rhu-
matismaux, névralgie du trijumeau, sciatique, ataxie
locomotrice).

Les observations faites depuis deux ans par le
D^r von Mering lui font recommander la neurodine comme un antinévralgique prompt et efficace,
qui, à la dose de 1 gramme à $1^{gr},50$, serait un succédané de la phénacétine dans le traitement de la
migraine et des différentes névralgies. Les douleurs
disparaissent une demi-heure après l'absorption de
ce médicament.

Ce serait également un antipyrétique; la dose de

$0^{gr},50$ suffit pour faire baisser la température de 2 à 3 degrés. Mais cet effet est si rapide, qu'il produit quelquefois différents accidents : cyanose, transpiration, etc.

MODE D'EMPLOI. DOSES. — Ce médicament ne doit pas être employé comme antipyrétique, mais seulement comme antinévralgique à la dose de 1 gramme en cachets. Cette dose pourrait être, dans certains cas, portée jusqu'à 4 et même 6 grammes.

Nosophène. $C^{20}H^8I^4O^4$. — SYN. — Tétraiodophénolphthaléine.

Le sel de soude a été appelé *antinosine* et le sel de bismuth *endoxine*.

PRÉP. — Ce corps a été obtenu par **MM. A.** Classen et W. Loeb en faisant agir l'iode sur les solutions de phénolphthaléine.

DESC. — C'est une poudre faiblement jaunâtre, inodore, insoluble dans l'eau et les acides, difficilement soluble dans l'alcool, soluble dans l'éther et le chloroforme. Fond à 235° en dégageant de l'iode. Il donne des sels stables, solubles quand ce sont des sels alcalins ou alcalino-terreux. Les sels préparés avec les autres métaux sont insolubles dans l'eau.

Le nosophène contient 60 p. 100 d'iode combiné intimement.

PROP. PHYS. — Cette substance traverse l'organisme sans décomposition, aussi bien employée en usage interne qu'en usage externe. Elle est dépourvue de toute irritation locale et n'est pas toxique. Un chien a reçu pendant 8 jours jusqu'à 300 grammes de ce produit sans qu'il soit survenu aucun phénomène secondaire fâcheux. Dans deux expériences sur l'homme, le Dr Seifert a administré 25 et 50 centigrammes de ce médicament sans provoquer de phénomènes d'irritation du côté de l'estomac ni de l'intestin.

Ainsi que s'en est convaincu le Dr Seifert, le nosophène est non toxique et dépourvu de toute action irritante locale. Il le recommande pour ses propriétés bactéricides et dessiccantes. Il s'est servi du nosophène pour insufflations dans le traitement des affections de la muqueuse nasale (rhinite avec sécrétion profuse et rhinite aiguë) et pour saupoudrer les chancres mous et en cas de balanoposthite.

Pour prévenir, dans ces derniers cas, la formation des croûtes, ce qui aurait pour résultat la rétention des sécrétions, on aura soin de ne le saupoudrer qu'en couche très mince. Après avoir nettoyé l'ulcère à l'aide du perchlorure de fer, on saupoudrera le nosophène et l'on recouvrira le tout d'une couche mince d'ouate.

On peut aussi se servir des insufflations de nosophène pour le traitement consécutif aux cautérisations par l'acide chromique et l'acide trichloracétique ; de la sorte, on s'oppose efficacement à la formation des exsudats fibrineux.

Mode d'emploi. — Poudre de nosophène employée en insufflations ou en l'étalant en fines couches avec un pinceau.

Ouabaio. — Desc. — Poison employé par les Somalis pour leurs flèches ; il est tiré d'une plante déterminée par M. Poisson, l'*Acocanthera Ouabaio*, voisin des Carissa, de la famille des Apocynacées.

Comp. — M. Arnaud a obtenu de l'extrait aqueux, de la racine et du bois un glucoside cristallisé appelé *ouabaïne*, qui a pour formule $C^{30}H^{46}O^{12}$. L'ouabaïne est identique à la strophanthine ; elle se retrouve même dans le strophanthus glabre du Gabon (Arnaud).

Ce principe est blanc, inodore, de peu d'amertume, un peu soluble dans l'eau froide, mais entièrement dans l'eau bouillante. Son meilleur dissolvant est l'alcool concentré et chauffé modérément. Il est insoluble dans le chloroforme, l'alcool absolu et l'éther anhydre; il fond à 200°.

Prop. phys. — D'après les Drs Rondeau et Gley, 2 milligrammes tuent un chien, pesant environ 12 kilogrammes, en quelques minutes.

Prop. thér. — M. Jeannel a fait usage dans la coqueluche de l'ouabaïne qu'il employait d'abord en raison de sa toxicité à des doses extrêmement minimes, qu'il a portées ensuite à 1 millième de grain (soit 0,00006), toutes les trois heures, chez des enfants de cinq ans. Les accès sont devenus moins fréquents, moins graves; par exception, et dans deux cas graves, la dose a été portée à 1 deux-cent-cinquantième de grain (0,00025). Il a ainsi traité quarante-neuf enfants, dont vingt-cinq ont été guéris.

Sans guérir, l'ouabaïne donne de bons résultats dans tous les stades de l'affection. Dans la première période, elle diminue la durée des accès; dans la seconde période, elle rend l'affection moins grave; et dans la troisième, elle abrège la convalescence. La meilleure préparation est la solution dont une goutte représente un millième de grain d'ouabaïne.

Doses. — 1/10 de milligramme.

Pain d'aleuronat et de noix de coco. — Prép. — Le pain d'aleuronat présente de grandes difficultés pour sa préparation. M. R. T. Williamson tourne cette difficulté en mélangeant à l'aleuronat la poudre séchée de noix de coco, qui contient jusqu'à 70 p. 100 de graisse. Quant à la petite quantité de sucre y contenue, on peut s'en débarrasser par la fermentation.

Dans ce but, 60 grammes de poudre séchée de noix de coco sont mélangés avec un petit volume d'eau contenant un peu de levure allemande. Après avoir formé une pâte de cette masse, on la laisse pendant une demi-heure ou un peu davantage dans un endroit chaud. La petite quantité de sucre contenue dans la noix de coco est presque tout entière détruite par la fermentation, et la pâte devient spongieuse. On ajoute alors à la noix de coco 60 grammes d'aleuronat, un œuf fouetté et une petite quantité d'eau additionnée d'un peu de saccharine, et le tout est mélangé intimement jusqu'à formation de pâte. On la divise alors en gâteaux qu'on laisse séjourner, pendant vingt à trente minutes, dans un four modérément chauffé.

Se sert-on de la poudre de noix de coco desséchée presque complètement dépourvue de sucre, la levure devient alors superflue ; il suffit de mélanger 60 grammes d'aleuronat, un œuf fouetté et une petite quantité d'eau sucrée par un peu de saccharine : le tout sera divisé en gâteaux qu'on mettra au four.

Plus les gâteaux sont fraîchement préparés, plus leur saveur est agréable. On aura donc soin de les chauffer préalablement si leur préparation date déjà de 24 heures. L'addition de beurre améliore leur saveur.

Les malades peuvent les préparer chez eux et les pains ont un goût plus savoureux que les autres pains de diabétiques.

Prop. thér. — Recommandé par le Dr Ebstein dans le diabète. Quant on substitue ce pain au pain ordinaire la quantité de sucre dans l'urine est considérablement diminuée.

Pambotano. — Syn. — *Calycandra Houstoni* Rich. ou *Cordyla Houstonia*.

Desc. — Petit arbuste de la famille des Légumineuses-Schwartziées, qui pousse dans les terres chaudes du Mexique et en Cochinchine.

Comp. — M. Nicolas R. de Arellano, au Mexique, et MM. Villejean et Bocquillon ont fait l'analyse de la plante. Ils ont trouvé du tannin, des matières grasses, une résine soluble, pas d'alcaloïde. M. Bocquillon a isolé un glucoside. Les principes actifs sont solubles dans l'eau et l'alcool.

Prop. thér. — C'est un amer de premier ordre et il est employé contre les fièvres. Au Mexique, les Drs Morales et Labato ont obtenu de bons résultats dans les fièvres paludéennes si communes dans ce pays. En France, M. le Dr Valude (de Vierzon) a obtenu des succès contre les fièvres de toute nature (fièvres paludéennes, fièvre typhoïde, grippe, tuberculose).

Mode d'emploi. Doses. — Teinture. — Décoction. Le Dr Valude préconise la décoction avec 70 grammes d'écorce, à prendre en une fois. — Élixir.

Pao pareiro. — Syn. — *Geissospermum læve* H. B.
Desc. — Arbre de grande taille, de la famille des Apocynacées, qui croît au Brésil.

Comp. — Contient un alcaloïde, la *paréirine* ou *geissospermine* $C^{19}H^{24}Az^2O^2$, étudié par Bochefontaine et Cypriano de Freitas.

Prop. thér. — L'écorce jouit, au Brésil, d'une grande réputation comme tonique et surtout comme fébrifuge, ralentit les battements de cœur et la respiration.

Le chlorhydrate de paréirine, employé à la dose de 2 grammes, agirait très efficacement contre les fièvres rebelles au sulfate de quinine.

Mode d'emploi. Doses. — Décoction (30 grammes par litre d'eau), un à deux verres par jour.

Paico. — Desc. — Sous ce nom on désigne au Chili, où il croît abondamment, l'*Ambrina ambrosioides* et l'*A. chilensis* (Chénopodiacées), formant deux variétés distinctes.

Prop. thér.—Il a été étudié au Chili par Barrientos, et divers médecins ont eu l'occasion d'apprécier ses effets comme stomachique. Il semble spécialement indiqué dans les catarrhes chroniques de l'appareil digestif, et surtout quand il existe de l'atonie de la tunique musculaire de l'intestin.

Part. empl. — Les parties employées sont les sommités fleuries.

Prop. physiol. — Ses propriétés paraissent être dues à une huile essentielle de couleur jaune ambré, d'odeur assez aromatique et caractéristique du paico. Ce serait un bon succédané de la menthe.

Mode d'emploi. Doses. — On l'emploie sous forme d'élixir, vendu sous le nom de *païcoline*. On épuise 400 grammes de paico par 600 grammes d'alcool à 20°, dans un appareil à déplacement; on filtre et on ajoute 400 grammes de sirop simple. Dose : une cuillerée à soupe avant les repas.

L'extrait fluide s'administre à la dose de 20 à 30 gouttes. La poudre, à la dose de 20 centigrammes, dans les cachets, quelquefois associée au cascara sagrada.

Paraforme. CH^2O^3. — Syn. — Trioxyméthylène. Triformol. Aldéhyde formique polymérisé.

Prép. — Le paraforme serait, d'après le Dr Aronson, un polymère du formaldéhyde; on l'obtient en chauffant la solution aqueuse de formaldéhyde (formaline, formol) : le formaldéhyde se transforme alors en un polymère qui est le paraforme.

Desc. — C'est une substance blanche, cristalline, insoluble dans l'eau.

Prop. thér. — Le Dr Aronson préconise le paraforme comme antiseptique intestinal. De tous les antiseptiques comparés avec le paraforme, tels que naphtol-β, iodoforme, salol, dermatol et benzonaphtol, ce n'est que le premier qui, par son pouvoir d'arrêter complètement le développement des bactéries, peut être mis en parallèle avec le paraforme, et encore celui-ci agirait-il sur le bacille de la fièvre typhoïde avec plus d'énergie que ne le fait le naphtol-β. C'est ainsi qu'une solution de paraforme à 1 : 5000 l'influencerait aussi efficacement qu'une solution de naphtol-β à 1 : 3000. De même aussi 0 gr. 05 de paraforme stérilisèrent 200 grammes d'urine, tandis que le même but n'était atteint que par 0 gr. 15 de naphtol-β. L'administration de 5 grammes de paraforme ne fut suivie de phénomènes secondaires fâcheux d'aucune nature; de par son action physiologique, il ressemble au calomel. Donné à la dose de 3 à 5 grammes, le paraforme est un bon purgatif, tandis qu'à des doses moins élevées il provoquerait plutôt la constipation. On peut aussi l'employer comme antiseptique pour les pansements.

Le Dr Miquel préconise les vapeurs de paraforme pour désinfecter les appartements.

A cet effet il prépare la pâte suivante:

℞ Paraforme cristallisé.............. } ãã
   Chlorure de calcium.............. }

Eau Q. S pour faire une pâte qu'on étend sur des bandelettes qu'on suspend dans la pièce à désinfecter.

MODE D'EMPLOI. DOSES. — Solution aqueuse 1/1000, cachets de 0 gr. 10 à la dose de 2 à 10 par jour. Poudre pour saupoudrer les plaies.

Pedalium Murex L. — DESC. — Plante de la famille des Pédaliacées, qui croît dans l'Inde.

PART. EMPL. — Le fruit.

Prop. thér. — Employé contre la dysurie, la blennorrhagie et les inflammations des voies urinaires. Usité comme lithontriptique et considéré comme aphrodisiaque.

Mode d'emploi. Doses. — Infusion de 30 grammes de fruit concassé, dans 500 grammes d'eau bouillante, on laisse macérer deux heures et on filtre; à prendre en 24 heures, par dose de 60 grammes.

Peganum Harmala. — Syn. — Harmel ou Armel.

Desc. — Plante de la famille des Rutacées-Zygophyllées, qui croît en Espagne, en Égypte et en Russie méridionale. La plante a une odeur forte et désagréable, semblable à celle de la rue, un goût persistant, amer et résineux.

Comp. — Contient deux alcaloïdes, l'*harmaline* et l'*harmine*, $C^{13}H^{14}Az^2O$ et $C^{13}H^{12}Az^2O$ (Gobel).

Part. empl. — Les graines.

Prop. thér. — Sudorifique, antihelminthique, emménagogue, employé contre l'aménorrhée.

Mode d'emploi. Doses. — Teinture 1/5, à la dose de 30 gouttes.

Pental. Formule $(CH^3)^2C^2HCH^3$. — Syn. — Triméthyléthylène. Isoamylène.

Desc. — Liquide mobile, incolore, neutre, facilement inflammable, brûlant avec une flamme très éclairante, doué d'une odeur éthérée particulière et d'une saveur douceâtre. Son poids spécifique est, d'après R. Schiff, de 0,678 à 0°.

Prép. — Le triméthyléthylène se prépare en distillant l'alcool amylique de fermentation en présence de chlorure de zinc fondu. On n'obtient pas ainsi du triméthyléthylène pur, mais un mélange composé surtout de ce carbure (environ 50 p. 100) et de *pentane*, C^5H^{12}. Ce mélange est l'amylène brut. On le refroidit à — 20° et on l'agite avec de l'acide sulfurique étendu de 1/2 volume d'eau (3 vol.) également refroidi à — 20°. En opérant à cette basse température on évite la polymérisation de l'amylène qui se forme toujours à la température ordinaire.

Le triméthyléthylène se dissout en donnant avec l'acide une combinaison que l'on sépare et que l'on distille après l'avoir étendue d'eau. Le produit qui distille est un mélange de triméthyléthylène et d'alcool amylique tertiaire. Ce dernier corps entrant en ébullition vers 100°, tandis que le triméthyléthylène bout à 36-38°, on les sépare aisément par distillation fractionnée.

PROP. THÉR. — Administré comme le chloroforme sur une compresse à la dose de 20 centimètres cubes, provoque, au bout de trois à quatre minutes, un sommeil peu profond, mais suffisant pour permettre de petites opérations chirurgicales.

Il présente sur le chloroforme les avantages suivants : son odeur est agréable, il ne provoque ni vomissements, ni céphalalgie, ne trouble pas les fonctions du cœur et du poumon. Il ne produirait pas de phénomènes d'excitation chez les buveurs, et la narcose pourrait être prolongée à volonté, car il n'y a pas d'accoutumance. D'après Weber, il permettrait d'opérer avant la résolution complète et déterminerait chez l'opéré un état analogue à l'hypnose.

Périodure de thalline. — SYN. — Périodosulfate de thalline.

PRÉP. — Combinaison de l'iode et du sulfate de thalline. Corps cristallin, noir, soluble dans l'alcool.

PROP. THÉR. — Le Dr Mortimer Granville propose de traiter le carcinome par le périodure de thalline ; il en a obtenu les meilleurs résultats : les tumeurs disparaissent peu à peu. Dans un cas, un délai de quatre ans s'est écoulé depuis le succès obtenu par ce médicament, sans qu'aucune récidive se soit montrée.

Mode d'emploi. Doses. — Le Dr Granville donne le périodure de thalline, en pilules, combiné au musc, ou bien, lorsque la peau est sèche et fonctionne mal, il lui adjoint la pilocarpine.

```
Périodure de thalline................  5 grammes.
Musc .............................  1 gramme.
Mucilage de gomme adragante.......  q. s.
```

pour faire 20 pilules.

Une pilule toutes les 2 ou 3 heures durant la journée.

Ou bien encore :

```
Périodure de thalline...............  5 grammes.
Chlorhydrate de pilocarpine.........  0,02
Coumarine.........................  0.01
Mucilage de gomme adragante.......  q. s.
```

pour faire 20 pilules.

Une pilule toutes les 2 à 3 heures durant la journée.

Petiveria alliacea L. — Syn. — Racine du Congo, Herbe aux poules.

Desc. — Arbuste de la famille des Phytolaccacées, qui croît au Congo, en Guinée et dans l'Amérique du Sud.

Prop. thér. — Les feuilles sont diurétiques, sudorifiques, antispasmodiques, employées dans l'ischurie, l'hystérie, l'hydropisie et la fièvre jaune. Aux Antilles, la racine est employée comme odontalgique ; à Porto-Rico, on la donne aux nouvelles accouchées pour prévenir les accidents des suites de couches.

Mode d'emploi. Doses. — Décoction, administrée tous les quarts d'heure, par verrée.

Phénates de bismuth. — Prép. — En ajoutant une
solution de nitrate de bismuth à des solutions de
phénates alcalins, on obtient des précipités jaunes ou
gris brun, insolubles dans l'eau, et qui, suivant le
phénol dont on s'est servi, sont constitués par le
phénolbismuth, le métacrésolbismuth ou le naphtol-
bismuth.

Prop. physiol. — Des essais faits avec ces produits
par M. le Dr F. Jasenski, d'abord au laboratoire de
M. le Dr M. Nencki, professeur de chimie biologique
à l'Institut impérial de médecine expérimentale de
Saint-Pétersbourg, puis sur l'homme sain et sur les
malades du service de M. le D^r Th. Pasternatzky,
professeur de clinique thérapeutique à l'Académie
militaire de médecine de Saint-Pétersbourg, ont
montré que le phénolbismuth, le crésolbismuth et le
β-naphtolbismuth, lorsqu'ils ont été ingérés, se décomposent dans l'estomac sous l'influence du suc
gastrique, et dans l'intestin grêle sous l'influence du
suc pancréatique, d'une part, en phénol, en crésol ou
en napthol et, d'autre part, en bismuth. Le phénol
et le crésol ainsi séparés du bismuth sont absorbés
en entier dans le tube digestif et sont ensuite éli-
minés avec l'urine sous forme d'acides sulfoconju-
gués ou combinés avec l'acide glycuronique. Quant
au naphtol, une partie seulement de cette substance
passe dans l'urine, tandis que le reste est éliminé
avec les matières fécales. Chez l'homme, la presque
totalité du bismuth ingéré (96,4 p. 100) est rendue
avec les excréments.

Malgré les propriétés toxiques des phénols, le
phénolbismuth, le crésolbismuth et le β-naphtolbismuth, administrés à l'homme jusqu'à la dose de
5 grammes par jour pendant plusieurs semaines de
suite, n'ont jamais exercé la moindre action nocive.
Ce fait, analogue à celui qu'on observe pour l'acide

phénique du salol, est dû probablement à la séparation lente des phénols d'avec le bismuth.

PROP. THÉR. — Les trois phénates de bismuth ont donné, aux doses de 1 à 3 grammes par jour, d'excellents résultats dans les catarrhes aigus et chroniques de l'intestin. Ils ont aussi amendé les troubles gastriques dans un cas de cancer de l'estomac et enrayé la diarrhée et les coliques chez deux malades atteints de cirrhose du foie. Un cas de rectite aiguë a été guéri après l'administration de deux lavements contenant chacun 2 grammes de phénolbismuth pour 60 grammes d'eau.

M. Jasenski pense que les phénates de bismuth sont appelés à rendre aussi des services dans le traitement des maladies infectieuses, surtout de la fièvre typhoïde et du choléra.

Phénocolle. $C^{10}H^{14}O^2Az^3$.

SYN. — Amido-acét-paraphénétidine.

DESC. — Poudre blanche, cristalline, soluble à 17° dans 16 parties d'eau ; la solution est neutre, incolore, devient alcaline au bout de quelques jours.

SEL EMPLOYÉ. — Le chlorhydrate.

PRÉP. — On l'obtient en combinant la phénétidine et le glycocolle.

PROP. PHYS. — Le chlorhydrate de phénocolle est un antithermique et un analgésique, qui ne serait pas toxique, au dire du professeur Kobert (de Dorpat). On n'a pas signalé d'action nocive sur les reins même après d'assez fortes doses. L'urine prend une teinte rouge brun qui se fonce encore après addition de perchlorure de fer. L'élimination du médicament est très rapide.

PROP. THÉR. — Employé par le Dr Mering comme antithermique, et il a obtenu d'aussi bons effets qu'avec l'antipyrine ou la phénacétine.

Préconisé par le professeur Kobert dans les fièvres des pthisiques, dans le rhumatisme articulaire aigu et dans les névralgies.

M. Herbel l'a employé avec succès dans plusieurs cas de tuberculose pulmonaire et de rhumatisme articulaire aigu.

MODE D'EMPLOI. DOSES. — Il se prend sous forme de poudre en cachets, à la dose de $0^{gr},50$ à 1 gramme. 1 gramme de phénocolle équivaut, au point de vue des effets, à $1^{gr},50$ ou 2 grammes d'antipyrine.

Phlorhizine. $C^2H^{24}O^{10}$.

DESC. — Aiguilles soyeuses, fusibles à $109°$.

PRÉP. — Extraite de l'écorce de pommier. On traite la poudre d'écorce de racine de pommier par de l'alcool étendu, la solution décolorée par le noir animal et concentrée ensuite laisse déposer des cristaux de phlorhizine, pendant le refroidissement. Rendement 5 p. 100.

PROP. PHYSIOL. — Possède la propriété de déterminer un diabète physiologique ou expérimental qui cesse peu de temps après la cessation de son emploi.

DOSE. — Une dose de 5 décigrammes par kilogramme d'animal peut produire cet effet.

Phosferrine. — PRÉP. — Sous ce nom, on emploie dans les cliniques de New-York une solution de perchlorure de fer et d'acide phosphorique additionnée de glycérine.

PROP. THÉR. — Préparation tonique et reconstituante jouissant des propriétés thérapeutiques du fer et de l'acide phosphorique.

Phosphergot. — PRÉP. — M. le Dr Luton, de Reims, préconise dans un grand nombre d'affections un mélange fait, dans des conditions déterminées, de phosphate de soude et d'ergot de seigle qu'il considère comme une source d'énergie qui se communique à tous les cas de débilité, sans être le remède d'une maladie en particulier.

On l'administre après le repas, chez l'adulte, en cachets de 30 à 50 centigrammes ; la dose peut être portée jusqu'à 2 grammes dans les vingt-quatre heures. Chez les enfants, la dose est de 10 à 30 centigrammes, suivant l'âge.

PROP. THÉR. — Dans l'ordre pathologique, les applications sont très nombreuses : le phosphergot conviendra, tout d'abord, aux névropathes hypochondriaques, aux mélancoliques ; il combattra heureusement l'algidité névrosique, propre aux hystériques et à ceux qui vivent dans un spasme perpétuel. L'algidité du premier stade des fièvres ou du choléra en sera aussi avantageusement influencée. Il en sera ainsi pour tout état de dépression adynamique, pour l'anémie et pour l'aménorrhée des chlorotiques.

Puis viennent les débilités fonctionnelles, la torpeur cérébrale sénile, tous les cas où on emploie le phosphate de soude.

Le Dr Luton prescrit le phosphergot sous plusieurs formes :

MODE D'EMPLOI. — 1° *Mixture*. — C'est la préparation primitive ; elle consiste en ceci : dans un demi-verre d'eau sucrée, mélangez une cuillerée à soupe d'une solution de phosphate de soude au dixième et une cuillerée à café de teinture d'ergot ; à prendre en une fois par jour, à jeun. En somme, cela correspond à 1^{gr},50 de phosphate de soude cristallisé et à 1 gramme d'ergot de seigle en nature.

2° *Poudre*. — C'est la forme la plus commode pour l'usage courant ; cela peut donner lieu à la formule suivante :

℞ Phosphate de soude effleuri........ } āā 25 centigr.
    Poudre d'ergot de seigle récente... }

M. pour un cachet : à prendre une fois par jour, à jeun.

3° *Pilules.* — Le phosphergot en pilules se formule ainsi :

℞ Phosphate de soude effleuri........ } āā 2 grammes.
    Ergotine .... }

M. f. s. a. 20 pilules. — A prendre par deux à la fois ; une ou deux fois par jour, à jeun.

L'injection hypodermique peut être également employée.

Phtalate de morphine. — Desc. — Corps amorphe, incristallisable.

Prép. — On prépare l'acide phtalique en oxydant la naphtaline par l'acide sulfurique et le bichromate de potasse.

M. Bombelon a combiné l'acide phtalique et la morphine. Il doit être préparé avec des produits absolument purs. La morphine doit être reprécipitée plusieurs fois de ses sels cristallisés, pour servir à la combinaison.

Prop. thér. — Convient pour les injections sous-cutanées de morphine ; se conserve longtemps et l'acide phtalique n'a pas les inconvénients thérapeutiques des acides minéraux combinés à la morphine.

Mode d'emploi. Doses. — Solution à 2 grammes p. 100, on injecte une seringue Pravaz, soit 2 cent. cubes.

Phyllanthus Niruri L. — Syn. — *Yerba de quinino.* Quinine créole.

Desc. — Plante de la famille des Euphorbiacées, qui croît à Porto-Rico, à la Réunion, en Cochinchine et aux Antilles.

Prop. thér. — Excellent tonique amer, diurétique et désobstruant. Très réputé comme spécifique des fièvres intermittentes et que l'on peut employer même comme préventif. — Le suc est usité contre les plaies de mauvaise nature et les maladies parasitaires de la peau. — A doses répétées, il est purgatif et convient alors contre les fièvres intermittentes à forme splénique et hépatique.

Mode d'emploi. Doses. — Poudre, à la dose de 4 grammes. — Teinture 1/5, à la dose de 8 grammes, le matin.

Phytolacca decandra L. — Desc. — Plante de la famille des Phytolaccacées, qui croît aux Antilles, Guyane, la Réunion.

Prop. thér. — La racine est vomitive, purgative et un peu narcotique. Les vomissements sont sans douleurs ni spasmes. Altérant, résolvant, désobstruant, antisyphilitique et antiscorbutique. A l'extérieur, on l'emploie en pommade contre le sycosis et le favus.

Le D^r O'Daniel l'a employé à l'intérieur dans le traitement de l'orchite.

L'extrait, appelé *phytolaccin*, jouit de propriétés cholagogues.

Mode d'emploi. Doses. — Poudre de racine : comme émétique, de 60 centigrammes à 2 grammes ; comme altérant, de 5 à 30 centigrammes. — Extrait fluide, de 10 à 30 gouttes, toutes les 3 ou 4 heures. — Extrait (phytolaccin), de 6 à 25 centigrammes. — A l'extérieur, en pommade, seule ou associée à la belladone.

Pipérazine. Formule $C^2H^{10}Az^2$ (At.). — Syn. — Spermine. Diéthylédiamine. Pipérazérine.

Prép. — Dans une solution de :

Dinitrosodiphénylepipérazine .... 10 kilogrammes.
Eau........................... 300 —

On envoie un courant rapide de gaz sulfureux jusqu'à parfaite dissolution du produit nitrosé. On ajoute alors :

Acide chlorhydrique...................... $22^{kil},600$

et évapore jusqu'à moitié du volume primitif. La liqueur contient alors du chlorhydrate de pipérazine et de l'acide amidophénoldisulfonique qui se séparent en partie par le refroidissement. Pour isoler la pipérazine, on alcalinise la liqueur filtrée avec 70 kilogrammes de lessive de soude caustique à 32 p. On distille avec de la vapeur d'eau jusqu'à ce que le liquide qui passe ne précipite plus par l'acide picrique.

Desc. — M. Finzelbach attribue à ce corps les propriétés suivantes : Poudre cristalline blanche, de réaction très alcaline, très peu soluble dans l'eau, s'emparant cependant de l'eau et de l'acide carbonique de l'air.

Elle a une constitution identique à celle de la diéthylènediamine de Hoffmann. C'est une base forte donnant avec les différents acides de véritables sels. Avec l'iodure double de bismuth et de potassium, elle donne un précipité cristallin, rouge écarlate, facilement reconnaissable sous le microscope. (Prof. Prunier.)

Prop. phys. — Les expériences faites par M. Van den Klep ont montré qu'on a exagéré l'action dissolvante de la pipérazine, en disant qu'elle était douze fois supérieure à celle du carbonate de lithine, car en expérimentant sur des calculs uratiques et non sur des cristaux d'acide urique, on constate que la pipérazine, au point de vue dissolvant, ne l'emporte pas sur le carbonate de lithine.

De plus, Van den Klep admet, d'après ses expériences, que la pipérazine possède à un très haut degré la propriété d'entraver la désoxydation de l'oxyhémoglobine, ainsi que la peptonification de l'albumine.

Excitant général, elle possède la propriété de dissoudre l'acide urique, de relever la quantité d'urée, d'assurer les échanges physiologiques.

PROP. THÉR. — D'après le Dr Vogt, la pipérazine donne de bons résultats dans la gravelle urique, la goutte et les coliques néphrétiques.

Le Dr Auguste Voisin et le Dr Schmidt conseillent ce médicament dans le traitement de la goutte :

1º A la dose de 1 gramme par 24 heures dans de l'eau simple ou de l'eau de Seltz.

2º En solution à 1-2 p. 100, la pipérazine ne provoque pas d'irritation des muqueuses : aussi cette solution est-elle propre aux lavages de la vessie et à la dissolution graduelle des calculs uratiques de la vessie.

3º Grâce à sa solubilité facile dans l'eau, on peut se servir de la solution suivante :

Pipérazine......................................	0^{gr}1
Eau distillée......................................	1 gramme.

pour faire des injections dans les tophus eux-mêmes.

4º Enfin la solution suivante :

Pipérazine...........................	1-2 grammes.
Alcool..................................	20 —
Eau distillée.........................	80 —

peut être employée, sous forme de *compresses de Priessnitz*, en applications locales sur les tuméfactions goutteuses qu'elle influencera favorablement; ces applications viendront utilement en aide à la spermine administrée par la bouche.

La pipérazine agissant comme dissolvant non seu-

lement sur l'acide urique, mais aussi sur les substances albuminoïdes servant pour la construction des
concrétions, elle hâtera aussi la dissolution des calculs composés (urato-phosphatiques et urato-oxali-
ques). Il serait donc à recommander, dans ces cas,
l'emploi prolongé de la spermine.

D. Gruber a étudié comparativement l'emploi du
myrtil et de la pipérazine dans le traitement du
diabète, ces deux substances ayant été récemment
préconisées.

L'extrait de feuilles de myrtil donné à la dose de
30 centigrammes par jour n'a pas abaissé le taux du
sucre, tandis que la pipérazine a été très efficace.

L'auteur emploie la pipérazine à la dose de 1^{gr},10
par jour en 3 doses avant chaque repas. Les résultats
obtenus furent très satisfaisants. Grâce à ce traitement, le taux du sucre dans l'urine s'abaissa à
3 p. 100 environ, la soif diminua notablement, les
forces se rétablirent. Toutefois le poids du corps, au
lieu d'augmenter, diminua même un peu.

Mode d'emploi. Doses. — Injections sous-cutanées
à la dose de 30 centigrammes par 1 gramme d'eau.

A l'intérieur, cachets médicamenteux à la dose de
50 centigrammes.

Dose maxima par jour 1 gramme.

Piscidia Erythrina L. — Syn. — *Jamaica Dogwood*.

Desc. — Arbuste de la famille des Légumineuses,
tribu des Dalbergiées, qui croît aux Indes et aux
Antilles. Doit son nom (Piscidia) à l'action stupéfiante
qu'elle exerce sur les poissons et à la couleur éclatante de sa fleur rouge (ἐρυθρός, rouge).

Prop. thér. — Le Dr Landowski a reconnu à cette
plante les propriétés sédatives et soporifiques signa-
lées par le professeur Ott et le Dr Hamilton. Le D^r
Landowski s'est servi de l'extrait fluide, préparé par

Limousin, en suivant la méthode de la pharmacopée des États-Unis, c'est-à-dire que le poids de l'extrait représente exactement le poids de la substance employée.

Le Dr Hutchison, de Glascow, a employé avec succès l'extrait fluide dans les cas de phtisie, bronchite des mineurs, catarrhe sec, névralgie faciale, insomnie, sciatique et coqueluche. Sédatif dans les névralgies, les migraines, la manie.

Mode d'emploi. Doses. — Extrait fluide, de 30 à 60 gouttes. — Décoction d'écorce, 4 grammes. — Teinture, 2 à 3 grammes par jour. — Sirop, contenant 1 gramme d'extrait par cuillerée :

> Teinture de piscidia erythrina...... 20 grammes.
> — de viburnum prunifolium. 20 —

préconisé par M. le Dr Huchard, à la dose de 50 gouttes dans les vingt-quatre heures, contre les névralgies.

Pixol. — Prép. — Le pixol est un goudron de sapin traité par le savon mou de potasse et la potasse caustique qui le rendent soluble dans l'eau.

Prop. thér. — D'après M. le Dr Doukalsky, les badigeonnages avec une solution aqueuse de pixol, répétés deux ou trois fois par jour, seraient un excellent moyen de traitement des dermatites aiguës produites par l'usage trop énergique de pommades contre la gale, de frictions mercurielles et d'autres applications médicamenteuses. Sous leur influence, les démangeaisons s'amenderaient presque instantanément et les phénomènes inflammatoires disparaîtraient en quelques jours. Ces badigeonnages donneraient également de bons résultats dans le traitement du psoriasis, des chancres mous et des plaies résultant de l'ouverture des bubons chancrelleux.

Mode d'emploi. Dose. — Solution aqueuse de 10 à 15 p. 100 en badigeonnages.

Plantago hispidula Rz. et P. — Syn. — *Plantago recumbens.*

Desc. — Graines de l'Inde, de la famille des Plantaginées, semblables au psyllium; elles sont très légères; 160 graines pèsent 20 centigrammes et donnent beaucoup de mucilage.

Prop. thér. — Antidiarrhéiques. Employées contre la toux et les rhumes. Mélangées avec le sucre, elles constituent un régal pour les Chinois.

Dose. — 10 grammes de poudre de semences dans de l'eau sucrée.

Plumbago zeylanica L. — Syn. — Dentelaire.

Desc. — Plante de la famille des Plumbaginées, originaire de l'Inde et de la Réunion.

Prop. thér. — A l'état frais, les tiges sont vésicantes et caustiques. — Après dessiccation, elles activent la digestion, provoquent l'appétit et sont utiles contre la diarrhée, les hémorrhoïdes, la dyspepsie et les maladies de peau. On leur a attribué des propriétés abortives. La teinture est un antipériodique et un sudorifique énergique.

Plumieria alba L. — Syn. — Frangipanier. Bois de lait.

Desc. — Plante de la famille des Apocynacées, qui croît aux Antilles et à la Réunion.

Prop. thér. — Altérant, dépuratif, purgatif et antisyphilitique. L'écorce agit efficacement dans la blennorrhagie. — Le suc laiteux est toxique et irritant, à la façon du suc des Euphorbiacées.

Mode d'emploi. — On emploie la décoction aux repas, au lieu de boisson ordinaire, à la dose de 1/2 litre par jour.

Poinsettia pulcherrima Grah. — Syn. — Fleur de feu. Poinsettie éclatante. Cataline.

Desc. — Plante de la famille des Euphorbiacées, qui croît dans l'Amérique centrale et aux Antilles.

Comp. — Elle contient essence, résine, matière colorante, acide tartrique, acide gallique, gomme, glucose, sucre, fécule (Dr de Artegos, Mexico).

Prop. thér. — Suc caustique. Fleurs galactogènes. Plante éméto-cathartique.

On emploie aussi la plante entière en cataplasmes résolutifs ou en fomentations pour guérir l'érysipèle. On utilise le suc dilué en collyre contre les maladies des paupières.

Mode d'emploi. Doses. — Suc concret. Suc dilué à 1 dixième. Infusion de fleurs à la dose de 8 grammes pour 500 grammes d'eau bouillante.

Polygonum avicularis L. — Syn. — Blé de sarrasin.

Desc. — Plante de la famille des Polygonacées, qui croît en France.

Prop. thér. — Le Dr Trapeznikoff recommande cette substance amylacée très employée dans la médecine populaire ; elle mérite d'attirer l'attention par son efficacité et l'innocuité de son action. Le polygonum est indiqué dans toutes les affections gastro-intestinales, où il agit comme styptique, sans avoir les inconvénients des autres médicaments antidiarrhéiques ; on n'observe pas de constipation à la suite de son emploi. On donne une décoction de 30 grammes de polygonum, pour 120 grammes de récipient ; à prendre par cuillerée à bouche. Sur 23 cas, l'auteur a eu 19 guérisons.

Ce médicament peut être très utile dans la clientèle pauvre, à la campagne, pendant des diarrhées saisonnières, et dans les diarrhées simples pendant l'épidémie cholérique.

On l'emploie encore dans la diarrhée simple et sanguine, dans l'hémoptysie et à l'extérieur comme hémostatique.

MODE D'EMPLOI. — Infusion 30 gr. pour 360 gr., par cuillerée à bouche toutes les heures, ou en forme de teinture :

Polygonum ..,........................ 1 partie
Alcool à 70°........................ 2 parties.

Dans la diarrhée des adultes et des enfants; chez ces derniers de 2 à 30 gouttes, 2 à 3 fois par jour.

Psoralea pentaphylla L. — SYN. — Contrayerva du Mexique.

DESC. — Plante de la famille des Légumineuses-Papilionacées, qui croît au Mexique.

PART. EMPL. — Racine. Graines.

PROP. THÉR. — La racine est employée comme fébrifuge dans les fièvres malignes et comme alexitère contre la morsure des serpents.

Les graines sont stomachiques, toniques, mais elles sont émétiques à haute dose.

MODE D'EMPLOI. DOSES. — Décoction de la racine, à la dose de 30 grammes pour 1,000 grammes d'eau.

Pyoktanin. — SYN. — Pyoktanine. Pyoctène et Bactérioktène; de πῦον, pus; κτείνειν ou κτενειν, tuer.

DESC. — Couleurs d'aniline préparées par M. E. Merck (violet de méthyle, auramine).

PROP. BACT. — Le professeur Stilling, de Strasbourg, a étudié l'action antibactérienne des couleurs d'aniline. Dans les recherches qu'il a faites avec le Dr Vortmann, il s'est servi du violet de méthyle. Dans une solution au millième, la viande se conserve plus de six jours à la température de 25° sans qu'il se développe de bactéries.

Dans une solution à 1 gramme pour 3,000 grammes d'eau renfermant de l'extrait de viande et du sucre, il ne se forme pas de Penicillium glaucum. Les bactéries du pus sont tuées par le contact d'une solution à 1 gramme pour 64,000 grammes d'eau.

PROP. THÉR. — Ces auteurs ont obtenu les meilleurs résultats de l'application de ce corps à la chirurgie et à l'oculistique pour le traitement des plaies et ulcérations. Il serait, d'après eux, un produit supérieur au sublimé. Ils ont expérimenté un pyoktanin bleu pour les usages chirurgicaux, et un pyoktanin jaune (auramine) pour l'oculistique. Ils ne sont pas toxiques; ils sont inodores et cicatrisants.

M. Bresgen a essayé la pyoktanine dans 18 cas de cautérisations nasales pour influencer favorablement l'inflammation et la suppuration post-opératoires.

La pyoktanine bleue sous forme de tablette fut employée en solution de 2 : 1,000. Immédiatement après la cautérisation on badigeonnait la muqueuse avec de l'ouate imbibée de cette solution.

Le résultat de ce traitement consistait dans une diminution de l'inflammation et des douleurs, et la sécrétion purulente fut diminuée.

Usité contre la blennorrhagie en solution à la dose de 1 p. 100 en injections.

MODE D'EMPLOI. DOSES. — Poudre. — Pommade de 1 à 2 p. 100. — Coton et gaze à 1 p. 100.

INCONVÉNIENTS. — Ils colorent la peau, mais on peut faire disparaître les taches par une solution d'hypochlorite de soude ou par de la teinture de savon.

Québracho. — SYN. — *Aspidosperma quebracho.*

DESC. — Arbre de la famille des Apocynacées, qui croît au Chili.

Comp. — Contient du tannin en grande quantité, un alcaloïde, l'*aspidospermine* $C^{44}H^{28}Az^2O^4$. Les sels sont solubles dans l'eau. Elle contient deux sucres, la *québrachite* $C^{14}H^{14}O^{12}$ et l'*inosite* lévogyre (Tanret).

L'alcaloïde, soluble dans l'alcool et l'éther, peu soluble dans l'eau, possède le goût, l'action physiologique et presque la composition de la quinine.

Part. empl. — Les racines.

Prop. thér. — Fébrifuge et tonique, au même degré que le quinquina. Usité dans les maladies des voies respiratoires, agit comme antipyrétique dans la dyspnée; son action est bonne dans l'emphysème, la bronchite et la pleurésie. La teinture hâte la cicatrisation des plaies et des brûlures, elle empêche l'inflammation et la formation du pus.

Prop. phys. — Tous les alcaloïdes du québracho sont toxiques; ceux qui le sont le plus sont la *québrachine* et l'*hypoquébrachine*, qui agissent sur la motilité et produisent des convulsions et de la paralysie. L'*aspidospermine pure* est la moins toxique.

Prop. thér. — MM. Huchard et Eloy ont signalé ses propriétés antithermiques; d'autres ont vanté ses effets dans les affections pulmonaires, contre la dyspnée, quand elle est d'origine fonctionnelle.

Tous les alcaloïdes du québracho provoquent l'hypersécrétion des reins, des glandes intestinales et salivaires; tous sont antithermiques, mais c'est la *québrachine* qui jouit de cette propriété au plus haut degré.

L'*aspidospermine pure*, seule, est antidyspnéique.

Mode d'emploi. Doses. — Poudre d'écorce, à la dose de 30 à 50 centigrammes par jour; teinture (à 1 p. 5) à la dose de 2 à 4 gr.; extrait fluide à la même dose que la poudre.

Aspidospermine pure, à la dose de 5 à 10 centigrammes par jour ; souvent on l'administre par voie hypodermique, et on injecte alors une seringue (1 gramme) d'une solution de chlorhydrate d'aspidospermine contenant 50 centigrammes de ce sel pour 10 grammes d'eau.

MODE D'EMPLOI. DOSES. — Écorce de la racine, en prises ou cachets, 4^{gr},50 par jour. — Extrait fluide, 4 grammes. — Teinture 1/5, de 2 à 8 grammes.

Quinine (Chlorhydrosulfate de).
Formule : $(C^{20}H^{24}Az^2O^2)2\ HCl,SO^4H^2,3\ H^2O$.
SYN. — Sulfochlorhydrate de quinine.
DESCR. — Le *chlorhydrosulfate*, préparé par M. Grimaux à la suite de conceptions théoriques, est bien une espèce chimique et non un mélange. Ce sel est très facilement soluble dans l'eau : il se dissout dans son poids d'eau à la température ordinaire ; il est donc dans des conditions très favorables pour être absorbé par les voies digestives, tandis que le sulfate médicinal exige plus de 700 parties d'eau, et ne paraît se dissoudre dans l'estomac qu'à la faveur de l'acide du suc gastrique.

PROP. THÉR. — Ce sel double est appelé à rendre de véritables services dans le traitement des fièvres intermittentes, surtout dans les cas qui exigent une action rapide et sûre, et en général dans les indications qui, par la périodicité du phénomène morbide, ressortissent à l'action de la quinine.

Cette facile solubilité le rend aussi très maniable pour les injections hypodermiques : une solution préparée avec 5 grammes de sel et 6 centimètres cubes d'eau renferme, par centimètre cube, 50 centigrammes de sel.

Enfin, un autre de ses avantages, c'est que, pour le même poids, il renferme la même quantité de quinine que le sulfate médicinal cristallisé, avec 7 molécules d'eau : il contient, en effet, pour 100, 74,2 de quinine, et le sulfate médicinal à 7 H^2O en contient 74,3 ; il doit, conséquemment, être prescrit aux mêmes doses que ce dernier.

Randia Dumetorum L. — DESC. — Plante de la famille des Rubiacées, qui croît dans l'Inde.

COMP. — M. Voghtherr a retiré des fruits du randia dumerotum, une saponine particulière, la randiasaponine, de l'acide randique, du tannin et des matières grasses.

La randiasaponine et l'acide randique se rapprochent de la quillaïasapotoxine et de l'acide quillaïque de Kobert.

PROP. THÉR. — Cette plante est employée aux Indes comme émétique et antidysentérique.

Rauwolfia canescens L. — DESC. — Plante de la famille des Apocynacées, qui croît aux Antilles.

PROP. THÉR. — Le suc est très vénéneux et, absorbé, il produit l'inflammation du canal intestinal. Mélangé avec de l'huile de ricin, l'extrait d'écorce est employé avec succès pour guérir les affections parasitaires de la peau. L'infusion d'écorce est utile, dans les ulcérations de la syphilis.

Résine de Kaori. — DESC. — Cette résine provient d'une Conifère, le *Dammara australis* Don., originaire de la Nouvelle-Zélande et de la Nouvelle-Calédonie. Elle est employée pour la préparation des vernis et on en distingue deux sortes : l'une, fossile, qui est plus appréciée dans le commerce ; l'autre, que l'on récolte sur l'arbre, qui est soluble dans l'alcool à 90° et l'éther, et à peine soluble dans l'essence de térébenthine.

Comp. — L'étude chimique a été faite par Thomson en Angleterre; Dulk en Allemagne, et H. Bocquillon en France. Ils ont trouvé, par distillation sèche, une essence appelée *dammarol* par Thomson et *dammarylène* par Bocquillon, formule $C^{40}H^{28}O^3$ ou $C^{45}H^{36}$. Il reste une résine acide, *acide dammarique*, $C^{40}H^{30}O^6$, formant des sels transparents cristallisés, et une résine neutre, le *dammaryle* de Dulk, carbure d'hydrogène ayant pour formule $C^{45}H^{12}$.

Prop. thér. — Préconisée par M. le Dr Forné dans les affections cutanées, où elle peut remplacer le collodion et la traumaticine.

Donnée à l'intérieur, elle aurait aussi une action favorable contre le catarrhe vésical.

La solution alcoolique, sirupeuse, d'odeur agréable, peut remplacer le collodion dans le pansement des plaies, et la teinture de benjoin dans le pansement de la carie dentaire.

La solution de cette résine dans son essence peut être employée pour les préparations histologiques, comme le baume de Canada.

Résol. — Prép. — On obtient ce corps en saponifiant 1,000 p. de goudron de bois par 200 p. de potasse caustique, et en y incorporant 200 p. d'alcool méthylique.

Prop. thér. — Les expériences ont été faites par l'application de la méthode la plus exacte et la plus en vogue à présent, quand il s'agit des exigences de la vie pratique. Les résultats auxquels Hedman est arrivé se résument comme ci-après : des bacilles de l'iléo-typhus, dilués dans une solution de résol à 3 p. 100, furent anéantis dans cinq minutes, tandis que le bacterium coli commune n'était pas complètement tué en dix minutes dans une solution de la même concentration. Le vibrion du choléra asiatique était encore plus facile à assimiler par une solution de résol de la même concentration. Aussi le bacillus Finkler-Prior succomba aisément. La force de résistance du bacillus anthracis était fort différente. Contre les staphylococci pyogenes aureus et albus, le résol se montrait comme un désinfectant tout à fait insuffisant, tandis que le *streptococcus pyogenes* fut tué immédiatement. Une solution de résol de 8,3 p. 100 (mélange de résol, 20 : 100 d'eau avec fèces) avait presque stérilisé les excréments après une action de quatre heures. La fétidité des excréments fut abolie dans quelques secondes par mélange avec une solution de résol très concentrée.

Résorbine. — Syn. — Aleptine.

On trouve dans le commerce, sous ce nom, un nouvel excipient pour les pommades.

Prép. — Il consiste en un mélange d'huile d'amandes et de cire, auxquels on ajoute, en petite quantité, de la gélatine, du savon et de la lanoline. La résorbine se distingue des autres pommades en ce que, même par un massage léger, elle disparaît rapidement dans la peau en laissant à la surface seulement des traces de corps gras ; elle est par conséquent un bon véhicule pour les médicaments épidermiques.

Prop. thér. — On recommande une résorbine hydrargyrique (pommade mercurielle préparée contre la syphilis, avec la résorbine, contenant 33,3 p. 100 d'Hg.). Les Drs Ledermann et F. Hahn l'ont employée dans le traitement de la syphilis par les frictions ; on put ainsi diminuer de moitié le temps du massage.

Rhus aromatica Ait. — Syn. — Sumac odorant.

Desc. — Arbuste de la famille des Térébinthacées, originaire de l'Amérique septentrionale.

Prop. thér. — Aux États-Unis, on en fait usage contre le diabète. Il agit comme excitant de la fibre musculaire de la vessie et de l'utérus. Le Dr Unna le recommande comme spécifique dans l'incontinence d'urine des enfants. On l'emploie aussi contre la ménorrhagie, les hémorrhagies, les sueurs et la diarrhée des phtisiques.

Mode d'emploi. Doses. — Extrait mou, de 45 à 60 centigrammes, matin et soir. — Extrait fluide, 3 grammes. — Poudre de plante, 2^{gr},50, par jour.

Rumex crispus L. — Desc. — Plante de la famille des Polygonacées, qui croît dans l'Amérique du Nord.

Comp. — Le principe actif est la *rumicine*.

Prop. thér. — Dépuratif, altérant et tonique, très vanté dans le traitement de l'obésité.

Mode d'emploi. Doses. — Teinture 1/10, de 5 à 20 gouttes. — Rumicine, de 1 à 2 centigrammes.

Sabattia angularis Pursh. — Syn. — *Chironia angularis* Mich.

Desc. — Plante de la famille des Gentianacées, qui croît aux États-Unis.

Comp. — Contient de l'érythrocentaurine (Huntker).

Prop. thér. — Tonique très amer, non astringent, d'un emploi populaire contre les fièvres intermittentes et rémittentes. Elle excite l'appétit et favorise la digestion.

Mode d'emploi. Doses. — Plante pulvérisée, de 2 à 4 grammes. — Infusion 30 grammes pour 100 grammes d'eau, à la dose de 30 à 60 grammes.

Salantol. — Prép. — D'après le Dr Bourget, le salantol est composé d'acide salicylique et d'acétone.

Prop. phys. — Il possède la même action que le salol, il n'est pas attaqué par le suc gastrique, il est seulement décomposé dans les intestins en acide salicylique et en acétone.

Prop. thér. — Ce remède est surtout employé dans le traitement de la diarrhée.

Mode d'emploi. Doses. — Cachets médicamenteux de 0gr,25 à la dose de un à quatre par jour.

Salicylacétol. — Syn. — Salacétol.

Prép. — Il est obtenu par l'action de la mono-chloracétone sur le salicylate de soude.

Desc. — Il cristallise dans l'alcool en longues aiguilles fusibles à 71°, insolubles dans l'eau froide, difficilement solubles dans l'eau bouillante, dans l'alcool froid, la ligroïne, facilement solubles dans l'alcool chaud, dans l'éther, le sulfure de carbone, le chloroforme, le benzol.

Prop. phys. — Dans cette combinaison, l'acide salicylique est combiné à un corps non toxique.

Ce produit possède, au point de vue de l'antisepsie intestinale, toutes les propriétés du salol sans en avoir les inconvénients, représentés surtout par la toxicité du phénol qui entre dans la composition de cette dernière substance.

Le salacétol, composé de 75 p. 100 d'acide salicylique et de 25 p. 100 d'acétol, ne peut en aucune façon devenir toxique, l'acétol s'éliminant rapidement sous forme d'acétone.

Prop. thér. — Dissous dans l'huile de ricin (2 à 3 grammes pour 30), le salacétol est un médicament de choix contre toutes les infections intestinales : diarrhées estivales, affections cholériformes, choléra nostras. A la dose indiquée, il coupe dès le deuxième ou troisième jour les diarrhées infectieuses. M. Bourget a abandonné l'usage du laudanum et préfère le salacétol qui lui a également fourni de bons résultats pour la désinfection des voies urinaires, ainsi que dans le cas de rhumatisme subaigu ou goutteux. L'huile de ricin en augmente l'efficacité, en provoquant une sécrétion abondante de sucs alcalins, qui favorisent la dissociation du salacétol en ses deux principes constituants.

MODE D'EMPLOI. DOSES. — M. Bourget l'administre à la dose de 2 à 3 grammes aux adultes, et de 50 centigrammes aux enfants, dans les cas de diarrhée estivale ou cholériforme, dans le rhumatisme articulaire subaigu ou chronique, et pour réaliser l'antisepsie des voies urinaires.

Grâce à l'absence du phénol, le salacétol est moins dangereux que le salol, et les enfants le supportent très bien ; c'est ainsi que l'on peut donner, sans danger aucun, $0^{gr},5$ et même davantage à un enfant âgé d'un an.

Salifébrine. — PRÉP. — On l'obtient en faisant réagir en proportion moléculaire l'antifébrine et l'acide salicylique en dissolution.

DESC. — C'est une poudre blanche, à réaction acide, insoluble dans l'eau, facilement soluble dans l'alcool.

PROP. THÉR. — Elle posséderait les mêmes propriétés thérapeutiques que la salipyrine, et est préconisée contre le rhumatisme articulaire aigu.

MODE D'EMPLOI. DOSES. — En cachets et à la dose de 30 à 50 centigrammes quatre fois par jour.

Saligénine. — PRÉP. — On l'obtient artificiellement avec le phénol et la formaldéhyde. On la prépare aussi en faisant bouillir de la salicine avec un acide minéral étendu d'eau.

PROP. THÉR. — Le Dr Lederer a employé la saligénine dans 8 cas de rhumatisme et de goutte aigus. Les résultats obtenus furent excellents, disparition rapide de la douleur, de la fièvre et de la tuméfaction des articulations. La guérison se maintint bien et on n'a pas eu de phénomènes secondaires fâcheux à observer.

Le Dr Leclère a trouvé qu'elle agit d'une façon très efficace dans le rhumatisme aigu et dans des maladies infectieuses, fièvre typhoïde, choléra, influenza, malaria, dysenterie.

Le Dr P. Walther a obtenu de bons et prompts succès avec l'emploie de la saligénine dans le rhumatisme articulaire.

MODE D'EMPLOI. DOSES. — Cachets de 0,25 à la dose de 2 à 4 par jour. — Solution :

Saligénine......................	4 grammes.
Alcool.......................	30
Eau distillée..................	200

Une à deux cuillerées toutes les heures.

Salinaphtol. Formule $C^{20}H^8(C^{14}H^6O^6)$. — SYN. — Salicylate de naphtol.

DESC. — Corps solide, blanc, insoluble dans l'eau, ne possédant ni odeur, ni saveur.

PRÉP. — On combine l'acide salicylique et le naphtol β, de la même manière que le salol (voir ce mot).

PROP. PHYS. — Se dédouble dans l'intestin seulement en ses composants sous l'influence du suc intestinal; se retrouve dans l'urine sous forme d'acide salicylurique.

PROP. THÉR. — Étudié par Kobert et Lépine, qui lui ont reconnu des propriétés antipyrétiques, antirhumatismales et antiseptiques. Proposé pour remplacer le salol et mieux supporté dans le rhumatisme articulaire aigu. Il ne fatigue pas l'estomac et n'occasionne ni céphalalgie, ni bourdonnements d'oreilles.

Mode d'emploi. Doses. — En cachets, à la dose de 30 à 50 centigrammes, quatre fois par jour.

Salipyrine. Formule $C^{22}H^{12}Az^{2}O^{3}.C^{14}H^{6}O^{6}$.

Desc. — Elle cristallise de ses solutions alcooliques en lames hexagonales qui fondent à 91°,5. Elle est soluble dans l'alcool et le benzol, peu soluble dans l'éther et à peine soluble dans l'eau. L'eau bouillante en dissout 4,4 p. 100 et l'eau froide 0,4 seulement. Chauffée avec l'acide sulfurique dilué, elle donne de l'acide salicylique et, avec la soude, de l'antipyrine.

Prép. — Préparée pour la première fois par Lüttke, qui l'obtient en chauffant au bain-marie poids moléculaires égaux d'acide salicylique et d'antipyrine et ajoutant ou non un peu d'eau. Les deux composants fondent et donnent ainsi naissance à une huile qui cristallise par refroidissement. On purifie par cristallisation dans l'alcool.

On la prépare aussi en agitant une solution aqueuse d'antipyrine avec une solution éthérée d'acide salicylique; la salipyrine se sépare lentement en beaux cristaux.

On obtient encore de très beaux cristaux en mélangeant une solution pas trop concentrée d'antipyrine dans le chloroforme avec une solution éthérée d'acide salicylique.

Prop. thér. — Préconisé par le professeur Spica comme antipyrétique et agissant avec succès contre le rhumatisme articulaire aigu.

Le D^r von Monsengeil avait remarqué que dans de nombreux cas d'influenza les malades ne présentaient aucune élévation de température et que lorsque à ces malades on ordonnait l'antipyrine il se produisait de l'abattement et de la dépression. M. von Monsengeil trouva que dans les cas d'influenza sans fièvre, le vrai spécifique est la salipyrine. Il l'essaya sur beaucoup de malades et toujours avec succès, et sans les inconvénients que produisaient l'antipyrine ou la quinine. De même il a employé la salipyrine dans les cas de catarrhes de nature infectieuse, comme catarrhes de la muqueuse nasale ou les soi-disant refroidissements. Dans tous ces états la sali-pyrine lui a paru le spécifique par excellence.

D'après le Dr Guttmann, la salipyrine trouve son emploi dans le rhumatisme chronique et les névral-gies. Certains malades en ont absorbé plus de 100 grammes en plusieurs jours sans en éprouver d'inconvénients. Cependant, dans un cas, la salipy-rine a déterminé l'apparition d'un exanthème ana-logue à ceux que provoque l'antipyrine.

MODE D'EMPLOI. DOSES. — Cachets, à la dose de 50 centigrammes à 2 grammes par jour.

Salithymol. $C^{17}H^{18}O^4$. — SYN. — Éther salicylique du thymol.

PRÉP. — Le salithymol est une combinaison de l'acide salicylique avec le thymol, c'est-à-dire un éther salicylique du thymol, il prend naissance par la substitution d'un atome de thymol à un atome d'hydrogène du carboxyle CO,HO de l'acide salicy-lique.

Il se prépare de la façon suivante : on dissout dans l'alcool des poids moléculaires d'acide salicy-lique et de thymol, et l'on ajoute de l'hydrate de soude, on obtient ainsi un salicylate et un thymolate de soude. Après dessiccation et pulvérisation de ces sels, on les chauffe dans un matras avec du trichlo-rure de phosphore pendant un certain temps à la température de 120 à 130°, il se forme un mélange de salithymol, de chlorure de sodium et de méta-phosphate de soude. Ce mélange est traité par de l'eau distillée qui dissout les sels sodiques, sans toucher au salithymol, ce dernier est séparé par filtration et purifié par cristallisation dans l'alcool.

DESC. — La salithymol se présente sous forme d'une poudre blanche, cristallisée, d'une saveur faiblement acide, peu soluble dans l'eau, facilement soluble dans l'alcool et dans l'éther.

PROP. THÉR. — Grâce à la présence de l'acide salicylique et du thymol, qui sont des antiseptiques puissants, ce sel a des applications médicales sérieuses.

MODE D'EMPLOI. DOSES. — On l'emploie en cachets à la dose de 25 à 50 centigrammes de 1 à 4 fois par jour.

Salix nigra Michx. — DESC. — Arbuste de la famille des Amentacées-Salicacées, qui croît dans l'Amérique du Nord.

PROP. THÉR. — La tige est tonique, fébrifuge, amère et carminative. L'écorce est un puissant sédatif des nerfs et des organes génitaux des deux sexes. Elle a amené les résultats les plus favorables dans l'hystérie, l'hyperesthésie, les contractures, les névralgies faciale et uréthrale, les pertes séminales, la nymphomanie, la leucorrhée et la prostatorrhée.

Les racines sont purgatives et fébrifuges.

Cette plante peut remplacer le bromure de potassium avec avantage dans toutes ses indications.

MODE D'EMPLOI. DOSES. — Extrait fluide, 3 à 5 grammes par jour. — Extrait mou, de 30 à 60 centigrammes par jour.

Salocolle. — SYN. — Salicylate de phénocolle.

DESC. — Ce composé jouit des mêmes propriétés que le chlorhydrate de phénocolle, sans que son emploi soit suivi des phénomènes secondaires déterminés par ce dernier. Le salocolle possède une saveur sucrée; étant peu soluble dans l'eau, sa résorption dans l'organisme est plus difficile.

PROP. PHYS. — C'est un antipyrétique à action douce et certaine, un antinévralgique, un antirhumatismal. On le considère également comme un spécifique de l'influenza.

MODE D'EMPLOI. DOSES. — On l'administre en poudre à la dose de 1 à 2 grammes.

Salophène. $C^{15}H^{13}AzO^5$. — SYN. — Éther salicylique du paraamidophénol acétylique acétparaamidosalol.

DESC. — Cristaux lamellaires, blancs, inodores et insipides, insolubles dans l'eau, solubles dans l'alcool, l'éther. Il renferme 51 p. 100 d'acide salicylique.

PRÉP. — 1° On dissout dans l'alcool bouillant le paraamidophénol acétylique ou paraacétophénétidine, puis on ajoute l'éther salicylique, par refroidissement et par évaporation de l'alcool on obtient le salophène.

2° On le prépare encore en faisant réagir l'oxychlorure de phosphore sur un mélange à parties égales d'acide salicylique et de paranitro-phénol, réduisant l'éther formé pour transformer le groupement AzO^2 en AzH^2, et acétylénant finalement le paraamidosalol.

PROP. PHYS. — Il se dédouble en ses composants dans un milieu alcalin et non dans un milieu acide. C'est ainsi qu'il passe par l'estomac et se dédouble au niveau de l'intestin. Il se dédouble même en présence de la plupart des tissus organiques. Le salophène non dédoublé passe avec les matières fécales sans être absorbé.

Sa toxicité est notablement moindre que celle du salol.

PROP. THÉR. — Le Dr Guttman l'a employé avec succès. dans le rhumatisme articulaire aigu, moins dans la fièvre typhoïde, la tuberculose, comme antipyrétique; moins aussi dans le rhumatisme articulaire chronique, la cystite, les névralgies.

Le Dr Caminer eut l'idée de s'en servir dans 10 cas de céphalée habituelle, rebelles à tous les antinévralgiques usités. Il prescrivit le salophène en cachets de 1 gramme chacun, à prendre 1 cachet toutes les 2 heures jusqu'à effet produit. Les résultats furent bons : les douleurs s'amendèrent petit à petit et cessèrent ordinairement après le troisième cachet, parfois même déjà après le deuxième cachet. — Même succès dans 2 cas de névralgie faciale (nerf sus-orbitaire); échec dans 1 cas de sciatique (22 grammes de salophène sans résultat aucun). — Dans quelques cas de migraine, l'auteur parvint à faire disparaître, par 2 ou 3 cachets de 1 gramme, toutes les deux heures, les prodromes de l'attaque; l'accès avait-il déjà éclaté, sa durée fut abrégée : au lieu d'une journée entière, il ne persista que pendant plusieurs heures. Les intervalles entre les accès ne devinrent pas plus rapprochés par suite du traitement par le salophène.

Les Drs de Buch et Vanderlinden ont employé avec succès le salophène contre les douleurs névralgiques de toutes sortes; ils le prescrivent à la dose de 4 grammes en 4 paquets par jour, souvent à la deuxième dose les névralgies ont disparu.

Le Dr Holzchneider a employé le salophène dans le rhumatisme articulaire aigu avec intolérance absolue du salicylate de soude, il a observé la disparition des douleurs et la tolérance de l'estomac pour cette substance.

Le Dr Richard Drews a expérimenté le salophène dans la clientèle infantile et il l'a trouvé très actif dans le rhumatisme musculaire aigu et la chorée de

Sydenham ainsi que dans la fièvre typhoïde, la scarlatine et l'angine folliculaire chez les enfants. Il n'a
observé comme inconvénient que quelques sueurs
abondantes mais passagères.

Mode d'emploi. Doses. — En paquets ou cachets, à
la dose de 6 à 8 grammes par jour.

Salubrine. — Prép. — Médicament suédois préparé par M. Haharson.

D'après l'auteur, la salubrine est composée de :

Acide acétique anhydre...........	2	grammes.
Éther acétique....................	25	—
Alcool pur.......................	50	—
Eau distillée.....................	23	—

Prop. thér. — M. Haharson dit que c'est un antiseptique excellent et un hémostatique pour la contraction des vaisseaux sanguins. De plus, il serait
anodin et présenterait la propriété de retarder le
gonflement des parties contusionnées, ou d'en arrêter l'inflammation.

Les applications de salubrine sur les plaies provoquent une sensation de brûlure douloureuse, mais
qui n'a que peu de durée; aussi recommande-t-il,
pour les plaies étendues, d'employer la salubrine
additionnée de 3 à 5 parties d'eau.

En gargarisme, il faut ajouter 5 à 7 parties d'eau.

Dans certaines affections de la peau : éruptions,
efflorescences, eczéma chronique, on lave les parties
affectées avec la salubrine, de façon qu'elles restent
humides pendant quelques minutes et l'on répète
cette médication deux ou trois fois par jour.

Dans les affections du cuir chevelu, et pour retarder la chute des cheveux, on emploie la salubrine
de façon que la surface traitée reste humide pendant
cinq à dix minutes.

Dans les affections du poumon avec toux, dans

d'influenza, on emploie la salubrine sous forme d'inhalations, de fomentations, et ces dernières seraient surtout utiles dans la pleurésie, les affections des organes abdominaux et les douleurs rhumatismales.

Les Drs Seve et Ribbing se sont assurés que la salubrine est un excellent antiseptique dont on peut se servir utilement pour le traitement des plaies de toute nature. Ils l'ont prescrite avec succès dans le traitement des contusions et des lésions graves des mains causées par des machines, des brûlures au premier et au second degré, des fissures et des ulcérations.

On emploie la salubrine diluée dans 2 à 6 parties d'eau.

MODE D'EMPLOI. DOSES. — Solution aqueuse de 20 à 50 p. 100. Usage externe.

Salumine. — SYN. — Salicylate d'aluminium.

DESC. — Poudre fine, d'un rouge pâle, cristalline, très difficilement soluble dans l'eau, mais soluble dans les alcalis, ce qui expliquerait son assimilation par les liquides de l'organisme, généralement alcalins.

La salumine soluble est un salicylate d'aluminium ammoniacal; elle forme une poudre d'un blanc jaunâtre qui se dissout facilement dans 9 parties d'eau en donnant une réaction neutre; elle est plus soluble encore dans la glycérine; ses solutions concentrées, très stables se conservent très longtemps.

PROP. PHYS. — Ses propriétés astringentes en indiquent l'emploi dans le traitement des inflammations sèches du nez et du pharynx.

PROP. THÉR. — D'après M. le Dr P. Heymann, privat-docent de laryngologie à la Faculté de Berlin, la salumine et ses préparations exercent sur les muqueuses une action à la fois astringente et irritante, et peuvent être employées avec avantage en

insufflations ou en badigeonnages (salumine ammo
niacale soluble) dans le traitement de l'ozène et de
la pharyngite sèche. Elle produit dans l'ozène une
forte sécrétion qui détache les croûtes et nettoie les
fosses nasales; dans les cas de catarrhes pharyngés,
on doit s'en servir à l'état de solution concentrée pour
faire des badigeonnages énergiques.

MODE D'EMPLOI. DOSE. — La salumine s'emploie en
solution au cinquième ou bien directement en poudre, pour insufflation.

Sarracenia purpurea L. — SYN. — Herbe vivace
de Terre-Neuve.

DESC. — Plante de la famille des Nymphæacées, qui
croît dans les marais de l'Amérique du Nord, de
Terre-Neuve, de Saint-Pierre et Miquelon.

PROP. THÉR. — Les Indiens la considèrent comme
un spécifique certain contre la variole et lui attribuent
le pouvoir d'empêcher les cicatrices de cette maladie.

Diaphorétique et diurétique, employée contre la petite vérole. Elle est surtout usitée contre la goutte
et la dyspepsie; elle stimule l'estomac et le cœur.

MODE D'EMPLOI. DOSES. — Poudre de rhizome, de 2
à 3 grammes par jour. — Extrait fluide, de 20 à
30 gouttes. — Infusion faite avec la poudre, à la dose
de 1 à 2 cuillerées à café; on doit avaler le marc.

Schinus Molle L. — DESC. — Plante de la famille des Térébinthacées-Anacardiées, qui croît au
Chili, au Pérou et en Algérie.

Les fruits produisent une huile qui a l'apparence
de la térébenthine de Venise.

PROP. THÉR. — La résine, que l'on appelle *mastic
américain*, jouit de propriétés purgatives. Le fruit
séché en poudre a les mêmes usages que le cubèbe.

Scopolamine. — PRÉP. — Cet alcaloïde, extrait de la

racine de la *Scopolia atropoïdes*, appartient, ainsi que l'atropine, l'hyosciamine, etc., au groupe chimique des tropéines. (E. Merck.)

SEL USITÉ. — Le chlorhydrate de scopolamine.

PROP. PHYS. — D'après les expériences de M. le professeur Kobert, la scopolamine, tout en étant un mydriatique, produirait certains effets physiologiques contraires à ceux de l'atropine. C'est ainsi qu'elle exercerait sur l'écorce cérébrale une action non pas excitante, mais paralysante, et qu'elle ralentirait le pouls au lieu de l'accélérer, comme le fait l'atropine.

PROP. THÉR. — Ainsi que l'ont montré les essais cliniques de M. le professeur Rahlmann, le chlorhydrate de scopolamine serait, en tant que médicament mydriatique, analgésique et antiphlogistique, supérieur à l'hyosciamine et à l'atropine. Il ne produirait jamais cette sécheresse de la gorge et cette excitation générale avec rougeur de la face et accélération du pouls qu'on observe parfois sous l'influence de l'atropine. D'autre part, n'exerçant sur la pression intra-oculaire aucune action appréciable, il pourrait, contrairement à l'atropine, être employé dans les états glaucomateux.

MODE D'EMPLOI. DOSES. — On se sert pour les instillations oculaires d'une solution de chlorhydrate de scopolamine à 1 ou 2 p. 100 qui, comme intensité d'action, serait l'équivalent d'une solution d'atropine 0,5 ou à 1 p. 100. (E. Merck.)

Scopolia japonica Max. — SYN. — *Scopolia lucida* Forst., Belladone du Japon.

DESC. — Plante de la famille des Solanacées, qui croît au Népaul et au Japon.

COMP. — Le professeur Eykmann dit avoir extrait de la racine un alcaloïde qu'il a nommé *scopoléine*, et un second appelé *rotoïne*.

PROP. THÉR. — Employé aux mêmes usages que la belladone, usité au Japon contre les ulcères de la cornée, l'iritis, la kératite.

Sélénium. — PROP. THÉR. — Le soufre et le sélénium appartenant à la même famille chimique, ayant des réactions parallèles et des propriétés physiques très voisines, M. le Dr Demontporcelet et M. Ch. Féry ont recherché s'il y avait également analogie entre les propriétés thérapeutiques de ces deux métalloïdes.

Le sélénium est beaucoup plus toxique que le soufre, et son emploi pour l'usage interne demande des études plus complètes; mais, employé en pommade (2 grammes de sélénium amorphe pour 30 grammes de vaseline), dans le traitement de certaines affections cutanées, il a donné des résultats satisfaisants, supérieurs à ceux qu'on obtient avec le soufre, dans les mêmes conditions.

Senecio Jacobœa L. — SYN. — Jacobée. Grande Jacobée. Herbe de Saint-Jacques.

DESC. — Plante de la famille des Composées-Senecionidées, qui croît dans l'Europe centrale.

COMP. — Contient un principe actif, la *sénécine*.

La sénécine est une substance ayant la couleur et la consistance de la résine.

PROP. THÉR. — Il paraît que ce médicament est très employé en Angleterre dans les troubles menstruels. M. W. Murell a employé avec succès l'infusion de cette plante dans différentes formes d'aménorrhée, en particulier dans les cas où la fonction menstruelle s'était arrêtée sous l'influence d'un refroidissement.

L'auteur employait en outre l'extrait aqueux de cette plante.

Le médicament sous n'importe quelle forme, doit

être pris pendant 10 à 15 jours pour voir les règles revenir et l'aménorrhée cesser. Ce médicament a surtout rendu de grands services dans l'aménorrhée survenant après les couches, mais il ne paraît pas avoir beaucoup de prise sur celle qui reconnaît pour cause l'anémie. Dans plusieurs cas, ce médicament a même fait disparaître les douleurs accompagnant les menstrues. Dans un cas, l'administration du seneçon a guéri une malade souffrant de leucorrhée rebelle depuis plusieurs mois.

Le Dr Murell estime que cette plante et ses préparations présentent un excellent moyen pour provoquer la menstruation et qu'elles doivent occuper en ce sens le même rang que le permanganate de potasse et le bioxyde de manganèse.

Mode d'emploi. Doses. — Extrait aqueux à la dose de 0^{gr},05, 4 fois par jour. Extrait fluide à la dose de 20 gouttes, 4 fois par jour. Teinture 1/5 à la dose de 1 gramme, 3 fois par jour ; on élèvera la dose jusqu'à 10 grammes par jour.

Sénécine à la dose de 0^{gr},15, 3 fois dans la journée.

Sickingia rubra Schum. — Syn. — Arariba. Casca de arariba.

Desc. — Plante de la famille des Rubiacées, qui croît au Brésil.

Var. — Arariba rouge. — Arariba blanc.

Part. empl. — L'écorce.

Comp. — D'après Reith et Wohler, l'écorce contient un alcaloïde, l'*araribine* C^{23}H^{2}Az^4. Elle contient une grande quantité de tannin et une matière colorante rouge.

Prop. thér. — L'écorce est employée en décoction contre les fièvres intermittentes.

Mode d'emploi. Doses. — Décoction de 30 grammes

d'écorce pour 1000 grammes d'eau, à prendre dans les 24 heures.

Siegesbeckia orientalis L. — Syn. — Herbe divine.

Desc. — Plante de la famille des Composées, qui croît en Perse, au Japon et à l'île Maurice.

Comp. — Contient un principe amer, la *darutyne* (Auffray).

Prop. thér. — Altérant, dépuratif énergique, d'une grande efficacité dans le traitement des dartres et des ulcères; employé à l'intérieur comme antisyphilitique et contre les affections des organes génito-urinaires; à l'extérieur, contre l'herpès circiné et la teigne faveuse; de plus sudorifique.

Mode d'emploi. Doses. — Extrait aqueux, 60 centigrammes dans un sirop. — Teinture à 1/8, de 4 à 8 grammes.

Simaba Cedron Pl. — Desc. — Arbre de la famille des Rutacées, qui croît au Vénézuéla, à la Nouvelle-Grenade et à la Guyane.

Comp. — Contient un alcaloïde, la *cédrine* (Lévy).

Prop. thér. — Tonique, stomachique, antispasmodique, antipériodique et fébrifuge, employé dans la malaria et les dyspepsies. W. Hooker dit que c'est une plante précieuse comme tonique amer.

Du Coignard loue son action fébrifuge qu'il a observée, étant à la Nouvelle-Grenade, mais son action n'est pas aussi certaine que celle de la quinine. Il constate aussi que c'est un excellent remède contre les troubles de l'estomac.

Le Dr Purple, de New-York, a constaté ses bons effets dans les fièvres intermittentes.

Rayer affirme son efficacité dans les fièvres intermittentes à la dose de 50 centigrammes à 1 gramme par jour. A dose plus élevée, il occasionne des nausées et de la diarrhée.

Le cédron a été préconisé contre la rage.

Employé comme alexipharmaque contre la morsure des serpents. M. le Dr Saffray à la Nouvelle-Grenade et le Dr Bousseau en France ont obtenu des cures dans des cas désespérés.

D'après le Dr Guier, de Costa-Rica, le cédron lui aurait rendu de signalés services contre le choléra, les coliques et les névralgies faciales.

Le Dr Thomson l'a administré avec succès contre la goutte.

Mode d'emploi. Doses. — Comme alexitère, une noix pulvérisée dans 50 grammes de vin blanc, à prendre en une seule fois, avec le marc. — Usage externe, lavage de la plaie avec une macération d'une noix pulvérisée dans 10 grammes d'alcool. — Extrait fluide, de 25 centigrammes à 1 gramme. Toutes les quatre heures, comme fébrifuge. — Poudre de graine, de 20 centigrammes à 1^{gr},50.

Simaruba officinalis D. C. — Syn. — *Simaruba amara* Aubl. *Simaruba guyanensis* Rich. *Quassia simaruba* L.

Desc. — Arbre de la Guyane et de l'Inde.

Comp. — L'écorce contiendrait, d'après M. Morin, de la résine, des huiles éthérées, des traces d'acide gallique et une substance amère identique peut-être à la quassine.

Prop. phys. — Donnée à petite dose, elle augmente l'appétit à la manière des amers ; prise à doses élevées, elle provoque du vomissement et de la diarrhée.

Prop. thér. — Le Dr F. Uhle a obtenu de bons résultats dans le traitement de la dysenterie et des diarrhées estivales.

Voici sa manière de traiter la dysenterie aiguë ou chronique : outre le régime diététique approprié, il prescrit l'huile de ricin pour évacuer complètement l'intestin (en cas de besoin, on fera prendre un lavement au tannin à 0,5-1 0/0), après quoi, il administre la décoction de simaruba suivante :

Décoction de simaruba...............	8-170 grammes.
Cognac..............................	} āā 10 —
Mucilage de salep..................	
Teinture d'opium...................	0 gr. 5-1 gr.
Sirop d'écorces d'oranges	25 grammes.

A prendre, par cuillerée à soupe, toutes les deux heures.

Grâce à ce traitement, les phénomènes morbides de la dysenterie disparaissent rapidement.

La décoction de simaruba est encore plus efficace contre les diarrhées estivales des adultes aussi bien que celles des enfants. La seule différence observée, c'est que l'on administrera la décoction de simaruba sans évacuation préalable de l'intestin. Le régime sera rigoureusement observé.

L'opium pouvant être dangereux aux enfants, surtout s'ils sont en bas âge, on le remplacera par le tannin :

Décoction de simaruba.............	2,5 : 70 grammes.
Tannin...........................	0,5-1 —
Vin de Grenache..................	10 gr.
Mucilage de salep................	} āā 15 grammes.
Sirop d'écorces d'oranges........	

A prendre, toutes les heures, par cuillerée à café. Le Dʳ Gelpke recommande la simaruba sous la forme suivante :

Écorce de racine de grenadier.....	} āā 10 grammes.
Écorce de simaruba...............	
Vin de Bordeaux..................	750 —

Macérez pendant 24 heures et filtrez ensuite.

A prendre 6 à 8 cuillerées à soupe (adultes) ou à café (enfants).

D'après M. le Dr Hagge, l'écorce de simaruba, qui est d'un usage courant contre la dysenterie, ne serait vraiment efficace que lorsqu'on l'emploie à haute dose, sous forme d'une macération dont le mode de préparation peut se formuler ainsi :

Vin blanc......................... 750 grammes.
Eau............................... 250 —

Mêlez et ajoutez :

Écorce de simaruba concassée..... 35 —

Faites macérer pendant six heures, puis évaporez au bain-marie, à une température n'excédant pas 65°, jusqu'à ce qu'il reste 750 grammes de liquide.

Ajoutez :

Alcool absolu.................... 40 grammes.

Laissez macérer encore pendant quatre heures, puis filtrez, exprimez et ajoutez :

Laudanum de Sydenham.......... 2 grammes.

F. S. A. — Prendre toute la mixture en quatre fois, à quatre heures d'intervalle.

Le premier jour, pendant qu'on prépare la macération de simaruba, le patient avale une forte dose d'huile de ricin, puis, après que l'huile a agi, on lui donne du laudanum pour calmer les douleurs. On lui applique aussi des cataplasmes chauds sur l'abdomen. Comme aliment, on ne permet que le lait, le thé de bœuf et le cacao.

Le second jour on administre la macération de simarouba. Au bout de vingt-quatre heures, le malade est délivré de ses douleurs abdominales et de ses épreintes, et les selles perdent leur caractère sanguinolent tout en restant encore muqueuses. Après une nouvelle période de vingt-quatre heures, la diarrhée cesse, l'appétit revient et la guérison définitive s'établit.

Tel a été le résultat dans tous les cas de dysenterie, aussi bien chez les Européens que chez les sujets de race jaune, pour le traitement desquels M. Hagge a employé la macération ci-dessus formulée.

Simulo. — Desc. — Plante de la famille des Capparidacées, attribuée suivant Hale White au *Capparis coriacea* et suivant d'autres au *Capparis oleoïdes*. Elle croît au Pérou et en Bolivie. Le fruit est une baie, ressemblant à une groseille.

Prop. thér. — Cette plante possède des propriétés antiscorbutiques et stimulantes. Elle est surtout antispasmodique et antinerveuse ; elle possède une vertu hypnotique. Dans l'épilepsie, M. Hale White en a obtenu de bons effets, sans guérison. M. le Dr Larrea et M. le Dr V. Poulet ont obtenu des succès dans l'épilepsie et surtout dans l'hystérie fruste.

Elle remplace avec avantage les bromures, dans les cas où ils sont nuisibles ou contre-indiqués.

Le Dr Poulet en a obtenu de bons effets dans l'ovaro-salpingite qui se manifeste assez fréquemment chez les hystériques, après les époques menstruelles. Il recommande d'en faire usage aussitôt que possible et de l'administrer à la dose de 3 à 4 grammes de teinture par jour. Ce médicament calme rapidement la douleur intolérable de la partie tuméfiée et la résolution s'opère en quelques jours. Ces conclusions sont tirées de trois observations favorables.

Mode d'emploi. Doses. — Teinture à 1/8, de 2 à 8 grammes. — Extrait fluide, de 9 à 14 grammes, trois fois par jour. — Pilules de simulo.

Fruits de simulo.................... 10 grammes.
Excipient .... q. s.

Faites 50 pilules de 20 centigrammes, 6 par jour.

Soja hispida Mœnch. — Desc. — Plante de la famille des Légumineuses, originaire du Japon et de l'Indo-Chine, acclimatée en Autriche. Utilisée comme aliment.

Prop. thér. — Préconisée par M. Lecerf pour l'alimentation des diabétiques, cette graine ne contenant pas d'amidon.

Mode d'emploi. — M. Lecerf a préparé des pains, gâteaux et biscuits pour l'usage des diabétiques.

Solanum paniculatum L. — Syn. — Jurubeba. Jurubèbe.

Desc. — Arbuste de la famille des Solanacées, qui croît au Brésil.

Part. empl. — Les feuilles.

Prop. thér. — L'extrait de cette plante passe au Brésil pour être le remède des affections du foie.

Le Dr Michaelis constata une première fois les bons effets de cet extrait chez une femme atteinte de coliques hépatiques avec dyspepsie. Une dose de 50 centigrammes à 1 gramme, prise trois fois par jour, améliora la dyspepsie et les accès de coliques hépatiques, en même temps que la tuméfaction de la vésicule biliaire disparaissait.

Il administra ce médicament, à la dose de 1 à 3 grammes trois fois par jour, dans les coliques hépatiques. Au bout de huit à dix jours, il constata l'augmentation de l'appétit, sans que les coliques et les dimensions de la vésicule biliaire aient subi une action favorable.

Dans d'autres cas analogues, il n'a jamais obtenu que l'amélioration de l'appétit. Aussi conseille-t-il l'extrait de jurubèbe comme un bon stomachique.

On emploie aussi la poudre de feuilles en application sur les ulcères et les plaies.

MODE D'EMPLOI. — DOSES. — Extrait fluide de 2 à 5 gouttes 4 fois par jour. Infusion de feuilles 5 grammes pour 500 grammes d'eau.

Soymida febrifuga Juss. — SYN. — *Swietenia febrifuga* Roxb.

DESCR. — Arbre de la famille des Méliacées, qui croît dans l'Inde.

COMP. — Contient une résine amère, du tannin et de l'amidon.

PROP. THÉR. — Astringent tonique et antipériodique dans les fièvres intermittentes, la débilité, la diarrhée, la dysenterie, la gangrène et la fièvre typhoïde, les maladies infectieuses et la cachexie.

MODE D'EMPLOI. DOSES. — Poudre d'écorce, 3 grammes, deux fois par jour. — Décoction de 80 grammes d'écorce par 500 grammes d'eau, en gargarismes, injections, lavages.

Sozoiodol. — SYN. — Acide diiodoparaphénylsulfurique.

DESC. — Il a une composition chimique qui lui permet de s'allier avec presque tous les métaux. Les composés de sodium, d'aluminium, de magnésium, de plomb et de zinc se dissolvent aisément dans l'eau et dans la glycérine, tandis que les sels de potassium, d'ammonium, de baryum, de mercure et d'argent sont difficilement solubles.

PRÉP. — On l'obtient en traitant la benzine biiodée par l'acide sulfurique fumant, saturant par du carbonate de plomb, filtrant, et décomposant le sel de plomb par l'hydrogène sulfuré et évaporant la solution aqueuse, d'où il cristallise. Il contient 42 p. 100 d'iode.

PROP. THÉR. — C'est un puissant antiseptique, succédané inodore de l'iodoforme. Il surpasse l'iodoforme par son action rapide dans les ulcérations tuberculeuses et scrofuleuses, dans les affections des organes de la génération, telles que la gonorrhée et la syphilis. Les sels de sozoiodol ont aussi donné d'excellents résultats dans les maladies invétérées de la peau, le catarrhe chronique du nez, l'ozène, la laryngite. Comme antiseptiques, en chirurgie, ils sont très utiles, accélérant la guérison sans produire d'accidents, qu'on les emploie purs ou mélangés avec l'amidon, la vaseline ou l'axonge.

Sphacélotoxine. — SYN. — Spasmotine.

PRÉP. — M. le Dr R. Kobert a obtenu du seigle ergoté, en même temps que la cornutine, une autre substance alcaloïdique.

DESC. — M. Kobert supposa que cette substance était un acide et il la désigna sous le nom d'*acide sphacélinique*. Or, des recherches ultérieures ont montré qu'il s'agissait là non pas d'un corps chimique défini, mais d'un mélange de plusieurs substances. M. Jacobi, assistant de M. O. Schmiedeberg, a réussi à isoler à l'état chimiquement pur, ce corps que M. Kobert avait obtenu à l'état impur et, ayant pu se convaincre qu'il n'est nullement un acide, il lui donna le nom de *sphacélotoxine*, proposé par M. Schmiedeberg.

C'est une substance pulvérulente, jaunâtre, insoluble dans l'eau, mais soluble dans l'éther, le chloroforme, l'alcool et les liquides alcalins.

PROP. THÉR. — Elle a pour effet de provoquer le tétanos utérin, ainsi qu'une contraction spasmodique des petites artères, pouvant aboutir à la gangrène des tissus.

Des essais thérapeutiques institués à la clinique

de M. le Dr W. Freund, ont montré que les effets de la sphalécotoxine sont les mêmes que ceux du seigle ergoté.

L'action de la sphacélotoxine se manifesterait au bout de quelques minutes à peine et atteindrait son maximum en une demi-heure environ.

MODE D'EMPLOI. DOSES. — La dose active du médicament qu'on peut employer sans inconvénient varierait de 0gr,04 à 0gr,10.

La sphacélotoxine peut être administrée par la voie hypodermique sous la forme d'une solution alcoolique glycérinée, non irritante pour le tissu sous-cutané.

Strontium (Salicylate de). — PRÉP. — On l'obtient en traitant l'acide salicylique par l'oxyde de strontium hydraté.

DESC. — Sel blanc peu soluble dans l'eau.

PROP. THÉR. — Le prof. H. Wood a employé le salicylate de strontium et a pu constater qu'il avait une valeur réelle. L'élément strontium atténuerait certains inconvénients de l'acide salicylique, tels que son action irritante sur le tube digestif, et son effet hyperthermisant sur le cœur.

Le salicylate de strontium lui aurait donné d'excellents résultats comme antiseptique intestinal à la dose de 25 à 30 centigrammes, résultats supérieurs à ceux du salol, du naphtol. L'estomac le tolérerait fort bien.

Dans le rhumatisme articulaire aigu, il serait moins efficace que les préparations salicylées ordinairement employées, et de plus, les doses élevées qu'on est obligé de donner produisent des phénomènes d'intoxication salicylique, tels que bourdonnements d'oreilles, vertiges, céphalalgies.

Par contre, dans le rhumatisme et la goutte chroniques, accompagnés de troubles digestifs, le salicylate de strontium à la dose de 60 centigrammes à 1 gramme serait le meilleur remède à employer.

MODE D'EMPLOI. DOSES. — Cachets de 25 centigrammes à la dose de 1 à 4 dans la journée.

Strophanthus. — DESC. — Plante grimpante de la famille de Apocynacées, qui croît en Guinée, au Sénégal, au Gabon et dans l'Afrique équatoriale.

La tige, dont l'épaisseur diamétrale varie de cinq à quinze centimètres, forme sur le sol des cercles qui font penser à un boa constrictor, puis s'élance sur les arbres voisins, courant de branche en branche. Les fruits croissent deux à deux horizontalement et arrivent à maturité en septembre.

Les naturels s'en servent pour la préparation d'un poison de flèches (*Kombe*).

Plusieurs variétés ont été décrites par M. Blondel. Les seules qui présentent de l'intérêt sont : 1° *Strophanthus hispidus* D. C. (Guinée et Sénégal); 2° *Strophanthus kombé* (centre de l'Afrique); 3° *Strophanthus glabre* (Gabon).

COMP. — MM. Hardy et N. Gallois ont découvert dans l'aigrette de la semence, l'*inéine*, glucoside ayant une action sur le cœur.

M. Catillon le premier a extrait de la *strophanthine* cristallisée du Kombé.

La formule est $C^{34}H^{48}O^{12}$, d'après l'analyse qu'en a faite M. Arnaud.

M. Catillon et M. Arnaud ont prouvé que le strophanthus glabre contenait 45 à 50 grammes de strophanthine par kilogramme, tandis que le strophanthus Kombé en donnait seulement $4^{gr},5$ à 9 grammes.

M. Catillon a montré que la strophanthine du Kombé et la strophanthine du glabre sont des corps différents. La première cristallise en aiguilles et dévie à droite

le plan de polarisation. La seconde se présente sous
forme de belles tablettes aplaties, rectangulaires, et
dévie à gauche. Selon M. Arnaud elle est identique à
l'ouabaïne. (Voy. *Ouabaio*, p. 193.)

PROP. PHYSIOL. — M. Gley a montré que les deux
strophanthines et l'ouabaïne avaient les mêmes effets
physiologiques.

PROP. THÉR. — M. Fraser emploie la teinture de semences : elle possède des propriétés analogues à la
digitale, elle accélère les mouvements du cœur; de plus
elle a l'avantage de ne pas contracter les artérioles.

MM. Huchard (en 1886), Dujardin-Beaumetz (en
1887) ont constaté que le strophanthus était un excellent tonique du cœur, aussi actif que la digitale et
réellement diurétique. M. Huchard s'est servi d'une
teinture au cinquième, qu'il nomme *teinture française*,
pour la distinguer des *teintures anglaises;* il l'a prescrite
d'abord à la dose de dix gouttes et a pu continuer
jusqu'à quatorze et seize gouttes par jour.

M. Bucquoy prescrit de 2 à 4 granules à un milligramme d'extrait de strophanthus; il obtient des
effets très utiles sur les cœurs fatigués et les asysto-
liques. La diurèse est plus rapide que celle que produit la digitale, mais non moins énergique.

Dans 5 cas de goitre, S. T. Yount-Lafayette a obtenu des succès avec le traitement par la teinture de
strophánthus. Il commence par prescrire la teinture à
la dose de 10 gouttes par jour répétée 3 fois par
jour; petit à petit il l'augmente jusqu'à 16 gouttes,
3 fois par jour. Ordinairement le traitement demande 2 mois environ.

MODE D'EMPLOI. DOSES. — On se sert de la teinture
à divers titres, de l'extrait hydro-alcoolique et du glucoside en granules.

M. Fraser prépare la teinture en prenant 1 partie
de semences et 8 parties d'alcool concentré.

M. Martindale prend 1 partie de semences et 20 parties d'alcool.

La formule de Helbing paraît meilleure et devrait être suivie pour obtenir un produit uniforme. On doit sécher la semence à 45°, sans employer l'aigrette ni l'enveloppe; pulvériser et extraire l'huile au moyen de l'éther; le résidu est séché de nouveau et on prépare la teinture par macération de 1 partie sur 20 parties d'alcool à 90°.

On prescrit la teinture, de 5 à 20 gouttes, à prendre deux fois par jour, seule ou avec de l'eau de laurier-cerise. La teinture est très amère, légèrement colorée en jaune.

M. Catillon indique des granules d'extrait hydro-alcoolique à 1 milligramme, à la dose de 1 à 4 granules par jour.

La strophanthine est tellement active que son pouvoir toxique est de 1/2 milligramme pour 1 kilo d'animal; on doit la donner avec précaution. La dose habituelle est de 1 granule à 1/10 de milligramme; dose maxima 1/2 milligramme.

Sublimophénol. — Prép. — Phénolate de mercure chloré, ou mieux, un chlorure et phénolate mixte de mercure, que M. le Dr Desesquelle obtient en chauffant légèrement une solution aqueuse renfermant une molécule de phénolate de potasse avec une solution aqueuse contenant une molécule de bichlorure de mercure. Il se forme un précipité tout d'abord de couleur rouge brique qui passe successivement au jaune et au blanc.

Desc. — Ce produit essoré à la trompe, et convenablement lavé, est traité par l'alcool à 95° bouillant. Par refroidissement de la liqueur alcoolique, il se dépose des cristaux incolores, qui entrent en fusion et se décomposent vers 210°. Ils sont très solubles dans le phénol en fusion et dans une solution aqueuse ou alcoolique bouillante de phénol.

Prop. thér. — Antiseptique de haute valeur jouissant des propriétés bactéricides de ses composants acide phénique et sublimé corrosif.

Sucupira. — Syn. — *Bowdichia major.*

Desc. — Arbre de la tribu des Sophorées, famille des Légumineuses-Papilionacées, qui croît au Brésil.

Part. emp. — L'écorce.

Comp. — M. H. Petit a retiré de l'écorce un alcaloïde nettement défini.

Prop. thér. — L'alcaloïde a une action stupéfiante mydriatique.

L'écorce est employée dans les affections goutteuses et rhumatismales; elle est regardée comme dépurative, fébrifuge et comme utile dans toutes les formes de l'arthritisme.

La racine est employée contre les affections syphilitiques.

Sulfanilique (Acide). $C^6H^4AzH^2.SO^2.OH$. — Syn. — Acide amidophénylsulfureux.

Prép. — On obtient cet acide en dissolvant 1 partie d'aniline dans 2 parties d'acide sulfurique et on chauffe jusqu'à ce qu'il se dégage de l'acide sulfureux. On laisse refroidir, on verse dans l'eau et on fait cristalliser dans l'eau après purification au noir animal.

Desc. — L'acide sulfanilique se présente sous la forme de cristaux rhombiques brillants solubles dans 115 parties d'eau, insolubles dans l'alcool et l'éther.

Prop. thér. — L'acide sulfanilique avait été recommandé par MM. Erlich et Kronig contre l'iodisme.

D'après le Dr Vautrin, ce corps agit très favorablement et très rapidement sur certains symptômes des catarrhes aigus. La tuméfaction des cornets dans le coryza aigu, de même que la sécrétion aqueuse profuse, sont notablement diminuées et parfois même disparaissent complètement ; en moins de deux heures, la rougeur s'atténue d'une manière frappante. De même aussi (quoique d'une façon un peu moins sûre), l'acide sulfanilique agit dans la laryngite aiguë : on note ordinairement l'atténuation de la rougeur écarlate de la muqueuse ; quant à l'otite moyenne, la douleur, il est vrai, diminue rapidement, mais la guérison complète ne survient pas. Les douleurs névralgiques concomitantes survenant dans les diverses formes de catarrhes, surtout dans celles qui ressemblent à l'influenza, sont rapidement atténuées ; mais le remède est inactif contre les névralgies vraies.

L'action de l'acide sulfanilique n'est que passagère : pour prévenir la réapparition du catarrhe, la dose administrée doit être répétée après vingt-quatre à quarante-huit heures.

Dans les catarrhes chroniques où l'on peut administrer le médicament à doses peu élevées pendant un temps prolongé, on réussit du moins à rendre moins fréquentes les exacerbations si douloureuses surtout dans l'otite moyenne chronique ; mais, en revanche, l'action thérapeutique du remède est moins accusée que dans les formes aiguës.

Administré pendant quatre à six semaines consécutives, à la dose de 1 à 2 grammes par jour, l'acide sulfanilique ne trouble nullement la digestion, ni les autres fonctions vitales ; tout au plus survient-il, dans les derniers jours, une légère diarrhée. Pas de phénomènes d'intoxications rappelant ceux de l'aniline ou d'autres corps de la série aromatique (E. Merck).

Dans ce cas de coryza aigu, l'action de 2 à 4 grammes d'acide sulfanilique se manifeste deux heures environ après l'administration.

MODE D'EMPLOI. DOSES. — La meilleure formule est la suivante dans laquelle l'acide sulfanilique est saturé par le carbonate de soude :

Acide sulfanilique pur............ 10 grammes.
Carbonate de soude............... 8 gr. 5 cent.
Eau distillée.................... 200 grammes.

A donner 40 à 80 grammes (3 à 6 cuillerées à dessert par jour, de préférence en deux fois).

On peut donner aussi une solution de sulfanilate de soude préparée de la manière suivante :

Sulfanilate de soude pur.......... 10 grammes.
Eau distillée de fenouil.......... 200   —

Trois cuillerées à bouche 2 fois par jour.

Sulfocaféate de soude. — SYN. — On a dénommé symphorol ou nasrol les caféinesulfates ou sulfocaféinates. Ainsi le caféinesulfate de soude est appelé « symphorol de sodium », celui de lithine, « symphorol de lithine » et celui de strontium « symphorol de strontium ».

PROP. PHYS. — Heinz, privat-docent et assistant à l'Institut pharmacologique de la Faculté de médecine de Breslau, a préparé un acide sulfocaféique dont les sels de soude, de lithine et de strontium n'influencent nullement le centre vaso-moteur, tout en permettant à la caféine qu'ils contiennent d'exercer sur les reins son action diurétique.

Après s'être convaincu de l'innocuité de ces sels chez les animaux, l'auteur les a expérimentés sur l'homme. Il a trouvé que les sulfocaféates de soude, de lithine et de strontium, administrés à la dose de 4 à 6 grammes par jour, arrivent presque à doubler chez l'homme sain la quantité d'urine émise en vingt-quatre heures. Le médicament est toujours bien supporté par l'estomac. Il ne produit aucun trouble de l'appétit, de la digestion, ni du péristaltisme intestinal, et n'altère nullement les urines, qu'il ne rend jamais albumineuses ni sucrées. L'état général, pouls, la pression sanguine et la respiration n'accusent aucune modification appréciable.

PROP. THÉR. — En dehors des différentes formes de l'hydropisie, les sulfocaféates paraissent trouver leur indication dans le traitement de l'obésité et de la dégénérescence graisseuse du cœur, dans lesquelles ils doivent agir favorablement, en déshydratant l'organisme.

Le sulfocaféate de lithine conviendrait peut-être particulièrement pour le traitement de la goutte et de la gravelle.

Le symphorol de lithine sert contre les rhumatismes, les calculs, la diathèse urique. Le sel de strontium contre les inflammations des reins.

Le Dr Heinz a employé ce produit pour remédier aux inconvénients ou à l'insuffisance des diurétiques connus, et il l'emploie sous forme de sulfocaféinate de soude. Cette combinaison n'exerce pas d'action excitante sur le système nerveux central, ne modifie pas la pression sanguine et augmente notablement la sécrétion urinaire. Elle se dissout lentement dans l'eau froide et rapidement dans l'eau chaude. Les solutions à 10 p. 100 ne se maintiennent que quelques heures après le refroidissement. Les solutions à 5 p. 100 se maintiennent pendant une journée.

MODE D'EMPLOI. DOSE. — Solution à 500 à la dose de 10 grammes, cachets de 0,25 à 0,50 centigrammes.

Syzygium Jambolanum D. C. — SYN. — Jambol ou jambul.

DESC. — Plante de la famille des Myrtacées, qui croît dans l'Inde, Antilles, la Réunion, Nouvelle-Calédonie,

Comp. — M. Gerrard en a retiré une substance cristalline, à laquelle il a donné le nom de *jambosine* et assigné la formule $C^{10}H^{15}AZO^3$.

Les cristaux blancs, sans saveur, fondent à 77°, sont solubles dans l'éther, l'alcool et le chloroforme, insolubles dans l'eau froide et peu solubles dans l'eau chaude.

Le principe actif du *Myrtus jambosa* n'est pas constitué par la jambosine, mais par une résine à déterminer, qui, d'après Lyons, existe dans la résine, à côté d'un alcaloïde et d'un acide particulier.

Part. empl. — L'enveloppe des fruits et l'écorce.

Prop. thér. — Le suc exprimé des feuilles est anti-dysentérique.

M. Baneha préconise ce médicament pour combattre le diabète ; la disparition du sucre se manifeste dans les quarante-huit heures, et tant que l'on se sert de ce médicament, on peut impunément faire usage d'une alimentation amylacée. Il est stomachique, carminatif et astringent. M. Scott prétend que sa présence dans l'estomac retarde et diminue l'action saccharifiante de la salive et du suc pancréatique.

Le Dr Rosemblat, à Vilna, et le Dr Zevasker ont employé le jambul sous forme de poudre et d'extrait fluide, ont guéri plus de dix cas de diabète et ils attribuent ce succès à la drogue elle-même.

Le fruit et l'écorce sont employés aux Indes comme astringents, dans la dysenterie, la blennorrhagie et la leucorrhée.

Mode d'emploi. Doses. — Fruit pulvérisé, 30 centigrammes, trois fois par jour, en cachets. — Capsules, contenant 12 centigrammes de poudre.

Tachia guianensis Aubl. — Syn. — Caférana.

Desc. — Plante de la famille des Gentianacées, qui croît à la Guyane.

PART. EMPL. — La racine.

PROP. THÉR. — D'après les Drs Oliveira, Mello de Saint-Paul, la racine est un antipyrétique efficace et tonique.

MODE D'EMPLOI. DOSES. — Poudre à la dose de 1 gramme ; — infusion (4 : 250 gr.) ; - teinture alcoolique à la dose de 4-8 grammes.

Tanguin. — DESC. — Poison d'épreuve, extrait du *Tanghinia veneniflua* Poir., plante de la famille des Apocynacées, qui croît dans l'île de Madagascar.

PRÉP. — Il est préparé avec l'amande du fruit.

COMP. — M. Arnaud a retiré des noyaux un corps cristallisé, qu'il a nommé *tanghinine*. Corps soluble dans 200 p. d'eau, très soluble dans l'alcool et l'éther, et dévie à gauche le plan de polarisation. En présence de l'eau, il se gonfle en donnant un mucilage épais et tenace.

PROP. PHYS. — Son action physiologique se rapproche de celle de la strophanthine et de l'ouabaïne, et en fait un poison cardiaque, avec cette différence qu'il provoque des convulsions générales.

Tannal. — SYN. — Tannate d'alumine.

PRÉP. — Le tannal est insoluble dans l'eau, mais le tannal soluble ou tanno-tartarte d'alumine est facilement soluble dans l'eau (Heymann).

Le tannal est un tannate d'alumine rendu soluble par l'addition de l'acide tartrique.

DESC. — Le tannal se présente commercialement sous l'aspect de lamelles blanches, ou bien d'une poudre de même couleur, d'une saveur fortement astringente, soluble dans 2 parties d'eau ; débarrassée de l'humidité atmosphérique, elle contient environ 10 p. 100 d'eau de cristallisation.

PROP. THÉR. — C'est un astringent énergique dont

M. Heymann a obtenu de bons résultats dans le traitement des rhinites, pharyngites et laryngites catarrhales. Ce praticien emploie soit le tannal pur en
insufflations, soit le tanno-tartrate d'alumine dans de
l'eau ou de la glycérine comme gargarisme ou en
pulvérisations. La solution concentrée du sel double
se conservant mal et l'addition de glycérine ne favo-
risant pas sa conservation, J. D. Riedel, de Berlin, prépare des pastilles comprimées du poids de 1 gramme,
qui se dissolvent bien dans l'eau chaude.

Tannigène. — Syn. — Acétyltannin.

Prép. — Ce corps est une combinaison chimique
du tannin et d'acétyle obtenue par M. le Dr Meyer.
Il a réussi à obtenir un éther acétique du tannin, en
modifiant le procédé de Schiff qui avait obtenu une
combinaison pentacétylique du tannin, en le faisant bouillir avec un mélange à parties égales d'a-
cide acétique glacial et d'anhydride acétique, le
tout étant traité ensuite par une solution sodique diluée et froide. Ce pentacétyltannin peut être obtenu
à l'état de pureté. Au contact du fer, il ne donne pas
de réaction sous forme de changement de couleur. Il
se dissout très lentement et en très petites quantités dans les carbonates et les phosphates alcalins.
Il ne précipite pas la gélatine de ses solutions neutres ou légèrement acides. Après un contact de plusieurs heures, il est partiellement saponifié par les
solutions étendues de carbonates ou de phosphates
alcalins, et alors il donne lieu à la réaction caractéristique du tannin, après emploi du perchlorure de
fer, et il précipite la gélatine lorsque la saponification
n'est pas très avancée.

Desc. — Cette combinaison, se présente sous les
dehors d'une poudre d'un jaune grisâtre, sans odeur,
sans saveur, à peine hygroscopique.

Insoluble dans l'eau froide, peu soluble dans l'eau chaude, mais se dissolvant assez facilement dans les liquides alcalins, tels que les solutions de phosphate, de carbonate et de borate de soude. Bouilli avec ces solutions alcalines ou laissé en contact avec elles pendant plusieurs jours, le tannigène se décompose en acide acétique et acide gallique.

PROP. PHYS. — Les expériences de M. Meyer ont montré qu'on peut faire ingérer aux lapins plusieurs grammes de tannigène sans observer aucune action nuisible du médicament sur l'estomac, telle que perte de l'appétit, etc. Par contre, l'effet astringent de cette substance sur l'intestin est incontestable et se traduit par une diminution de la sécrétion intestinale, les matières fécales devenant manifestement plus dures sous son influence. On constate la présence dans les fèces d'une certaine quantité de tannigène même lorsqu'on administre aux animaux de petites doses de ce médicament. On peut en conclure que, contrairement à ce qui a lieu pour le tannin ordinaire, l'action astringente du tannigène s'exerce même dans le gros intestin.

PROP. THÉR. — M. le Dr F. Müller a expérimenté les effets du tannigène chez des malades atteints de diverses affections du tube digestif: il a pu se convaincre que ce médicament donne d'excellents résultats dans les diarrhées chroniques, notamment dans celles des tuberculeux. Des doses de 0^{gr},20 à 0^{gr},50 de tannigène sont suffisantes pour obtenir l'effet désiré. Mais le médicament peut être donné sans inconvénient même à la dose de 3 à 4 grammes par jour, continuée pendant longtemps. En général, le tannigène paraît être une substance absolument anodine.

Dans les diarrhées aiguës des adultes et les diarrhées infantiles, l'action du tannigène est peu prononcée ou nulle. Mais on sait que dans ces affections les astringents ont en général peu d'effet.

Enfin M. Müller a pu constater que, dans la pharyngite chronique, des badigeonnages de la muqueuse enflammée pratiqués avec une solution de phosphate de soude à 5 p. 100 et contenant 3 p. 100 de tannigène donnent de bons résultats.

Tayuya. — Syn. — *Trianosperma ficifolia* Mart.

Desc. — Plante volubile de la famille des Cucurbitacées, qui croît au Brésil, au Paraguay et à la Plata.

Part. empl. — Les racines.

Comp. — Contient un alcaloïde, la *trianospermine*, et une résine, la *tayugine* (Yvon).

Prop. thér. — Les principes actifs de la racine sont utilisés dans les cas graves d'hydropisie, de paralysie, les affections cutanées incurables et les accidents tertiaires de la syphilis.

Mode d'emploi. Doses. — Poudre de racines, 4 gr. — Décoction ou infusion, 12 à 36 centigrammes. — Teinture, de 6 à 15 gouttes.

Tecomaipé Mart. — Syn. — Ipé-tabaco.

Desc. — Plante de la famille des Bignoniacées, qui croît au Brésil.

Part. empl. — Le bois.

Comp. — Le Dr Peckolt a extrait l'acide chrysophanique qui est à la quantité de 2 p. 100.

Prop. thér. — Employé avec succès contre les maladies de peau rebelles, lichen, dartres, psoriasis, impétigo.

Mode d'emploi. Doses. — Décoction de 1 partie de bois pour 6 parties d'eau ; on fait prendre matin et soir une tasse de cette décoction.

Tellurate de potasse. Formule. TeK^{2}O^4+2HO.

Prép. — On l'obtient en décomposant le tellurate de baryum par une solution de sulfate de potasse, on filtre, on évapore et on fait cristalliser.

Prop. thér. — Expérimenté par le Dr Neusser dans le traitement de la phtisie, dans l'espoir qu'il y avait un parti avantageux à tirer de ses propriétés bactéricides. Le sel a été administré dans cinquante cas et, presque toujours, les sueurs nocturnes ont été supprimées ou considérablement diminuées. Il a été parfois nécessaire de doubler la dose. Pour que des symptômes d'intoxication se produisent, il faut donner 1 centigramme par jour pendant longtemps, encore l'effet se réduit-il à une indigestion. Toutefois le médicament a le grave inconvénient de communiquer à l'haleine l'odeur alliacée qui caractérise tous les composés du tellure.

Mode d'emploi. Doses. — Pilules, à la dose de 3 milligrammes, une par jour.

Tétronal. $C^{18}H^{20}S^4O^8$. — Syn. — Tétraéthylsulfondiméthylméthane. Diéthylsulfone-diéthylméthane.

Prép. — On combine à l'éther mercaptan deux groupes d'éthyl à l'aide d'iodure d'éthyle, puis de l'acétone.

Desc. — Corps analogue au sulfonal, qui contient deux groupes d'éthyl de plus que le sulfonal, qui en contient deux.

Prop. thér. — D'après MM. Baumann et Kart, le tétronal aurait des propriétés hypnotiques plus grandes que le sulfonal. Son action est plus rapide et en tous cas plus certaine et plus complète.

MM. Barth et Rumpel disent que les indications thérapeutiques du tétronal sont probablement les mêmes que celles du sulfonal, et que dans quelques états nerveux réfractaires à celui-ci, il a été plus efficace. Le tétronal employé dans 220 cas n'a produit aucun phénomène fâcheux. Il est sans action sur le délire alcoolique, même à la dose de 4 grammes par jour.

MODE D'EMPLOI. DOSES. — En cachets médicamenteux, à la dose de 1 gramme en deux doses, matin et soir.

Teucrium Scordium L. — SYN. — Germandrée aquatique. Chamaras.

DESC. — Plante de la famille des Labiées, qui croît le long des ruisseaux ou des marais d'Europe.

PART. EMPL. — Les feuilles.

PROP. PHYS. — La plante jouit de propriétés excitantes et antiputrides. Elle stimule l'appétit, calme l'irritation nerveuse et fait disparaître les démangeaisons vulvaires et anales. L'extrait administré en injections hypodermiques produit une élévation rapide de température et augmente la circulation du sang dans la partie malade.

PROP. THÉR. — Le Dr Lebel a préconisé le *teucrium scordium* contre les démangeaisons insupportables qui accompagnent parfois les hémorrhoïdes. Le Dr J. Brinton a employé avec succès cette plante contre le prurit hémorrhoïdaire et contre le prurit vulvaire à la condition que ce prurit ne soit pas d'origine diabétique. Le professeur Mosetig, de Vienne, emploie l'extrait sous le nom de *teucrine* dans le traitement des abcès froids et des adénites fongueuses.

MODE D'EMPLOI. DOSES. — Poudre de feuilles à la dose de 0^{gr},50 par jour délayée dans un peu d'eau sucrée.

EXTRAIT. — On l'obtient en faisant une décoction avec la plante sèche; la liqueur obtenue est concentrée jusqu'à consistance de miel et purifiée par un traitement à l'alcool; la solution filtrée est alors évaporée jusqu'à ce que sa densité soit devenue égale à 1,15; on stérilise l'extrait et on l'enferme dans des flacons de 3 grammes. On l'emploie en injections hypodermiques ou en capsules gélatineuses à la dose de 0^{gr},50.

Thermodine. $C^{13}H^{17}O^4$. — SYN. — Acétyléthoxyphényluréthane.

PRÉP. — Merck obtint ce corps en prenant la paraethoxyphényluréthane qu'il acétyla en la chauffant avec l'acide acétique anhydre. Il obtint ainsi la thermodine (E.Merck).

DESC. — Cristaux aiguillés insipides, inodores, solubles dans 2 600 p. d'eau à 20 degrés et dans 450 p. d'eau bouillante. Son point de fusion est de 86 à 88 degrés.

PROP. THÉR. — Le D^r von Mering a constaté, après deux ans d'observations (fièvre typhoïde, pneumonie, pleurésie, influenza, tuberculose, érysipèle, diphtérie), que la thermodine était un bon antithermique.

Il n'a jamais observé d'effets fâcheux ultérieurs.

La température s'abaisse de 2 degrés à 2°,5, après l'ingestion de 50 centigrammes. Cet effet se produit dans la première heure et atteint son maximum au bout de quatre heures, puis la température s'élève graduellement. La perspiration est inodore. Le pouls devient moins fréquent, moins fort.

La thermodine n'est pas un aussi bon antinévralgique que la neurodine. Elle agit plus doucement et, pour les adultes, il faut porter la dose à 1^{gr},50. Ce serait donc plutôt un antipyrétique.

MODE D'EMPLOI. DOSES.— A la dose de 1^{gr},5, la thermodine agit d'une façon incontestable comme antinévralgique, quoique pas aussi puissamment que la neurodine qui, par conséquent, doit lui être préférée dans ce cas. Dans l'influenza, la thermodine a été essayée et a donné de bons résultats aux doses de 0^{gr},5, répétées deux à trois fois par jour; on ob-

tint ainsi l'abaissement de la température et la diminution des phénomènes nerveux pénibles.

Thialdine et Carbothialdine. $(C^2H^4)^3S^2AzH$.

PRÉP. — La thialdine résulte de l'action de l'ammoniaque sur la trithialdéhyde dans laquelle un
atome de soufre est remplacé par un d'ammoniaque.

La carbothialdine est obtenue par l'action combinée du sulfure de carbone et de l'ammoniaque sur
l'aldéhyde.

DESC. — La thialdine est en gros cristaux aromatiques, fondant à 43°, volatils sans décomposition à
la température ordinaire, un peu solubles dans l'eau,
très solubles dans l'alcool, l'éther et les acides.

La carbothialdine est en petits cristaux insolubles
dans l'eau et l'éther, légèrement solubles dans l'alcool
froid, plus solubles dans l'alcool chaud, décomposés
dans l'eau bouillante.

Le prof. Lusini a expérimenté la thialdine et la carbothialdine.

PROP. THÉR. — Ces deux composés ont une action
tout à fait différente : la carbothialdine est un agent
tétanique énergique qui ne provoque pas d'irrégula-
rité dans le fonctionnement du cœur, lequel s'arrête
en diastole ; la thialdine au contraire est un paraly-
sant général, qui donne au cœur des mouvements
irréguliers et le fait arrêter en systole.

Thiocamphre. — PRÉP. — C'est un liquide découvert
par Emerson Reynolds et résultant de l'action de
l'acide sulfureux gazeux sur le camphre.

PROP. THÉR. — Possédant la propriété de dissoudre
l'acide benzoïque, légèrement chauffé, il dégage du
gaz sulfureux ; et il est usité comme désinfectant
de l'atmosphère.

Son principal emploi est comme antiseptique intestinal et comme antiparasiticide pour les affections cutanées.

MODE D'EMPLOI. — Pour l'administration interne, on le mélange au beurre pur, dans la proportion de 1 p. 100.

Thioforme. — SYN. — Dithiosalicylate basique de bismuth.

DESC. — Poudre très légère, de couleur jaune grisâtre, insipide, inodore et complètement insoluble dans l'eau, l'alcool et l'éther.

PROP. THÉR. — Il possède les mêmes propriétés thérapeutiques que l'iodoforme, sans en avoir les inconvénients : il est inodore, non toxique et n'irrite pas les plaies.

N'étant pas toxique et possédant en même temps des propriétés antiseptiques et siccatives, il peut être employé avec avantage pour le pansement des surfaces bourgeonnantes. M. le Dr J.-J. Schmidt dit en avoir obtenu d'excellents résultats dans le traitement des brûlures et des ulcères de jambe. Le thioforme pourrait aussi être administré à l'intérieur, comme antiseptique intestinal, à la dose de 0^{gr},30, répétée trois fois par jour. C'est surtout un antiseptique chirurgical.

Thiol. — SYN. — Sulfothyolate d'ammonium.
Produit très analogue à l'ichthyol, préparé par M. Jacobson.

DESC. — Soluble dans l'eau ou dans un mélange d'alcool ou d'éther.

PRÉP. — On utilise, pour préparer le thiol, l'huile de gaz du commerce, qui renferme, outre des carbures saturés de la série grasse, des carbures des séries éthylénique et acétylénique. On charge ce produit au bain d'huile à une température d'environ

215°, et on ajoute peu à peu de la fleur de soufre. La sulfuration des carbures se fait avec dégagement d'hydrogène sulfuré. Suivant la plus ou moins grande quantité de soufre ajouté, on obtient plus ou moins de carbures sulfurés. On sulfonise ensuite la matière à l'aide de l'acide sulfurique concentré, ce qui donne l'acide thiolsulfonique, et on neutralise avec l'ammoniaque. Ce sel ammoniacal est le thiol de Jacobsen.

PROP. THÉR. — Mêmes propriétés que l'ichthyol.

D'efficacité égale, mais il a sur celui-ci l'avantage d'être absolument inodore.

Employé par M. Gothchalk dans le traitement gynécologique, il a obtenu des succès à l'aide d'une solution de 20 p. 100 dans la glycérine, dans des exsudats de métrite et de périmétrite.

MODE D'EMPLOI. — A l'extérieur, pommade à 1/20. — A l'intérieur, de la même façon que l'ichthyol.

Thiosapol sodique. — SYN. — Thiosaprol.
DESC. — Savon sodique renfermant 10 p. 100 de soufre.

PRÉP. — On le prépare en chauffant entre 120° et 160°, 1 kilogramme d'acide oléique avec 120 grammes de soufre, jusqu'à ce que ce dernier ait complètement disparu. L'acide thio-oléique ainsi obtenu est saturé avec 600 grammes d'une lessive de soude à 25 p. 100. On laisse refroidir, on exprime pour enlever l'excès d'alcali et on sèche à 50° au B.-M.

PROP. THÉR. — Ce produit est employé dans le traitement des affections de la peau, principalement dans l'acné, le prurigo et le psoriasis.

Thymacétine. Formule $C^{28}H^{21}AzO^2$.
DESC. — Poudre cristalline, peu soluble dans l'eau.

PRÉP. — On prépare d'abord le paranitrothymol

qui est réduit par l'étain et l'acide chlorhydrique, on obtient le paraamidothymol, sur lequel on fait agir le chlorure de méthyle, on a le paraamidothymétol. Enfin pour avoir la thymacétine on fait agir sur le dernier corps obtenu l'anhydride acétique ou le chlorure d'acétyle.

PROP. THÉR. — M. le Dr F. Jolly, qui a expérimenté la thymacétine dans quelques affections nerveuses et mentales, a trouvé que ce médicament possède des propriétés analgésiques et somnifères incontestables. Il calme certaines céphalalgies nerveuses, bien qu'il ne paraisse exercer aucune influence sur la migraine vraie. Son action hypnotique est très réelle, mais inconstante. C'est ainsi que sur 26 malades (paralytiques, délirants, etc.) auxquels la thymacétine a été administrée pour cause d'insomnie, 10 n'en ont retiré aucun bénéfice, tandis que chez les 16 autres l'action somnifère s'est produite. Dans les cas où le médicament se montre actif, le sommeil qu'il amène ne le cède souvent en rien à celui qu'on obtient par le chloral.

MODE D'EMPLOI. DOSES. — A dose médicinale, la thymacétine n'est pas toxique; cependant elle peut parfois produire une certaine congestion céphalique avec bruissement et pulsations. Les doses employées par M. Jolly variaient de 0^{gr},25 centigrammes à 1 gramme. La dose hypnotique était de 0^{gr},50 centigrammes.

Toddalia aculeata Pers. — SYN. — Lopez root.

DESC. — Plante de la famille des Rutacées, qui croît dans l'Inde, à Madagascar et à la Réunion.

PROP. THÉR. — Les feuilles fraîches sont employées contre les douleurs abdominales. Tonique puissant, contre la débilité constitutionnelle, la diarrhée chronique et dans la convalescence des fièvres graves.

On peut lui adjoindre la médication ferrugineuse.

MODE D'EMPLOI. — Teinture 1/5, de 6 à 20 grammes par jour. — Infusion (10 gr. p. 100 gr. d'eau), de 30 à 60 grammes, deux ou trois fois par jour.

Toluol. C^7H^8. — SYN. — Toluène. Méthylbenzine. Hydrure de benzyle.

PRÉP. — Le toluol est le premier homologue de la benzine ; il est retiré du goudron de houille et il passe à la distillation avec les huiles légères (formées de benzine, de toluène, de xylène, etc.), dont on le sépare par distillation fractionnée.

DESC. — Liquide incolore, très réfringent, à odeur particulière moins désagréable que celle de la benzine ; il est à peine soluble dans l'eau, soluble dans l'alcool, l'éther ; il entre en ébullition à 110°. Son poids spécifique à + 13 = 0,872.

PROP. THÉR. — Le toluol a été préconisé à cause de ses propriétés microbicides par le professeur Löffler.

Il l'emploie dans le traitement local de la diphtérie en badigeonnant avec ce produit les fausses membranes.

Tolypyrine. — SYN. — Paratolydiméthylpyrazolone. Tolylantipyrine.

PRÉP. — En méthylant le groupe phénylique de l'antipyrine en situation para, M. Guttman a obtenu un composé nouveau, le *tolyldiméthylpyrasolone*, auquel il a donné le nom de *tolypyrine*. Au point de vue chimique, ce composé se rapproche de l'antipyrine.

DESC. — Il se présente sous forme de cristaux incolores, à peine solubles dans l'eau, solubles dans l'alcool.

PROP. PHYS. — D'après M. Guttman, la tolypyrine, donnée à la dose quotidienne de 4 grammes, abaisse la température de 1/2° centigrade au moins et le plus souvent de 2° centigrades et même au-dessus. L'abaissement de la température commence dès la première heure et continue jusqu'à atteindre le minimum la cinquième et la sixième heure, après quoi elle commence à se relever lentement. On voit donc que, administrée à midi, la tolypyrine pourra maintenir la température normale presque jusqu'au lendemain matin. La chute de la température est accompagnée d'une transpiration plus ou moins intense ; son relèvement survient sans aucun frisson. La fréquence du pouls suit la température. Pas de phénomènes secondaires fâcheux à part le vomissement qui se montre parfois. En résumé, comme antipyrétique la tolypyrine ne le cède en rien à l'antipyrine : 4 grammes de tolypyrine donnent un abaissement de la température égal à celui que fournissent 5-6 grammes d'antipyrine.

Prop. thér. — Le Dr Guttmann a étudié l'action antirhumatismale de la tolypyrine, elle est très manifeste : 4 grammes de ce médicament en vingt-quatre heures en 4 fois sont suivis, dans les cas légers de rhumatisme articulaire aigu, d'amendement de tous les symptômes morbides (fièvre, douleur, tuméfaction) dès les premières vingt-quatre à quarante-huit heures. Il est vrai que dans les cas plus graves l'amélioration se fait attendre plus longtemps et alterne avec des exacerbations ou avec la localisation de l'affection à d'autres articulations, au lieu et à la place des articulations dégagées ; mais il ne faut pas oublier que, sous ce rapport, ni l'antipyrine ni le salicylate de soude ne se montrent supérieurs à la tolypyrine.

Sur 12 cas de céphalée de diverses natures la tolypyrine s'est montrée efficace dans 6 cas : sous l'influence d'une dose de 2 à 4 grammes par jour (parfois même 8 grammes), souvent répétée, les douleurs cessèrent chaque jour. Quant aux 4 cas rebelles, l'antipyrine ne soulageait la céphalée que dans deux d'entre elles.

En résumé, comme antipyrétique, antinévralgique et antirhumatismal, la tolypyrine est au moins l'égale de l'antipyrine et peut la remplacer avantageusement, surtout son prix de revient étant inférieur à celui de l'antipyrine.

Mode d'emploi. Doses. — S'emploie aux mêmes doses que l'antipyrine et s'administre de même.

Tolysal. — Syn. — Salicylate de tolypyrine. Salicylate de paratolydimethylpyrazolone. Tolysol.

Prép. — Le tolysal est un dérivé salicylé d'un autre corps trouvé aussi par Riedel, la tolypyrine. Le tolysal se distingue du salicylate d'antipyrine par la substitution dans le groupe phényle d'un atome d'hydrogène par le groupe méthyle $C^{12}H^4Az^2O.C^7H^6O^3$.

Desc. — Petits cristaux rosés, presque incolores, amers au goût, le point de fusion est entre 101 et 102°, peu solubles dans l'eau, difficilement solubles dans l'éther, très solubles dans alcool et éther acétique.

Prop. phys. — Le prof. A. Henning a étudié son action physiologique sur les lapins et les cobayes : il trouva que 3 grammes par jour ne sont pas suivis d'effets secondaires fâcheux.

Jamais M. Henning n'a observé d'exanthème après l'administration même de doses massives de tolysal.

Prop. thér. — Le prof. Henning l'a conseillé dans le traitement du rhumatisme.

Il le donne à la dose de 3 à 6 grammes selon la formule $2 + 1 + 1$, etc., grammes de $1/2 - 1/2$ heure dans le rhumatisme aigu.

Il a toujours eu du succès sans inconvénient, c'est

un analgésique en même temps qu'un antipyrétique. Donné plusieurs jours de suite, le tolysal réussit aussi dans le rhumatisme chronique à plus petite dose réfractaire. De 1 à 3 grammes il réussit dans les névralgies comme l'antipyrine, mais n'a aucun de ses inconvénients comme nausées, vomissements, sueurs, vertiges, maux d'estomac, tendance au collapsus, etc.

A la dose de 4 à 8 grammes, c'est un fébrifuge à employer dans les fièvres continues et intermittentes.

L'abaissement de la température se produit une heure après l'administration de la première dose, et dure assez longtemps. Le pouls et la fréquence de la respiration s'abaissent en même temps que la température, mais jamais jusqu'à la tendance au collapsus. On peut employer le tolysal dans les cas où les autres médicaments, tels que salicylate de soude, antipyrine, phénacétine, etc., n'ont pas eu de succès. En même temps que l'abaissement de la température, le tolysal procure du sommeil au malade. Il a, comme tous les dérivés du phénol, des propriétés antiseptiques et antifermentescibles.

MODE D'EMPLOI. DOSE. — A cause de sa faible solubilité dans l'eau, le tolysal est plus facilement administré en cachets, ou en tablettes comprimées 0,50 centigrammes à 1 gramme.

Dose maxima, 8 grammes par jour.

Traumaticine. — Solution de gutta-percha dans du chloroforme.

PRÉP. — On met 10 grammes de gutta-percha dans 90 grammes de chloroforme. Au bout de 24 heures, la gutta-percha est complètement dissoute ; on ajoute alors 18 grammes d'acide chrysophanique à la solution.

Prop. thér. — Auspitz recommande, dans le psoriasis, de faire des badigeonnages avec de la traumaticine, contenant un dixième d'acide chrysophanique.

On peint les plaques de psoriasis avec cette préparation, et on laisse sécher ; il se forme une couche de gutta-percha contenant de l'acide chrysophanique, qui permet aux malades de vaquer à leurs occupations. Tous les deux jours, on renouvelle la couche médicamenteuse. On voit bientôt se former le cercle érythémateux de l'acide chrysophanique, et les plaques de psoriasis semblent disparaître avec une grande rapidité (Dr Besnier).

Mode d'emploi. — Peut servir de véhicule à un grand nombre de substances médicamenteuses et surtout à l'acide chrysophanique 10 p. 100.

Tribromure d'allyle. Formule $C^6H^5Br^3$. — Syn. — Tribromhydrine. Bibromure d'éther allylbromhydrique. Éther tribromhydrique de la glycérine.

Prép. — On l'obtient en faisant agir l'iodure d'allyle sur une fois et demie son poids de brome. On enlève l'iode précédent par la potasse. On distille et on recueille ce qui distille entre 210° et 220°. On congèle le liquide et on essore les cristaux, puis on rectifie.

Desc. — Liquide incolore, neutre, bouillant à 217°, se solidifiant à + 10°.

Prop. thér. — Employé contre l'asthme, l'angine de poitrine. Recommandé dans la médecine infantile contre la coqueluche et les convulsions.

Mode d'emploi. Doses. — Capsules gélatineuses contenant 25 centigrammes de tribromure d'allyle, à la dose de 2 à 4 par jour.

Tribulus lanuginosus L. — Syn. — *Nerings fruit. Burra gokeroo.*

Desc. — Plante de la famille des Rutacées, tribu des Zygophyllées, qui croît dans l'Inde et en Cochinchine.

Prop. thér. — Émollient et diurétique, antispasmodique, employé contre la dyspnée, la colique, la gonorrhée, l'irritation des voies urinaires.

Les extraits alcooliques et éthérés de fruits pulvérisés de tribule donnent un résidu cristallin, dont le principe actif peut être précipité d'une de ses dissolutions, au moyen de l'acide chlorhydrique ou des chlorures alcalins. Les fruits renferment également un corps gras et une résine. C'est à cette dernière sans doute que les fruits du tribule sont redevables de l'odeur aromatique qu'ils dégagent lorsqu'on les fait brûler. On y trouve en outre une grande quantité de principes minéraux.

Les fruits du tribulus lanuginosus ont été vantés en Europe, principalement en Angleterre, comme un remède spécifique contre les pertes séminales et les troubles mentaux en rapport avec ces pertes. On en a fait deux préparations :

Une décoction préparée avec 1 partie de fruits pour 7 parties de véhicule ; dose, de 4 à 7 grammes.

Un extrait fluide, préparé avec parties égales de fruits et de véhicule ; dose, 1 à 2 grammes.

Mode d'emploi. — Poudre de fruit, 50 grammes, eau 500 grammes, faire bouillir jusqu'à réduction à 250 grammes. — Infusion, à la dose de 4 à 8 gr. pour 500 grammes d'eau.

Trichloracétique (Acide). $C^4HCl^3O^4$. — Syn. — Acide acétique trichloré.

Desc. — Corps solide cristallisé, déliquescent. Point de fusion 55°, ébullition 195°.

Prép. — On traite le chloral hydraté par trois fois son poids d'acide azotique fumant, on expose le mélange deux jours au soleil et on chauffe en distillant et en recueillant ce qui passe à 190°.

RÉACTION. — Donne du chloroforme étant chauffé avec un excès de carbonate de soude. Ne doit pas contenir d'acide chlorhydrique libre.

PROP. THÉR. — M. le Dr Ehrmann a obtenu des succès avec l'acide trichloracétique employé comme caustique dans les affections de la gorge et du nez, sous forme d'applications directes. Ce traitement fut employé dans 140 cas renfermant l'hypertrophie polypoïde circonscrite, la tonsillite hypertrophique, la pharyngite folliculaire, l'hypertrophie des glandes linguales, etc. Dans 87 de ces cas, il fit une seule cautérisation, 2 dans 30 cas, et de 3 à 6 dans les 23 autres.

Ehrmann regarde l'acide trichloracétique comme préférable à l'acide chromique, parce que la cautérisation qu'il produit est plus localisée et que les eschares sont plus nettes.

Le Dr Pierce a préconisé cet acide pour dissoudre le tartre dentaire. On humecte avec la solution un morceau de bois, et on frotte jusqu'à dissolution complète du tartre. On doit effectuer cette opération avec précaution à cause de la causticité de l'acide.

Le Dr Cozzolino recommande l'emploi de la solution à 3 p. 100 d'acide trichloracétique contre l'épistaxis rebelle. On peut ajouter une solution de cocaïne à 2 p. 100. On entoure l'extrémité d'une sonde avec un tampon de coton imprégné de cette solution et l'hémorragie cesse immédiatement.

Le Dr Fuggiani l'emploie contre l'alcalinité de l'urine dans la cystite chronique. Il donne trois fois par jour dans de l'eau sucrée 5 à 6 gouttes de solution d'acide trichloracétique à 25 p. 100.

MODE D'EMPLOI. — Ehrmann emploie cet acide comme astringent sous la forme suivante :

Iode.. 0ᵉʳ,10
Iodure de potassium...................... 0 ,15
Acide trichloracétique.................... 0ᵉʳ,30
Glycérine................................... 30 ,00

Enfin M. Boymond le préconise en urologie pour la précipitation complète de certaines albumines.

Trichlorophénol. — Desc. — Aiguilles fines ; peu soluble dans l'eau, soluble dans la glycérine, l'alcool et l'éther. Il fond à 44° et bout à 250°.

Il se combine avec les oxydes pour former des sels. Les sels usités en thérapeutique sont les sels de calcium et de magnésium.

Prép. — Obtenu par Laurent en combinant du chlore avec de l'huile de houille bouillant de 170° à 180°.

On l'obtient aussi par l'action prolongée du chlore sur le phénol, jusqu'à ce que le phénol se prenne en masse de cristaux, qu'on égoutte et qu'on exprime.

Prop. thér. — Antiseptique, non irritant pour les tissus, pouvant être substitué avantageusement au phénol.

On emploie la solution de trichlorophénate de magnésie contre l'ophtalmie purulente ; la guérison est assurée et rapide.

Mode d'emploi. Doses. — Solution de 2 grammes p. 100 de sel de magnésie dans l'eau, en collyre.

Tricrésol. — Desc. — Préparation concentrée de crésols, qui tend à remplacer l'acide phénique. Ce composé se présente sous l'aspect d'un liquide clair, à odeur de créosote, miscible à l'eau jusqu'à concurrence de 2,25 à 2,50 p. 100 ; mais pour la pratique chirurgicale on n'emploie guère que des solutions à 1 p. 100. On pourrait obtenir des préparations plus concentrées à l'aide de savons ou d'alcalis.

Prop. thér. — Les Dʳˢ Frankel et Gruber ont

montré que la solution de tricrésol à 1 p. 100 était équivalente comme désinfectant à une solution d'acide phénique à 3 p. 100.

Le tricrésol ne contiendrait pas, paraît-il, d'acide phénique ; il serait composé de crésols ortho, méta et para dans les proportions respectives de 35, 40 et 25 p. 100. Il a sur l'acide phénique l'avantage de n'être pas toxique.

Trinitrine. $C^6H^5(AzO^6)^3$. — SYN. — Nitroglycérine. Angioneurosine.

PRÉP. — On l'obtient en mélangeant avec précaution de la glycérine avec de l'acide azotique fumant. On projette le mélange dans l'eau et on recueille dans le fond les gouttes huileuses de trinitrine.

PROP. THÉR. — Les Drs Huchard, Potain et Hérard ont démontré que le summum d'action thérapeutique de la trinitrine était dans son application à la cure de l'angine de poitrine. C'est un médicament vaso-dilatateur, qui non seulement est utile dans l'angine de poitrine résultant d'une ischémie du muscle cardiaque, mais encore dans toutes les affections de l'aorte, qui produisent de l'ischémie cérébrale (rétrécissement et insuffisance). La trinitrine est employée avec avantage dans la chlorose très intense, dans les névralgies de cause anémique, chez certains hypochondriaques, lorsque les troubles vaso-moteurs par leur exagération amènent une véritable anémie cérébrale. Le Dr Huchard en a indiqué l'emploi dans l'anémie cérébrale, la maladie de Stokes-Adam (bradycardie avec attaques apoplectiformes).

M. le Dr Gauthier, de Charolles, propose le procédé suivant pour annihiler les accidents dangereux de la cocaïne sans nuire à son action locale. C'est en associant la trinitrine à la cocaïne qu'il obtient ce résultat.

A l'encontre de la cocaïne, la trinitrine est le médicament vaso-dilatateur par excellence, agissant merveilleusement contre les symptômes d'ischémie cérébrale et cardiaque, et produisant ses effets avec la même rapidité que la cocaïne.

La formule dont fait usage M. Gauthier est la suivante :

Chaque seringue de Pravaz de cette solution renferme 2 centigrammes de cocaïne et une goutte de solution de trinitrine. A la suite des injections pratiquées avec la solution ci-dessus formulée, M. Gauthier dit n'avoir jamais observé aucun de ces accidents dont il avait été maintes fois témoin, après avoir injecté des doses semblables de cocaïne sans trinitrine.

Le Dr Charles D. Lawrence communique un cas de sciatique chez un homme de 52 ans ayant duré sept semaines. Le malade, amaigri, pâli, ne pouvait se soulager que par la morphine ; l'impotence du membre était complète. Diverses méthodes de traitement n'ont donné aucun résultat. Finalement, l'auteur a prescrit de la nitroglycérine en solution alcoolique à 1 p. 100. Les prises étaient de 1 goutte, trois fois par jour, allant graduellement jusqu'à 5 gouttes.

L'amélioration suivit rapidement ; au bout de dix jours le malade reprit ses occupations ; une guérison complète suivit.

Mode d'emploi. Doses. —Solution alcoolique diluée, donnée à l'intérieur (Dr Huchard) :

```
Solution alcoolique de trinitrine au centième.   30 gouttes.
Eau distillée.................................  300 grammes.
```

Une cuillerée à bouche le matin, à midi, le soir.

Injection sous-cutanée, on se sert de la solution suivante (Dr Huchard) :

Solution alcoolique de trinitrine au centième.   40 gouttes.
Eau distillée de laurier-cerise..............   10 grammes.

La seringue contient quatre gouttes de trinitrine. La dose ordinaire sera de une à quatre gouttes.

Tylophora asthmatica Wight et Arn. — Desc. — Plante de la famille des Asclépiadacées, qui croît dans l'Inde et à la Réunion.

Part. emp. — On a utilisé d'abord la racine; maintenant on lui a substitué les feuilles.

Prop. thér. — Possède des propriétés émétiques, diaphorétiques et expectorantes; elle remplace avec avantage l'ipéca dans la dysenterie. On fume des feuilles pour procurer du soulagement dans l'asthme.

Mode d'emploi. Doses. — Feuilles pulvérisées, à la dose de 1ᵍʳ,50 à 2 grammes, comme émétique, et à la dose de 15 à 30 centigrammes, comme expectorant.

Ulex diureticus L. — Syn. — Ajonc épineux.

Desc.—Plante de la famille des Légumineuses, qui croît en Europe.

Comp. — Contient un alcaloïde, l'*ulexine*, qui est toxique et convulsivant.

Prop. thér.—La plante est un diurétique énergique et n'offrant aucun danger.

L'alcaloïde, *ulexine*, produit des spasmes et des mouvements nerveux. On l'a employé contre la paralysie et comme antidote de la strychnine.

Mode d'emploi. Doses. — Extrait fluide, de 10 à 20 gouttes.—Ulexine, de 1 à 2/10 de milligramme.

Urane (Acétate d'). — Desc. — Sel jaune, soluble dans l'eau.

Prop. thér. — Dans le coryza aigu, S. Stein regarde comme indiqués les médicaments qui pro-

duisent un abondant écoulement de sécrétions nasales, car, par cette action, on arrive à apaiser les
phénomènes subjectifs et l'on évite quelquefois les
inflammations de l'oreille. A cet effet, Stein a fait
usage jusqu'à présent d'une solution tiède à 0,1 p. 100
d'acide trichloroacétique, dont il fait renifler une
demi-cuillerée à thé par chaque narine. Plus tard
Stein trouva que l'action sécrétoire d'une solution
tiède d'acétate d'uranium était supérieure à l'acide
trichloroacétique. Il fit renifler 2—3 gouttes par
jour, dans chaque narine, de la solution suivante,
préalablement tiédie.

L'action favorable de l'acétate d'urane s'explique,
d'une part, par son action bactéricide, d'autre part
par la propriété qu'il exerce sur le flux des sécrétions par lesquelles les bactéries sont éliminées.

MODE D'EMPLOI. DOSES.

Acétate d'urane.................... 0,05 — 0,1
Eau distillée.................... 10,0

Usage externe.

Acétate d'urane........................ 0,05
Poudre de café torréfiée................. 5,00

Mêlez. — Poudre à priser.

Urane (Nitrate d'). — PRÉP. — On sature l'hydrate
d'oxyde d'urane par de l'acide azotique pour avoir
le nitrate d'urane.

DESC. — Ce sel se présente sous forme de cristaux
d'un jaune serin solubles dans l'eau, l'alcool et l'éther.

PROP. THÉR. — Employé depuis longtemps en analyse chimique, en photographie et pour la fabrication de plusieurs matières colorantes, le nitrate
d'urane est entré en thérapeutique dans le traitement du diabète sucré.

Mode d'emploi. Doses. — La dose est de 1 à 2 centigrammes répétés trois fois par jour. La dose maxima est de 10 centigrammes. — Vin.

Nitrate d'urane......................	0 gr. 40 cent.
Vin de Grenache	300 grammes.

1 à 3 cuillerées à soupe dans les 24 heures.

Uréthane. $CO^2,AzH^2C^2H^5$.— Syn.—Éther éthylique de l'acide carbamique. Carbamate d'éthyle. Éther carbamique. Éthyluréthane.

Desc. — Il se présente en cristaux incolores, de saveur un peu amère ; très soluble dans l'eau et l'alcool. Il ressemble au salpêtre.

Prép. — On obtient ce corps : 1° en faisant agir l'ammoniaque sur le chlorocarbonate d'éthyle ; 2° par l'action de l'ammoniaque anhydre sur le carbonate d'éthyle (éther carbonique) ; 3° par l'action de l'alcool sur le chlorure de cyanogène.

Prop. thér. — Étudié d'abord par Schmiedeberg, puis par Huchard, enfin par J. Gordon. Ses avantages sur les autres agents hypnotiques sont les suivants : absence de toute action secondaire, facilité avec laquelle les malades le prennent, et enfin sommeil tranquille, ressemblant tout à fait au sommeil naturel. Il conviendrait surtout dans la thérapeutique infantile, chez les individus atteints de délire alcoolique et chez ceux qui sont sujets à des accès de manie. Son grand avantage est sa parfaite solubilité, mais il est en réalité fort peu actif.

Doses. — On prescrit 1 à 2 grammes aux adultes et 0,50 à 1 gramme aux enfants, dans une potion de 150 grammes. Il n'est toxique qu'à doses élevées (10 grammes).

> Uréthane.................... 3 à 4 grammes.
> Sirop de fleurs d'oranger........ 20   —
> Eau de tilleul................ 40   —

à prendre en une fois.

Uricédine. — Desc. — Ce remède renferme de la lithine en même temps que les substances contenues dans le jus de citron frais. En voici la composition :

> Sulfate de soude.................... 27,5 parties.
> Chlorure de sodium................. 1,6   —
> Citrate de soude.................... 6,7   —
>   —   de lithine.................. 1,9   —

Urophérine. — Syn. — Lithion-diurétine de Merck. Salicylate de théobromine et de lithine.

Prép. — Ce corps est obtenu par la saturation à équivalents égaux de l'acide salicylique par la théobromine et la lithine (E. Merck).

Prop. thér. — Le Dr Gram, de Copenhague, a fait l'étude thérapeutique de la lithion-diurétine et il a remarqué qu'elle est plus assimilable que la diurétine ordinaire et qu'il faut employer des doses diminuées de 1/4 pour obtenir les mêmes résultats. Elle n'a pas d'action anormale sur le cœur, tandis qu'au contraire l'association de la digitale, infusion (1-100) une cuillerée à bouche 4 fois par jour, et de l'urophérine produit d'excellents effets. Dans le cas où le rein serait imperméable et que l'on redouterait l'action de l'acide salicylique on le remplacerait avec avantage par l'acide benzoïque.

Mode d'emploi. Doses. — Les doses de lithion-diurétine (Merck) sont de 3—4 grammes par jour; la dose est la même pour la combinaison benzoïque.

La préparation se prescrit de la manière suivante :

> Salicylate de théobromine et de lithine.. 10 grammes.

Dissolvez dans :

Eau distillée...................... 150 grammes.

Dose : Une cuillerée à bouche 3 — 4 fois par jour.
ou bien :

Salicylate de théobromine et de lithine.. 1 gramme.

Faites 10 doses semblables et enrobez-les en cachets
ou en capsules gélatineuses. Une capsule 3-4 fois
par jour, boire après chaque capsule un verre d'eau.

Vandellia diffusa S. — Syn. — *Torenia diffusa*
H. B.

Descr. — Plante de la famille des Solanacées, qui
croît au Paraguay, dans l'Inde et à la Guyane.

Part. empl. — Les feuilles.

Prop. thér. — Émétique constituant un excellent
vomitif et de plus drastique. Employé pour combattre
la fièvre maligne, la dysenterie et les maladies du
foie.

Mode d'emploi. — Infusion d'une poignée de feuilles
fraîches. — Extrait aqueux, à la dose de 1 gramme
à 1 gr,50 centigrammes.

Vaseline liquide médicinale. — Syn. — Huile de
vaseline. Paraffine liquide.

Essai. — Elle doit être neutre au tournesol, d'un
goût franc, ne présentant pas d'acidité à la langue.
La densité à + 15° est 0,875 ou 76° à l'alcoomètre
de Gay-Lussac. Elle ne doit pas donner de vapeurs
ayant 200° (Bocquillon).

Desc. — Elle n'est pas soluble dans l'eau, l'alcool
faible ou fort, la glycérine, les alcools méthylique,
amylique.

Prop. thér. — La vaseline liquide ne sert que de
véhicule à des corps qui conservent leurs propriétés
thérapeutiques.

Vernonia nigritiana Ol. — Syn. — Baliator.

Desc. — Plante de la famille des Composées, qui croît dans le Niger et le Sénégal.

Comp. — Contient un glucoside, la *vernonine ;* peu soluble dans l'éther et le chloroforme, $C^{10}H^{24}O^7$.

Prop. thér. — Agit sur le cœur comme la digitale, et son activité est environ quatre-vingts fois plus faible que celle de la digitale, ce qui permet de graduer l'action. La racine est fébrifuge.

Viburnum prunifolium L. — Desc. — Plante de la famille des Caprifoliacées, qui croît aux États-Unis.

Part. empl. — Les racines.

Comp. — Elle contient de la *viburnine*, de l'acide valérianique et du tannin.

Prop. thér. — Usitée contre la dysménorrhée et pour prévenir l'avortement et les fausses couches. Elle est aussi antispasmodique, astringente, diurétique, tonique, sédatif nervin et utérin.

Mode d'emploi. Doses. — Extrait fluide, de 30 à 50 gouttes. — Extrait mou, de 10 à 20 centigrammes en pilules. —Viburnine, de 6 à 15 centigrammes.

Xanthoxylum caribæum Gaert. — Syn. — Épineux jaune. Clavelier jaune.

Desc. — Plante de la famille des Xanthoxylées, qui croît à la Guyane et aux Antilles.

Comp. — Huile fixe, essence, résine, matière colorante, tannin, alcaloïde. L'alcaloïde a été isolé par M. Schlagdenhaufen qui l'a appelé *xanthoxyline*.

Prop. thér. — Antirhumatismal, sudorifique, diurétique. — L'écorce est très employée, en odontologie, comme masticatoire. — Elle produit une sensation de chaleur à l'estomac, avec excitation et tendance à la diurèse. C'est de plus un tonique dans l'anémie et la débilité. — La décoction des feuilles est

un puissant diaphorétique, employé dans le tétanos.

MODE D'EMPLOI. DOSES. — Extrait fluide, de 10 à
20 gouttes. — Poudre, de 0,50 à 2 grammes, deux ou
trois fois par jour. — Décoction de 30 grammes
p. 500, après réduction, en vingt-quatre heures.

Zinc (Permanganate de). — DESC. — Cristaux semblables au permanganate potassique ; très hygroscopique, facilement soluble dans l'eau.

PRÉP. — On l'obtient en traitant une solution de
permanganate de baryte par une solution de sulfate
de zinc. On filtre, on évapore et on fait cristalliser.

PROP. THÉR. — **M. Berkeley Hill** a employé avec
succès le permanganate de zinc pour le traitement
de toutes les formes d'uréthrite, mais surtout pour
les formes aiguës. Ce qui est remarquable dans l'action de cette préparation, c'est qu'elle est dépourvue
des effets irritants sur les muqueuses. On fait bien
de ne jamais ordonner le permanganate de zinc en
solutions concentrées.

DOSES. — 5 décigrammes pour 2,000 grammes d'eau.

INCOMP. — Il faut écarter des formules l'alcool, les
extraits végétaux, etc., avec lesquels le permanganate de zinc forme des composés explosibles.

Zincohémol. — SYN. — Hémol zincique.

DESC. — Le zincohémol est d'une couleur brun
chocolat ; il possède le spectre de l'oxyhémoglobine,
sans avoir cependant sa solubilité dans l'eau. Il se
dissout dans les alcalis étendus, ainsi que dans les
sels organiques d'ammonium en donnant une belle
couleur rouge. On peut le récupérer lorsque l'on
étend les solutions et qu'on les neutralise de nouveau ; sa contenance en zinc reste constante, elle est
1,01 p. 100 (E. Merck).

Prop. thér. — Le zincohémol est presque sans saveur et mérite, à cause de son action non irritante, la préférence sur le valérianate de zinc et d'autres préparations zinciques assimilables. Il est surtout recommandable comme antidiarrhéique doux et dans les cas de chlorose, où, d'après Hösslin, il existe dans l'intestin de petites ulcérations donnant de temps en temps du sang. On l'emploie contre les diarrhées et la chlorose.

Mode d'emploi. Doses.

Zincohémol	0,5
Poudre aromatique.......................	0,1

Faites 20 doses semblables; trois fois par jour un paquet.

SUPPLÉMENT

Bromo-Carbol. — Prép. — M. Verne préconise une association définie des antiseptiques d'acide thymique, borique et phénique (1/5) avec des analgésiques, analgésine, tribromure, chloral.

Desc. — Liquide sirupeux d'odeur agréable, de couleur ambrée, très soluble dans l'eau, l'alcool et la glycérine.

Prop. thér. — Le Dr Mirowitch a employé le bromo-carbol avec succès en gynécologie et en chirurgie générale et a constaté que son action contre l'agent la douleur est remarquable. Le bromo-carbol serait un véritable cautérisant sans être caustique et ne produit ni escharres ni rétractions cicatricielles.

Le Dr Diamantberer l'a employé dans des cas d'érysipèle de la face, d'anthrax et de furoncles, et il a obtenu la guérison prompte et sans récidive.

Mode d'emploi. Doses. — Solutions aqueuses de 2 à

10 p. 100 en injections, gargarismes, compresses colluloires. Solution glycérinée et pommade à 2 p. 100 pour imprégner des tampons de ouate pure.

Trional. — Syn. — Diéthylsulfonméthylméthane.

Ce médicament diffère du sulfonal en ce que le groupe méthyle (CH^3) y est remplacé une fois par le groupe éthyle (C^2H^5). C'est ainsi que le trional

$$C^2H^5 \atop C^2H^3 > C < {SO^2C^2H^5 \atop SO^2C^2H^5}$$

est un diéthylsulfonméthylméthane.

Desc. — Le trional se présente sous forme d'écailles brillantes fondant à 76° C., peu solubles dans l'eau froide (1 : 300), plus solubles dans l'eau chaude et l'alcool. La solution dans l'eau chaude, le lait et le vin, de même que l'émulsion dans la gomme, ont une saveur légèrement amère.

Prop. phys. — Les effets secondaires et les phénomènes d'intoxication consécutifs à l'emploi du trional consistent dans les phénomènes de dépression du côté de la motilité et des organes des sens : incoordination des mouvements, marche titubante, faiblesse, somnolence, céphalée, lourdeur de tête, etc.

Prop. thér. — Le trional a été expérimenté par MM. les Drs Barth, Schulze, Horvath, Schaefer, Ramon, Bœttiger : les auteurs concluent que, chez les hommes aussi bien que chez les animaux, le trional exerce surtout son influence sur le cerveau ; mais sur les hommes, on ne constate plus le même rapport (1 : 1 1/2 : 3) entre le sulfonal, le trional et le tétronal ; tout de même ces deux derniers sont parfois encore actifs là où l'on avait échoué avec le sulfonal. Quant à l'action toxique de ces trois disulfones, elle conserve rigoureusement le rapport sus-indiqué (1 : 1 1/2 : 3). — Donné à doses peu élevées, le trional n'influence nullement la sécrétion de la sueur, ni la température. Le sommeil est tout à fait tranquille; pendant toute sa durée, la respiration reste normale. — Le trional ne provoque pas d'accoutumance du côté des malades; aussi pour obtenir l'effet hypnotique désiré, n'est-on pas obligé d'avoir recours à des doses de plus en plus élevées. Mais il ne faut pas perdre de vue la possibilité des effets cumulatifs et, par suite, la possibilité de voir éclater des phénomènes d'intoxication après la répétition des mêmes doses de ces médicaments.

Ce médicament sera supprimé dès l'apparition des accidents suspects; l'intoxication est-elle bien accusée, on commencera par laver l'estomac. — Il résulte des observations faites sur des sujets atteints d'affections de diverses natures et sur des aliénés, que, pris à petites doses ($0^{gr},5$-1-2 grammes), le trional est parfois suivi de sommeil.

Du reste, pour se mettre sûrement à l'abri de tout danger d'intoxication, on ne prescrira pas le trional à doses élevées (2-4 grammes) ou à doses moindres souvent répétées : il vaut mieux commencer par donner une dose élevée pour se rendre maître en une seule fois de l'insomnie; si on est ensuite obligé de répéter le médicament, on diminuera les doses suivantes d'un demi ou d'un tiers de leur quantité initiale.

Mode d'emploi. Doses. — La dose moyenne est de $0^{gr},5$ à 2 grammes en une seule fois ; l'émulsion gommeuse ou les solutions dans le lait et le vin agissent plus rapidement que la solution aqueuse. — Le trional est pris par les malades le soir, un quart d'heure ou une demi-heure avant de se coucher.

Vasogène. — Syn. — Vaseline oxygénée.

Desc. — Le vasogène est une huile minérale traitée par l'oxygène en excès. Après traitement par les

16.

alcalis, ce produit présente la propriété de former une émulsion avec l'eau.

Prop. thér. — Cette huile, oxygénée, est un bon excipient pour l'iodoforme, la créosote, l'ichtyol, le menthol, le pyrogallol, la chrysarobine, etc., qui doivent être incorporés pendant la fabrication, parce que le vasogène perd sa propriété émulsive par l'action de la chaleur. On obtient ainsi la créosote vasogène, l'ichtyol vasogène, etc., dont l'absorption et l'action sont très promptes.

FIN.

TABLE ALPHABÉTIQUE

DES MATIÈRES

Nous avons indiqué, sous la rubrique la plus habituellement connue, le dosage usuel.

Lorsqu'il n'y a qu'un chiffre, il indique la dose maximum.

Lorsqu'il y a deux chiffres, le premier s'applique à la dose maximum en une fois, et le second à la dose maximum en vingt-quatre heures.

Ainsi :

     Abrastol .... 1 *gr.* — 4 *gr.*

doit se lire 1 *gr. en une fois* et 4 *gr. en vingt-quatre heures.*

Nous avons indiqué le mode d'emploi le plus usuel et le plus exactement dosé. On trouvera le détail des autres modes d'emploi et des doses dans le corps de l'ouvrage.

Abrastol..........................	1 gr. — 4 gr.	32
Absinthine........................	10 cent.	9
Acacia anthelminthica.............	60 gr.	184
Acajou à pomme....................	Teint. 2 gr.	55
Acanthea virilis.......... Ext. fl.	10-20 gouttes.	10
Acétamidométhylsalicylique (Acide)..	0,50. — 1 gr.	35
Acétate d'urane...................		272
Acétique (acide) trichloré........		267
Acéto-amido-antipyrine	0,50.	10
Acétophénone.....................	40 cent.	147
Acétophosphate de cuivre......	1 cent. — 5 cent.	93
Acétparaamidosalol...............	6 gr.	226
Acétyléthoxyphényluréthane	0,50 — 1,50	257
Acétylparaoxyphényluréthane.......	1 gr.	189
Acétyltannin.....................	0,50 — 1 gr.	252
Achit ailé.......................	Ext. 0,10	75

Achrosine.. 64
Acocanthera ouabaio....................................... 194
Adeps lanæ.. 162
Adonidine................... 5 mill. — 10 mill. 11
Adonis vernalis..................... Ext. 1 gr. 12
Ægle Marmelos.. 34
Agathine........................ 0,25. 12
Ahoui des Antilles................... 0,75 66
Airol... 14
Ajonc épineux................. Ex. fl. 10 gouttes. 272
Alangine.. 13
Alangium Lamarckii..................... 3 gr. 13
Albuminate de fer... 111
Aldéhyde formique.. 117
   —   formique polymérisée..... 0,50 — 1 gr. 195
Aleptine.. 218
Alétrine........................ 3 cent. 15
Aletris farinosa.................... 60 cent. 15
Allamanda cathartica............... Ext. 12 cent. 15
Aloe picta................... Suc 8 gouttes. 16
Alphol........................ 0,50 — 2 gr. 16
Aluminate de disulfonate de β naphtol............. 17
Alumnol... 17
Alvelos... 19
Ambrina ambrosioïdes.................... 0,20 194
   —   chilensis.................... 0,20 195
Amido-acet-para-phénétidine....... 0gr,50 — 1 gr. 210
Amido-phényl sulfureux (Acide)........................... 246
Amygdalate d'antipyrine............. 0,05 — 0,50 20
Anacardium occidentale............. Teint. 2 gr. 55
Anda açu.................... Huile 10 gr. 20
   —   assu.................... Huile 10 gr. 20
   —   Gomesii................... Huile 10 gr. 20
Andira araroba.................... 8 gr. 28
   —   inermis................... 1gr,2 — 2gr,4. 21
Andrographis paniculata............. Teint. 4 gr. 22
Anemone pulsatilla................. Teint. 1 gr. 23
Anémonine.................... 2 cent. — 4 cent. 23
Angelim amargosa................... 8 gr. 28
Angelin... 21

Angioneurosine...................................... 269
Anhydro-glyco-chloral..................... 0,10   70
Anogeissus latifolius.............................. 24
Anona muricata.................................... 24
Antiarine.. 25
Antiaris toxicaria................................ 25
Antinosine.. 190
Antipyonine....................................... 25
Antipyrine (Amygdalate d')............   0,05 — 0,50   20
   — (Cyanhydrate d')..............   0,05 — 0,50   20
   — (Phénylglycolate d')............   0,05 — 0,50   20
Apocynum cannabinum.........   3 cent. — 6 cent.   26
Apolysine... 27
Arariba.........................   30 gr.   233
Araribine... 233
Araroba........................   8 gr.   28
Arbre à melon..................................... 60
   — blanc....................................... 172
   — de neige...................   Ext. fl. 4 gr.   68
Argemone mexicana............   Ext. 0,01 — 0,10   29
Argent (Caséinate d')............................. 31
Argentamine...................................... 29
Argonine... 31
Aristolochia cymbifera............   1 gr. — 4 gr.   31
Armel.. 197
Asaprol..........................   1 gr. — 4 gr.   32
Asparginate de mercure...................   0,01   175
Aspartate de mercure....................   0,01   175
Aspidosperma quebracho...................   4^{gr},5   213
Aspidospermine...............   6 cent. — 10 cent   213
Asteracantha longifolia...........   1 gr. — 5 gr.   36
Auramine... 223
Azadirachta......................   Teint. 8 gr.   33

Bactérioktène 212
Bagage à collier...................   0^{gr},75   66
Baptine.. 34
Baptisia tinctoria...............   Teint. 3^{gr},5.   34
Baptisine........................   0,02 — 0,20   34
Baptitoxine...................................... 34

Batiator.. 290
Baume de Caparapi... 37
Bébéeru... 3 gr. 187
Bela... 34
Belladone du Japon... 231
Ben ailé.. 0,20 — 0,30 183
Benzacétine... 0,50 — 1 gr. 35
Benzanilide.. 10 cent. — 60 cent. 36
Benzeugénol .... 1 cent. 37
Benzoate de gaïacol.. 118
Benzoïl-gaïacol.. 5 mill. 4 cent. 118
    — tropéine.. 37
Benzozol... 5 mill. — 1 cent. 118
Bibirine... 5 cent. — 50 cent. 187
Bibiru... 3 gr. 187
Bibromure d'éther allylbromhydrique.......... 0,25 266
Bi-méconate de narcéine.. 172
Bismuth (Dithiosalicylate de)............................ 0,30 258
    — (Oxyiodogallate de)................................. 14
    — (Phénate de)............................... 1 gr. 200
    — (Pyrogallate de)........................... 0,50 139
    — (Sulfite de)............................... 0,50 38
Bisulfite de chaux... 39
Blé de Sarrasin... 211
Bleu de méthylène........................... 0,06 — 0,50 40
Boerhavia diffusa... 42
Bois blanc................................... Teint. 5 gr. 164
    — épineux jaune........................... 2 gr. 290
    — de lait.. 210
Bonduc... 75 cent. 42
Bonducine... 20 cent. 42
Boro-borax... 42
Bourse à pasteur.. 10 gr. 59
Boussingaultia baselloïdes................................. 43
Bowdichia major.. 246
Bréine.................................... 0,01 — 0,02 49
Bromaline.......................... 1 gr. — 10 gr. 44
Bromamide .... 0,75 — 1,25 43
Brométhylformine................. 8 gr. — 10 gr. 44
Bromocarbol... 279

Bromoforme...................... 30 cent. — 1^{gr},50   45
Bromol............................. ..... 0,01 — 0,02   46
Bromure d'éthyle.................................... 47
   — d'éthylène................. 10 à 30 gouttes.   52
Bryonia dioica.................... 0 gr. 50 — 1 gr.   49
Bryonine..................... 0,01 — 0,02.   49
Burra gokeroo................................. 266
Busenna......................... 60 gr.   184
Butyl-chloral .... 2 gr.   50

Cachiman épineux............................... 24
Cactine...................... 1 mill. — 5 mill.   51
Cactus grandiflorus.................. Teint. 5 gr.   51
Cadmium (Salicylate de)...................... 53
Cæsalpinia bonducella.................. 0,75.   42
Café nègre....................... 64
Caféine-chloral ...., 0,20   54
Caferana .... 1 gr.   250
Cailcedra..................... Teint. 4 gr.   157
Cailcédrine............................ 158
Cajeput (Huile de)................. 50 gouttes   173
Cajeputol............................ 173
Caju.......................... Teint 2 gr.   55
Cajuero....................... Teint 2 gr.   55
Calibeau........................ 101
Calotropis gigantea............. 1 gr. — 4 gr.   56
Calycandra Houstoni.................. 70 gr.   193
Camphorique (Acide)................. 2 gr.   56
Camphre d'anémone..................... 23
Canilla .... 4 gr.   179
Cannabindone 58
Cannabine (Tannate de)........ 7 cent. — 25 cent.   58
Cannabis indica................... Ext. 10 cent.   58
Cantharidate de cocaïne................. 0,001   59
Capparis coriacea.................. Teint. 8 gr.   238
   — oléoïdes................. Teint. 8 gr.   238
Capsella bursa pastoris............. 10 gr.   59
Carapa guianensis........................ 60
   — touloucouna..................... 60
Carbamate d'éthyle.................. 2 gr.   273

Carbonate de créosote............... 0,50 — 10 gr.   61
 — de gaïacol.....................................   119
Carbothialdine.................................   258
Cardol...   55
Carica Papaya..................................   60
Carniferrine........................... 0,50   61
Caroba...   157
Carobine.......................................   157
Carobone.......................................   157
Caroubier de l'Inde............................   135
Carpaine.......................................   60
Casca........................... Teint. 5 gouttes   104
 — de arariba.................... 30 gr.   233
 — pretiosa..................... 4 gr.   179
Cascara amarga............... Ext. fl. 50 gouttes   62
 — sagrada..................... 25 cent.   62
Caséinate d'argent.............................   31
 — de fer................. 0,30 — 0,50   63
Cassia occidentalis............................   64
Cataline.......................................   211
Catarthinique (Acide)........... 5 cent. — 15 cent.   64
Cayapona globulosa.............................   65
Cayaponine..................... 6 mill.   66
Cédrine..   234
Cedron......................... Ext. fl. 1 gr.   234
Cerbera Thevetia............... 0^{gr},25   66
Cereus grandiflorus................ Teint. 4 gr.   51
Cérium (Oxalate de) .... 10 cent.   66
Cétrarin....................... 10 cent.   67
Cétrarique (Acide)............... 10 cent.   67
Chamaras.................... 0,50   258
Chanvre du Canada........... 3 cent. — 6 cent.   26
Chardon béni des Antilles....... Ext. 0,01 à 0,10   29
 — étoilé   102
Charmweed.....................................   168
Châtaignier de mer   101
Chaulmoogra...................................   67
Chaulmugra....................................   67
Chaux (Bisulfite de)...........................   39
Chicalote................... Ext. 0,01 à 0,10   29

Chionanthus virginica.............. Ext. fl. 4 gr. 69
Chironia angularis................................ 219
Chloral antipyrine.................... 1 gr. 146
— caféine...................... 0,20 59
Chloralose......................... 0,10 70
Chlorate de soude............... 8 gr. — 16 gr. 71
Chlorhydrate de cotamine.......... 0,02 — 0,05 81
— d'éphédrine.......................... 102
Chlorhydrosulfate de quinine............... 0,10 215
Choléradine........................... 72
Chrysarobine............... 12 mill. — 10 cent. 34
Cimicifuga racemosa.......... Ext. fl. 30 gouttes 73
Cimicifugin................ 5 cent. — 20 cent. 73
Cimicifugine........................ 73
Cinnamyleugénol............... 0,1 — 0,5 74
Cissus alata................. Ext. 0,10 75
Citrophène.................. 0,50 — gr. 76
Citrophène α........................ 27
Clavelier jaune............... 2 gr. 290
Cocaïne (Cantharidate de)............. 0,001 59
— (Phénate de)............... 1 cent. 77
Coco purgatif................ Huile 10 gr. 20
Coing du Bengale...................... 34
Colorin........................ 103
Combretum Raimbaultii.............. 78
Compresses de Priessnitz............... 207
Concombre sauvage.................. 99
Condurangine..................... 78
Condurango............... 1 — 4 gr. 78
Condur Angu............... 1 — 4 gr. 78
Contrayerva............... 2 gr. 79
— du Mexique..................... 212
Convallamarine............. 5 cent. — 10 cent. 80
Convallaria majalis............. Ext. 2 gr. 79
Convallarine...................... 80
Copalier........................ 145
Coptis anemonæfolia........... 50 cent. — 1gr,5 80
Coquelourde............... Teint. 1 gr. 23
Cordyla Houstonia............... 70 gr. 193
Coronilla scorpioïdes............. 0,40 — 1gr,50 81

Coronille......................... 0,40 — 1^{gr},50 81
Coronilline. .... 20 cent. — 30 cent. 81
Corossolier 24
Cotarnine (Chlorhydrate de).......... 0,02 — 0,05 81
Coto.............................. 25 cent. 81
— verum .... 25 cent. 81
Cotoïne.......................... 40 cent. 81
Cotonnier.............. Ext. fl. 4 gr. — 10 gr. 133
Coucourout... 185
Couleuvrée.................... 0,50 — 4 gr. 49
Créosotal......................... 1 gr. 82
Créosote carbonatée............. 0,50 — 10 gr. 82
Crésyl 83
— soluble n° 2................................... 83
Cristalline... 84
Cristallose .... 0,05 — 0,10 85
Croton-Chloral........................ 2 gr. 50
Cuivre (Phosphate de).......... 1 cent. — 5 cent. 85
Cuprohémol........................ 1 gr. 86
Curare.. 87
Curarine.. 87
Cyanhydrate d'antipyrine........... 0,05 — 0,50 20
Cybistax antisyphilitica 157

Damiana.................... Extr. 40 cent. 87
Dammara australis................................... 216
Dammarique (Acide)................................... 216
Dammarol.. 216
Danaïdine.. 88
Danais fragrans. 88
Darutyne.. 234
Dentelaire.. 210
Dhaura 24
Diacétanilide.................... 0,10 — 0,50 88
Diaphtol.. 89
Dibromogallique (Acide)................... 0,50 126
Di-éthylamine................. 0^{gr},50 — 1 gr. 219
Diéthylènediamine. .... 0,50 — 1 gr. 205
Diéthylsulfonediéthylméthane............... 1 gr. 255
Diéthylsulfoneméthylméthane ...... 0,50 — 2 gr. 280

Dihydrorésorcine................................... 90
Di-iodoforme...................................... 90
Di-iodoparaphénylsulfurique....................... 240
Di-iodosalicylique (Acide).................... 0,20   92
Di-iodothyophène.................................. 205
Diméthylate de méthylène.......................... 180
Diphtérine......................... 0,25. — 2 gr.   93
Dithiocarbonate de potasse........................ 93
Dithiosalicylate basique de bismuth......... 0,30   258
Diurétine........................... 1 gr. — 6 gr.   94
Dorstenia brasiliensis...................... 2 gr.   79
Doundaké .... 4 gr.   95
Doundakine............................. 20 cent.   95
Duboisia myoporoïdes.............................. 96
Duboisine... 96
Dulcine 0,01   97

Eau oxygénée...................................... 99
Écorce antidiabétique................. Teint. 2 gr.   55
 — de Honduras............ Ext. fl. 50 gouttes.   62
 — sacrée........................... 25 cent.   62
Élatérine .... 1 mill. — 5 mill.   99
Elaterium momordica........ 10 cent. — 25 cent.   99
Elixir parégorique de Dublin...................... 100
 —   —   du Dr Constantin Paul............ 100
 —   —   d'Édimbourg..................... 100
 —   —   de New-York.................... 100
Entada gigalobium................................ 101
Ephedra vulgaris.................................. 101
Éphédrine... 101
Épineux jaune............................. 2 gr.   290
Éryngine.. 102
Eryngium aquaticum............... 1 gr. — 5 gr.   102
Erythrina Corallodendron........... Ext. 50 cent.   103
Érythrocoralloïdine............................... 103
Érythrophléine................... 1/10 de mill.   104
Erythrophlœum guineense. .... Teint. 1/10, 10 gttes   104
Ésérine (Salicylate d')..................... 1 mill.   104
Éther acétique du menthol........................ 105
 — benzoïque de l'eugénol............ 1 cent.   37

Éther carbamique............................ 2 gr.   286
  —   carbanilique................. 1 gr. — 2 gr.   107
  —   cinnamique de l'eugénol......... 0,1 — 0,5   74
  —   éthylique de l'acide carbamique..... 2 gr.   273
  —   formyl-amido-phénique   105
  —   lactique de la paraphénétidine. 0,60 — 3 gr.   160
  —   menthacétique   105
  —   méthylique de l'acide gallique..............   125
  —   salicylique du naphtol α........ 0,50 — 2 gr.   17
  —   salicylique du paraamidophénol acétylique 6 gr.   226
  —   salicylique du thymol............ 0,25 — 0,50   224
  —   tribomhydrique de la glycérine........ 0,25   266
Éthyle (Bromure d')........................   47
  —   (Carbamate d')........................   286
Éthylène (Bromure d')........................   48
  —   éthyldiamine.............. 1 gr. — 5 gr.   168
  —   périodé................................   90
Éthylénimine................................   216
Éthyl-uréthane......................... 2 gr.   273
Eudoxine............................... 0,25   105
Eugenia Cheken................... Ext. fl. 12 gr.   117
Eugénique (Acide)................... 80 cent.   106
Eugénol............................. 80 cent.   106
  —   acétamide.................................   106
Eupatorium saturæfolium... Teint. 2 gr. — 4 gr.   137
Euphorbia heterodoxa........................   19
  —   pilulifera............ Ext. fl. 30 gouttes   107
Euphorine .... 1 gr. — 2 gr.   107
Extraits fluides américains....................   110
  —   d'organes   109

Fabiana imbricata.............. Ext. fl. 8 gr.   110
Faux sycomore................... Teint. 2 gr.   33
Fedegosa....................................   64
Fer (Albuminate de)...........................   111
  —   (Caséinate de)................ 0,30 — 0,50   63
  —   (Nucléo-albuminate de).......... 0,30 — 0,50   63
Ferripyrine................... 0,15 — 0,50   111
Ferropyrine................... 0,15 — 0,50   111
Fève des marais..............................   114

Fevillea cordifolia 185
Flacourtia cataphracta................... Teint. 2 gr.   114
Fleur de feu.................................... 211
    — de Pâques...................... Teint. 1 gr.   23
Fluid extrait................................... 109
Fluorure de sodium... 0,25   115
Formaldéhyde................................... 117
Formaline 117
Formanilide................................... 115
Formol....................................... 117
Formyl-amido-phénique (Éther).................... 115
Franciscea uniflora............. 60 cent. — 2 gr.   118
Frangipanier.................................... 210

Gaïacol benzoïque............. 5 mill. — 4 cent.   118
    — carbonique................................ 119
    — carboxylique............................. 119
Galega officinalis .... Ext. 0,50 — 1,50   120
Gallacétophénone................................ 120
Gallanilide................................... 121
Gallanol...................................... 121
Gallate de mercure................... 0,10 — 0,20   123
Gallicine..................................... 125
Gallinol...................................... 121
Gallobromol........................... 0,50.   126
Gallol.. 121
Geissospermine................................. 194
Geissospermum læve............................. 194
Gelsémine..................................... 128
Gelsemium sempervirens.... 10 cent. — 15 cent.   128
Geoffræa inermis.................... 1^{gr},2 — 2,4.   21
Germandrée aquatique 0,50   256
Glycérino-phosphate de chaux........ 0,50 — 1 gr.   130
Glycéro-alcoolés 129
        — de digitaline..................... 130
Glycérophosphate de chaux.......... 0,50 — 1 gr.   130
        — de soude.......... 0,50 — 1 gr.   130
Gonolobus Condurango................... 1-4 gr.   78
Gossypium herbaceum.... Ext. fl. 4 gr. — 10 gr.   133
Grand Soleil...................... Teint. 2 gr.   139

Grande jacobée.................... Extr. 0,05 — 0,20 232
Grindelia robusta.................... Ext. fl. 4 gr. 135
Guacine.. 137
Guaco.......................... Ext. fl. 3 gr. 137
Guazuma ulmifolia................................. 137
Guilandina Bonduccella 0,75.   42
Gymnema silvestre................................ 138
Gymnémique (Acide).............................. 138
Gynocardia odorata..............................   67
Gynocardique (Acide)........... 2 cent. — 5 cent.   67

Hamaméline...................................... 138
Hamamelis virginiana.............. Ext. fl. 8 gr. 138
Haplopapus Llareta.............. Ext. 0,10 164
Harmaline....................................... 197
Harmel.. 197
Harmine... 197
Helcosol 0,50 139
Helianthus annuus................. Teint. 2 gr. 139
Heliotropium indicum............................ 140
Hémogallol............................. 0,25 140
Hémol............................ 0,10 — 0,50 141
 —   zincique.............................. 0,50 278
Herbe aux poules................................ 199
 —   aux serpents................... Teint. 5 gr. 102
 —   de Kousmitch.............................. 101
 —   de Saint-Jacques......... Extr. 0,05 — 0,20 232
 —   divine.................................... 234
 —   vivace de Terre-Neuve........ 2 gr. — 3 gr. 230
Hexaéthylènetétramine brométhylate. 1 gr. — 10 gr.   44
Hoang-nan........................... 75 cent. 142
Huile d'anda assu..................... 10 gr.   20
 —   de cajeput..................... 50 gouttes 173
 —   de chaulmugra.............. 30-40 gouttes.   68
 —   de vaseline............................... 289
Hura crepitans.................................. 143
Hydrastine .... 10 cent. 145
Hydrastinine.................. 5 mill. — 1 cent. 145
Hydrastis canadensis.............. 2 gr. — 8 gr. 151
Hydronaphtol.................................... 145

Hydrure de benzyle.................................. 261
Hygrophila spinosa................ 1 gr. — 5 gr.   36
Hymenæa Courbaril.......... Ext. fl. 20 gouttes 145
Hyménodictine..................................... 146
Hymenodictyon excelsum.......................... 146
Hypnal........................... 1 gr. 146
Hypno-acétine..................... 0,50 — 2 gr. 147
Hypnone .... 40 cent. 147
Hyposulfite de mercure et de potasse. 0,005 — 0,01 149

Ichtyol............ .... 40 cent. 149
Icipo.................... 0gr,75 gr. — 4 gr.   31
Ilex paraguayensis................................ 172
Indigo sauvage..................... Teint. 2 gr.   34
Inosite... 214
Iodéthylformine..................... 2 gr. 161
Iodnaphtol β...................................... 185
Iodoformine...................................... 154
Iodol.......................... 10 cent. 154
Iodophénine...................................... 151
Iodure de rubidium................. 1 gr. — 4 gr. 155
Ipéca..   42
Ipécacuanha de Goa..................... 1 gr. 186
Ipe-tabaco. 254
Isoamylène β..................................... 197

Jacaranda caroba.................... Ext. fl. 4 gr. 157
  —   lancifoliata........................ 157
  —   procera............................ 157
  —   tomentosa......................... 157
Jacobée..................... Ext. 0,05 — 0.20 232
Jamaïca Dogwood................... Teint. 3 gr. 208
Jambol .... 4 gr. 249
Jambosine....................................... 249
Jambul............................ 4 gr. 249
Jasmin jaune.............. 10 cent. 15 cent. 128
Jaune d'alizarine................................. 120
Johanesia princeps................ Huile 10 gr.   20
Johanésine......................... 1 gr.   20
Jurubeba... 239

Jurubèbe.. 239
Justicia paniculata......................... Teint. 4 gr. 22

Kariyat.................................. Teint. 16 gr. 22
Kaya Senegalensis.................... Teint. 4 gr. 157
Kino.. 57
Kola.............................. 1ᵍʳ,50 158
Kolanine.. 158

Lactate de naphtol.......................... 0,50 160
Lactique (Acide)..................... 20 gouttes 159
Lactol.......................... 0,25 — 0,50 160
Lactonaphtol.................... 0,25 — 0,50 160
Lactophénine..................... 0,50 — 1 gr. 160
Lactylphénétidine. .... 0,50 — 1 gr. 160
Lait d'alvelos... 19
Lanaïne... 162
Lanoline... 162
Lantana brasiliensis.................. 1 — 2 gr. 163
Lantanine...................................... 2 gr. 163
Laurier-rose........................ Ext. 6 cent. 188
Leptandra virginica......................... 4 gr. 163
Leptandrine .... 5 cent. 163
Liane à bœuf.................................... 88-101
    —   du Condor...................... 1 — 4 gr. 78
Lilas des Indes................ 4 gr. — 8 gr. 33
Liriodendrine... 164
Liriodendrum Tulipifera........ 0,50 gr. — 2 gr. 164
Lithion-diurétine........................... 0,50. 274
Llareta............................ Ext. 0,10 164
Lopez root.. 261
Lorétine.. 165
Losophane.. 167
Lycétol. .... 0,50 — 1 gr. 182
Lycopus virginicus.................................... 168
Lysidine........................ 1 gr. — 5 gr. 168

Mae-boa........................... Ext. 0,10 75
Malacine.............................. 1 gr. 170
Malakine.............................. 1 gr. 170

TABLE ALPHABÉTIQUE DES MATIÈRES.   297

Mammea americana.. 171
Manaca........................... Ext. fl. 20 gouttes 118
Manacine... 118
Mancone... 104
Mangifera indica.................... Ext. fl. 10 gr. 171
Mango... 171
Manguier.. 171
Mastic américain...................................... 230
Maté.. 172
Méconarcéine............... 6 milligr. — 25 milligr. 172
Méconate de narcéine.................................. 172
Melaleuca Leucadendron................................ 173
Melia Azadirachta.......... Teint. 2 gr. — 8 gr. 33
Mentha piperita....................................... 174
Menthène.. 174
Menthol .... 1 gr. 174
Menthone.. 174
Merasingi... 138
Mercure (Asparaginate de)................... 0,01. 175
    —   (Gallate de)................. 0,10 — 0,20 121
    —   (Hyposulfite de)............. 0,005 — 0,01 149
    —   (Salicylate de)................... 1 cent. 176
    —   (Succinimide de)........ 0,005. — 1 cent. 178
    —   végétal........................... 56-118
Mespilodaphne preciosa..................... 4 gr. 179
Métacrésol tri-iodé................................... 167
Métaiodorthoxyquinolinasulfonique (Acide)........ 165
Méthacétine........................... 20 cent. 179
Méthanal.. 117
Méthylal.. 180
Méthylbenzine.. 261
Méthylène (Diméthylate de)........................... 180
Méthylglyoxalidine.............. 1 gr. — 5 gr. 168
Microcidine... 181
Migrainine...................................... 1 gr. 182
Mikania Guaco............. Teint. 2 gr. — 4 gr. 137
Milhombre........................ 0gr,75 — 4 gr. 31
Mono-méconate de narcéine............................ 172
Monophénétidine...................................... 72
Morenia brachystephana. 182

298 TABLE ALPHABÉTIQUE DES MATIÈRES.

Moringa pterygosperma............. 0,20 — 0,30 183
Morphine (Phtalate de)..................... 2 cent. 204
Moussena.................................. 60 gr. 184
Moussenine........................... 20 cent. 184
Moyrapuama............... Ext. fl. 10-20 gouttes. 10
Mudar .... 1 gr. — 4 gr. 56
Muguet.................... Ext. 1 gr. — 2 gr. 79
Mydrine 102
Myrtol............................... 1 gr. 184
Myrtus communis................................ 184
  — jambosa............................ 4 gr. 249

Nandhiroba 185
Naphtol (Lactate de)..................... 0,50 160
Naphtol diiodé.................................. 185
  — (Salicylate de)................. 0,50 222
Narcéine (Bi-méconate de) .... 6 mill. 172
  — (Méconate de)................ 6 mill. 172
  — (Mono-méconate de)............. 6 mill. 172
Naregamia alata......................... 1gr,2 186
Naregamine 186
Nasrol................... 0,25 — 0,50 246
Navet du diable............... 0,50 — 1 gr. 49
Nectandra amara............... Teint. 5 gr. 187
  — Rodiœi................. 3 gr. 187
Nectandrine 187
Nerings fruit.................................. 266
Nerium Oleander............... Ext. 6 cent. 188
Neurodine................................ 1 gr. 189
Nitrate d'urane................. 0,01 — 0,02 273
Nitroglycérine................................. 269
Noisetier de sorcière....... Ext. fl. 2 gr. — 4 gr. 138
Noix de crab 60
  — de Kola............................. 1,50 158
  — de serpent................. 0,75 — 1,25 66
Nosophène 190
Nucléo-albuminate de fer........... 0,30 — 0,50 63

Oléandrine.................................... 188
Orthoquinolinmétasulfonique (Acide)............... 89

Orthotoluolsulfonate de soude........ 0,05 — 0,10   85
Ouabaïne............................. 1/10 de mill.. 194
Ouabaio.. 194
Oxalate de cerium...................... 10 cent.   66
Oxyhydrastine...................................... 145
Oxyiodogallate de bismuth.......................... 14
Oxyquinaseptol..................... 0,25. — 2 gr.   93

Paico.. 0,20 194
Pain d'aleuronat et de noix de coco................ 192
Palicourea densiflora.................... 5 cent.   81
Pambotano... 193
Pao pareiro....................................... 194
Papaïne.. 60
Papajo... 60
Para-acétanisidine...................... 20 cent. 179
Para-cotoïne........................... 30 cent.   81
Paraffine liquide................................. 289
Paraforme........................... 0,50 — 1 gr. 195
Paraphénétol carbamide.................... 0,01   97
Paratolydiméthylpyrazolone.............. 1 gr. 262
Paréirine... 194
Passe-fleur...................... Teint. 1 gr.   23
Patenotre........................ Teint. 2 gr.   33
Pavot épineux.................. Ext. 0,01 à 0,10   29
Pedalium Murex.................................... 196
Peganum Harmala............ Teint. 30 gouttes 197
Pental.. 197
Pereiora............................... 4 gr. 178
Périodine de thalline................... 0,20 198
Périodosulfate de thalline.............. 0,20 198
Permanganate de zinc................. 0,50 cent. 291
Petiveria alliacea................................ 199
Peuplier jaune................... Teint. 5 gr. 164
Phénacétine iodée................................. 151
Phénate de bismuth.................... 1 gr. 200
   — de cocaïne...................... 0,01   77
Phénétoluré.. 97
Phénocolle................. 50 cent. — 1 gr. 201
   — (Salicylate de)................. 1 gr. 235

Phénolate de mercure chloré		245
Phénylcarbonate d'éthyle	1 gr. — 2 gr.	107
Phénylglycolate d'antipyrine	0,05 — 0,50	20
Phénylméthylacétone	10 cént.	147
Phényluréthane	1 gr. — 2 gr.	107
Phlorhizine		202
Phosferrine		202
Phosphate de cuivre	1 cent. — 5 cent.	85
Phosphergot	0,25	202
Phosphoglycérate de chaux	0,50 — 1 gr.	130
— de soude	0,50 — 1 gr.	130
Phtalate de morphine	2 cent.	204
Phyllanthus Niruri	4 gr.	204
Phytolacca decandra	2 gr.	205
Phytolaccin	6 cent. — 25 cent.	205
Pichi du Chili	Ext. fl. 8 gr.	110
Picramnia antidesma	Ext. fl. 40 gouttes	62
Picramnine		62
Piment des jardins		32
Pipérazidine	50 cent. — 1 gr.	205
Pipérazine	0,50	205
Piscidia Erythrina	Teint. 3 gr.	208
Pitche du Chili	Extr. fl. 8 gr.	110
Pixol		203
Plantago hispidula	10 gr.	210
— recumbens	10 gr.	210
Plumbago zeylanica		210
Plumieria alba		210
Poinsettia pulcherrima		211
Poinsettie éclatante		211
Polyborate de soude		25
Polygonum avicularis	Teint. 0,90 — 1 gr.	211
Potasse (Dithiocarbonate de)		93
— (Tellurate de)	3 mill.	254
Potassium dithiocarbonaté		93
Poudre de Goa	8 gr.	28
Produit antiseptique de Stearn		171
Psoralea pentaphylla		222
Pyoctène		212
Pyoktanin		212

Pyoktanines.. 212
Pyrogallate de bismuth...................... 0,50 139
Pyrrol (Tétra-iodure de)............... 10 cent. 163

Quassia simaruba..................................... 236
Quebrachite 214
Quebracho........................... 4 gr. 5 213
Quinaseptol.. 89
Quinine créole.............................. 4 gr. 204
— (Chlorhydrosulfate de)............... 0,10 225
— (Sulfochlorhydrate de).............. 0,10 215
Quinquina du Sénégal .... Teint. 4 gr. 157

Racine de Congo....................................... 199
— jaune..................... 2-8 gr. 143
— orange .... 2-8 gr. 143
Randia dumetorum................................... 216
Rauwolfia canescens............................... 216
Résine de Kaori................................... 216
Résol... 217
Résorbine.. 218
Rhamnus Purshianus..................... 25 cent. 62
Rhus aromatica..................... 2^{gr},50 218
Rotoïne.. 231
Rubidium (Iodure de).............. 1 gr. — 4 gr. 155
Rumex crispus............... Teint. 20 gouttes. 219
Rumicine .... 2 cent. 219

Sabattia angularis......................... 4 gr. 219
Sablier... 143
Salacétol..................... 0,50 — 3 gr. 220
Salantol 0,25 219
Salicylacétol..................... 0,50 — 3 gr. 220
Salicylalphaméthylphénylhydrazine..... 0,50 — 50 12
Salicylate d'alumine............................... 229
— de cadmium..................... 0,25 53
— d'ésérine................... 1 — 3 mill. 104
— de mercure 176
— de naphtol................... 5 cent 222
— de paratolydiméthylpyrazolone.... 0,50 264

Salicylate de phénocolle...................... 1 gr. 225
— de strontium............... 0,25 — 1 gr. 242
— de théobromine et de soude. 1 gr. — 6 gr. 94
— — et de lithine...... 0,50 274
— de tolypyrine..................... 0,50 264
Salicylparaphénétidine.............. 1 gr. — 4 gr. 170
Salifébrine...................... 0,30 — 0,50 221
Saligénine........................ 0,25 221
Salinaphtol..................... 50 cent. 222
Salipyrine.................. de 0gr,50 à 2 gr. 223
Salithymol................... 0,25 — 0,50 224
Salix nigra................... Ext. 60 cent. 225
Salocolle....................... 1 gr. 225
Salophène.......... 6 gr. — 8 gr.... 226
Salubrine.................................. 228
Salumine.................................. 229
Sappadille.................................. 24
Sarcocephalus esculentus.......... 2 gr. — 4 gr. 95
Sarracenia purpurea.................. 3 gr. 230
Sassy.................................. 104
Schinus Molle............................ 230
Scopolamine............................ 231
Scopoléine.............................. 231
Scopolia atropoïdes...................... 231
— japonica........................ 231
— lucida......................... 231
Sélénium.................................. 232
Sénécine..................... 0,15 232
Senecio jacobœa.......... Ext. 0,05 — 0,20 232
Sickingia rubra.................. 30 gr. 233
Siegesbeckia orientalis........... Ext. 60 cent. 234
Simaba Cedron................. Ext. fl. 1 gr. 234
Simaruba amara.......................... 236
— guyanensis...................... 236
— officinalis...................... 236
Simulo.................. Teint. 8 gr. 238
Sodium (Fluorure de).............. 0,25 115
Soja hispida.............................. 239
Solanum paniculatum...................... 239
Sophora tinctoria.......... Teint. 1 gr. — 4 gr. 34

Soude (Chlorate de)........................ 8-10 gr.   71
  — (Dithiosalicylate de)................ 20 cent.   102
Soymida febrifuga......................... 3 gr.   240
Sozoiodol..   240
Spasmotine.. 0,04   241
Spermine...................... 50 cent. — 1 gr.   205
Sphacélinique (Acide)............................   241
Sphacélotoxine........................... 0,04   241
Stargrass.............................. 60 cent.   15
Sterculia acuminata...................... 1 gr. 50.   158
Strontium (Salicylate de)............. 0,25 — 1 gr.   243
Strophanthine..................... 1/10 de millig.   243
Strophanthus............... Ext. 1 mill. — 2 mill.   243
Strychnos castelneana...................... 5 cent.   87
  —   gaultheriana................. 75 cent.   142
  —   toxifera .... 5 cent.   87
  —   triplinervia .... 5 cent.   87
Stypticine.......................... 0,02 — 0,03   81
Sublimophénol....................................   245
Succinimide de mercure....... 5 mill. — 1 cent.   178
Sucrol.. 0,01   97
Sucupira..   246
Sulfanilique (Acide)............................   259
Sulfite de bismuth........................ 0,50   38
Sulfocaféate de soude............... 0,25 — 0,50   246
Sulfochlorhydrate de quinine............... 0,10.   215
Sulfonaphtolate d'aluminium....................   17
Sulfothyolate d'ammonium.......................   246
Sumac odorant.......................... 2^{gr},5   218
Swietenia febrifuga......................... 3 gr.   240
  —   senegalensis............... Teint. 4 gr.   157
Symphorol........................... 0,25 — 0,50   246
Syzygium Jambolanum.............. 30 cent.   249

Tachia guianensis.......................... 1 gr.   250
Tanghinia veneniflua...........................   251
Tanghinine....................................   251
Tanguin......................................   251
Tannal......................................   251
  — soluble   251

Tannate de cannabine .... 7 cent. — 25 cent.   63
Tannigène ....   0,20 — 0,50 252
Tanno-tartrate d'alumine..........................   251
Tartrate de diméthylpiperazine ....   0,50 — 1 gr.   182
Tasi...........................   182
Tasis...........................   182
Tayuya...........................   4 gr.   254
Tayuyine   254
Tecomaipé...........................   254
Teli...........................   104
Telluráte de potasse...........................   3 mill.   266
Tétra-éthylsulfonediméthylméthane ....   1 gr.   255
Tétraiodophénolphtaléine   190
Tétra-iodure de pyrrol...........................   10 cent.   155
Tétronal...........................   1 gr.   255
Teucrine.   0,50   256
Teucrium scordium...........................   0,50   256
Théobromine (Salicylate de)...........................   1 gr.   94
Thermodine...........................   0,50 — 1 gr. 50   257
Thevetine...........................   1 milligr.   66
Thialdine   258
Thiocamphre   258
Thioforme...........................   0,30   258
Thiol...........................   259
Thiosapol sodique...........................   260
Thiosaprol...........................   260
Thymacétine...........................   0,50   260
Toddalia aculeata...........   Teint. 6 gr. — 20 gr.   261
Toluène...........................   261
Toluol...........................   261
Tolylantipyrine...........................   0,50 — 4 gr.   262
Tolyldiméthylpyrazolone ....   1 gr.   262
Tolypyrine...........................   1 gr.   262
Tolysal...........................   0,50   264
Tolysol...........................   0,50 — 8 gr.   264
Torenia diffusa...........................   Ext. 1 gr.   276
Tournesol...........................   Teint. 2 gr.   139
Traumaticine   265
Trianosperma ficifolia...........................   4 gr.   254
Trianospermine   254

Tribromhydine...................... 0,25   266
Tribromophénol .... 1 cent. — 2 cent.   46
Tribromure d'allyle............... de 0,50 à 1 gr.   266
Tribulus lanuginosus   266
Trichloracétique (Acide).....................   267
Trichloracétyl-diméthylphényl-pyrazolone... 1 gr.   146
Trichlorophénol...........................   268
Tricrésol.................................   269
Triformol............................. 0,10   195
Triiodure de crésol.......................   167
Triméthyléthylène........................   197
Trinitrine   269
Trional........................... 0,50 — 2 gr.   280
Trioxyacétophénone.......................   120
Trioxybenzol.............................   130
Trioxyméthylène..................... 0,10   195
Tropacocaïne............................   37
Tropsine.................................   37
Tulipier...... .... Ext. de 0,50. 2 gr.   164
Tulipiférine   164
Turnera aphrodisiaca.............. Ext. 40 cent.   87
   —   apifera.................... Ext. 40 cent.   87
   —   ulmifolia................. Ext. 40 cent.   87
Tussol............................ 0,05 — 0,50   20
Tylophora asthmatica................... 2 gr.   271

Ulex diureticus.............. Ext. fl. 20 gouttes   272
Ulexine.......................... 1/10 de mill.   272
Upas antiar.............................   25
Urane (Acétate d')........................   272
   —   (Nitrate d').............. 0,01 — 0,02   273
Uréthane.......................... 2 gr.   273
Uricédine   274
Urophérine....................... 0,50   274

Vandellia diffusa................... Ext. 1 gr.   276
Vaseline liquide..........................   276
   —   oxygénée......................   281
Vasogène...............................   281
Vernonia nigritiana.......................   276

Vernonine.. 276
Veronica virginica................ 2 gr. — 4 gr. 163
Viburnine..................... 6 cent. — 15 cent. 276
Viburnum prunifolium............. Ext. 20 cent. 276
Vicia Faba....................................... 114
Vigne blanche.................... 0,50 — 1 gr. 49
 — du diable................... 0,50 — 1 gr. 49
Violet de méthyle................................ 223
Vitis Nili......................... Ext. 0,10 75

Witch Hazel.................. Ext. fl. 2. 4 gr. 138

Xanthoxyline.................................... 277
Xanthyxolum caribæum........................... 277

Yerba de Cotona................................. 140
 — de quinino..................... 4 gr. 204
 — Matte................................ 172
 — sagrada.................... 1 — 2 gr. 163

Zinc (Permanganate de).............. 50 cent. 277
Zincohémol........................... 0,50 278

FIN

Le meilleur Mode d'emploi
DE
LA MAGNÉSIE

LA MAGNÉSIE LACTÉE (hydrate de magnésie liquide)

La *Magnésie calcinée* ou *magnésie anglaise* (oxyde anhydre de magnésium) que nous prescrivons chaque jour est très analogue, par sa constitution chimique, à l'oxyde de calcium (chaux vive, chaux caustique).

De même que cette base, elle a la plus grande affinité pour l'eau et produit par là une certaine irritation sur les muqueuses. Peut-on s'étonner que ce remède précieux excite une véritable révolte chez les estomacs déjà malades ?

En combinant l'oxyde de magnésium avec les éléments de l'eau en une émulsion stable et titrée, parfaitement caractérisée par son nom de **Magnésie LACTÉE**, un de nos chimistes les plus distingués, **M. FIÉVET**, a rendu un véritable service à la thérapeutique.

Au lieu d'une poudre blanche, semblable à la craie ou plâtre, insoluble dans l'eau où elle se délaie mal, nous avons ainsi un liquide laiteux très facile à mêler au lait ou à l'eau sucrée, sans laisser dans le verre le plus petit grain ou le moindre grumeau.

Une cuillerée à dessert (10 gr.) de **Magnésie LACTÉE** contient 1 gr. 31 d'hydraté de magnésie pulvérulent (MgOHO, MgHO), correspondant à 1 gr. d'oxyde anhydre (MgO),

La *Magnésie de Fiévet* se dissout instantanément et sans effervescence dans les acides faibles et le suc gastrique ; elle est assimilable au plus haut degré et ne donne ni colique, ni fatigue.

L'effet en est généralement très lent et très doux, mais l'usage peut en être prolongé tout le temps nécessaire, sans le moindre inconvénient.

Admirablement supportée par les personnes les plus délicates, nous l'administrons toujours immédiatement avant le repas, sans les obliger à garder la chambre et à interrompre le cours de leurs occupations.

Voilà tout le secret des cures nombreuses et remarquables obtenues par tous les confrères qui ont expérimenté la **Magnésie LACTÉE**, soit pour éviter les purgatifs proprement dits et les vomitifs, soit pour combattre les dyspepsies les plus rebelles, pour guérir chez les alcooliques les troubles digestifs et cérébraux.   Dʳ AUBRY.

C'est donc avec raison *que nous la désignons* sous le nom de *Magnésie française.*

Dépôt général de la *Magnésie lactée*
Pharmacie LEBEAULT-FIÉVET, Successeur
Pharmacien de 1ʳᵉ classe
EX-INTERNE DES HOPITAUX DE PARIS, MEMBRE DE LA SOCIÉTÉ CHIMIQUE

PARIS, 53, rue RÉAUMUR, et 29, rue PALESTRO
Envoi franco d'échantillons et renseignements, à tous les Docteurs qui en font la demande à M. Fiévet.

Adresse télégraphique : **Fiévet-Palestro.** Paris, Téléphone

Pharmacie de E. RABOT

Docteur ès sciences, pharmacien de 1re classe

Rue de la Paroisse, 33, et rue Sainte-Geneviève,

VERSAILLES

PRODUITS SPÉCIAUX RECOMMANDÉS

L'antidiabétique Rabot, vin reconstituant tonique, stimulant, nombreuses analyses probantes. Le litre 6

Glycérine bromurée tonique, antidiabétique. Le flacon 5

Vin de quinquina, pepsine et diastase, pour convalescences. Le flacon 4 25

Vin à la Noix de Kola fraîche, le plus puissant des toniques. La bouteille 4 50

Quassia-Kina Rabot, tonique, apéritif. Le litre 6

Sirop et Pastilles pectorales au laurier-cerise contre asthmes, catarrhes, bronchites. Le flacon. 2 » La boîte.... 1 50

Pastilles-gargarisme, contre aphonie et maux de gorge.. 1 50

Extrait de quinquina titré pour préparer instantanément le vin de quinquina. Flacon 2 » Demi-flacon 1

Préparations sanitaires anti-contagieuses pour l'assainissement des habitations pendant les épidémies, les maladies, etc.

Liquide désinfectant antimiasmatique pour appartements, lambris, parquets, linges, etc. Le flacon 3

Désinfectant inodore pour appartement 1 50

Savon anti-contagieux 2

Sur tous ces produits, remise suivant la quantité

LABORATOIRE MUNICIPAL

D'ANALYSES CHIMIQUES

DE VERSAILLES

Rue de la Paroisse, 33, près l'Église Notre-Dame

POUR L'HYGIÈNE, LA MÉDECINE,
LES ARTS, LE COMMERCE, L'INDUSTRIE ET L'AGRICULTURE

RECHERCHES ET EXPERTISES

Analyses des denrées alimentaires, des matières destinées à la préparation des médicaments ou à la conservation des aliments, etc.

Ce laboratoire dirigé par M. **RABOT,** docteur ès sciences, Pharmacien de 1re classe, Chimiste expert des Tribunaux, Lauréat des Conseils d'hygiène de France, Membre de la Société d'agriculture, Chevalier de la Légion d'honneur, etc., est muni de tous les appareils scientifiques modernes qui assurent l'exactitude rigoureuse des analyses.

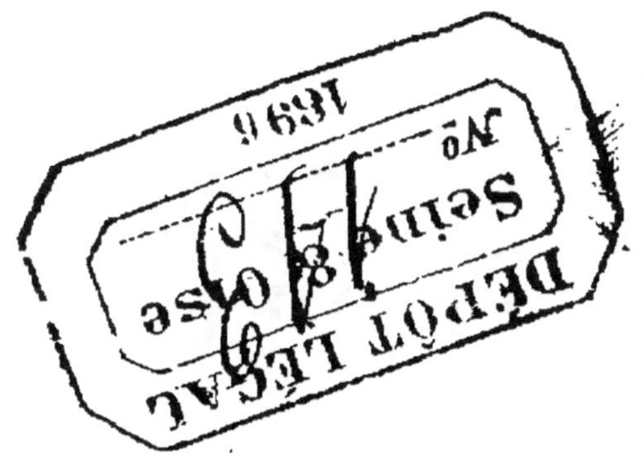